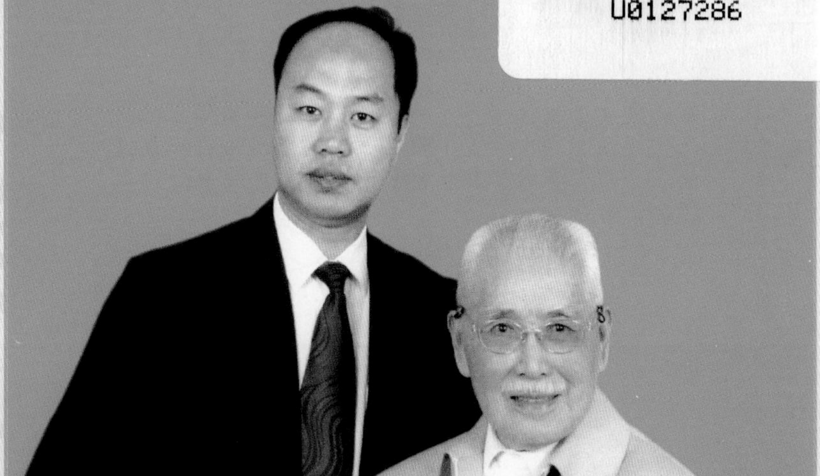

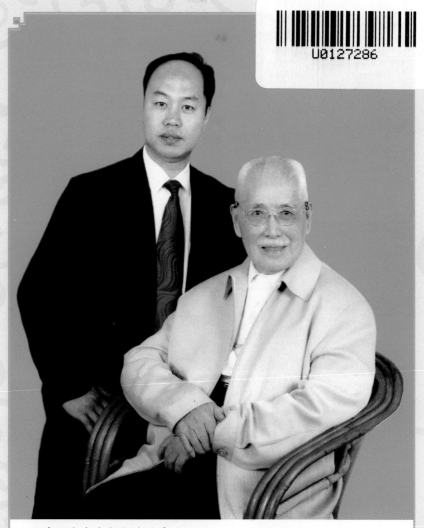

▲武國忠與老師胡海牙先生

胡海牙

- 北京第一大學附屬醫院主任醫師、教授
- 中國道教協會理事
- 陳攖寧道家仙學養生術繼承人
- 主要著作：《仙學必讀》、《仙學指南》、《仙學輯要》
  《中華仙學養生全書》

推薦語

我與武醫生交往多年，他在道家醫術和武學上的修為，堪稱上乘。今天，他將多年的養生心得與大家分享，讓更多的家庭、更多的人受益，這是一件功德無量的事。

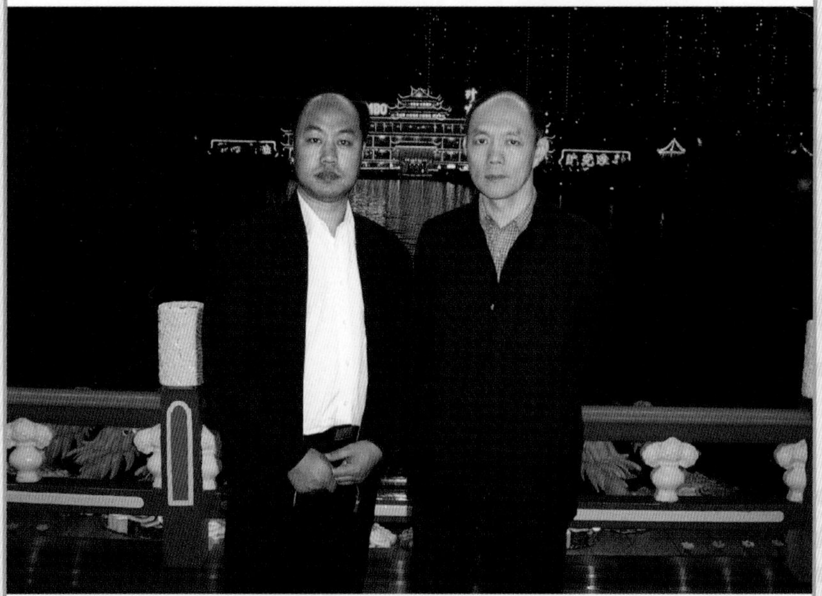

▲武國忠與霍震寰先生

霍震寰

- 香港著名企業家
- 香港富商、中共全國政協副主席霍英東次子
- 有榮有限公司董事總經理
- 霍英東基金有限公司董事
- 熱愛武術，拜意拳名家韓星垣為師，香港意拳學會會長

推薦語

武醫生在中醫治療和養生方面均有很深的造詣，幫助人們身心整合。

胡因夢

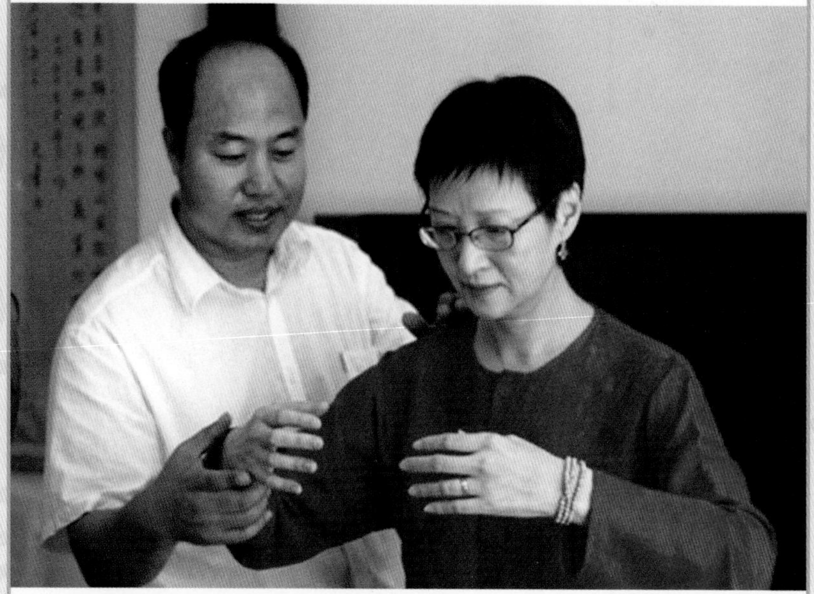

▲武國忠與胡因夢女士交流養生樁

胡因夢

- 知名演員，電影作品有：「雲深不知處」、「代客泊車」、「梅花」等數十部電影
- 曾以「人在天涯」獲得第十四屆金馬獎最佳女配角
- 後轉往靈性、心靈探索方面，從事寫作及翻譯
- 著有《死亡與童女之舞》、《茵夢湖》、《古老的未來》等
- 譯有《當生命陷落時》、《人類的當務之急》、《般若之旅》等

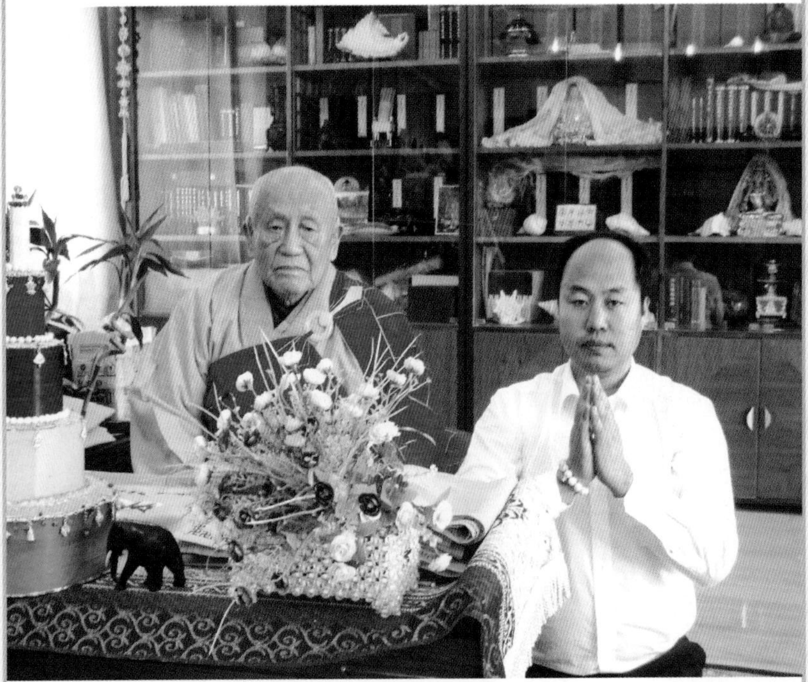

▲武國忠與夢參大師

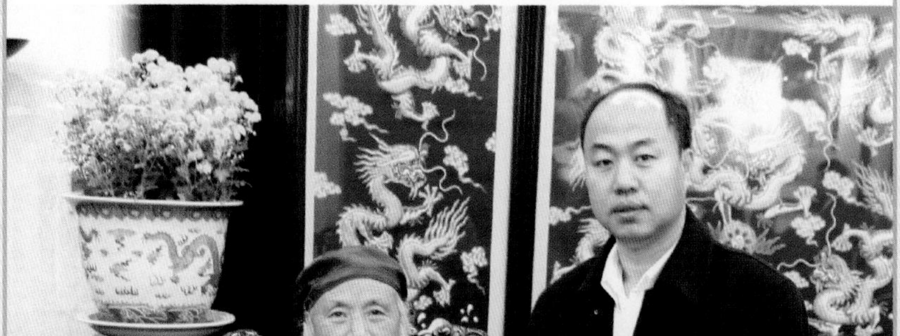

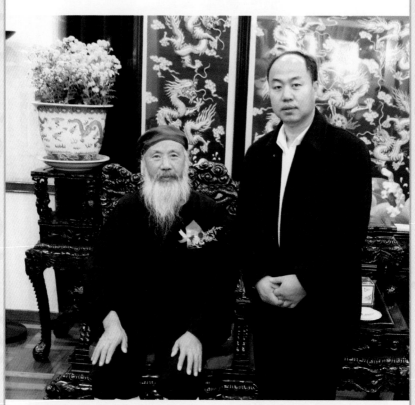

▲武國忠與中國道教協會會長任法融道長

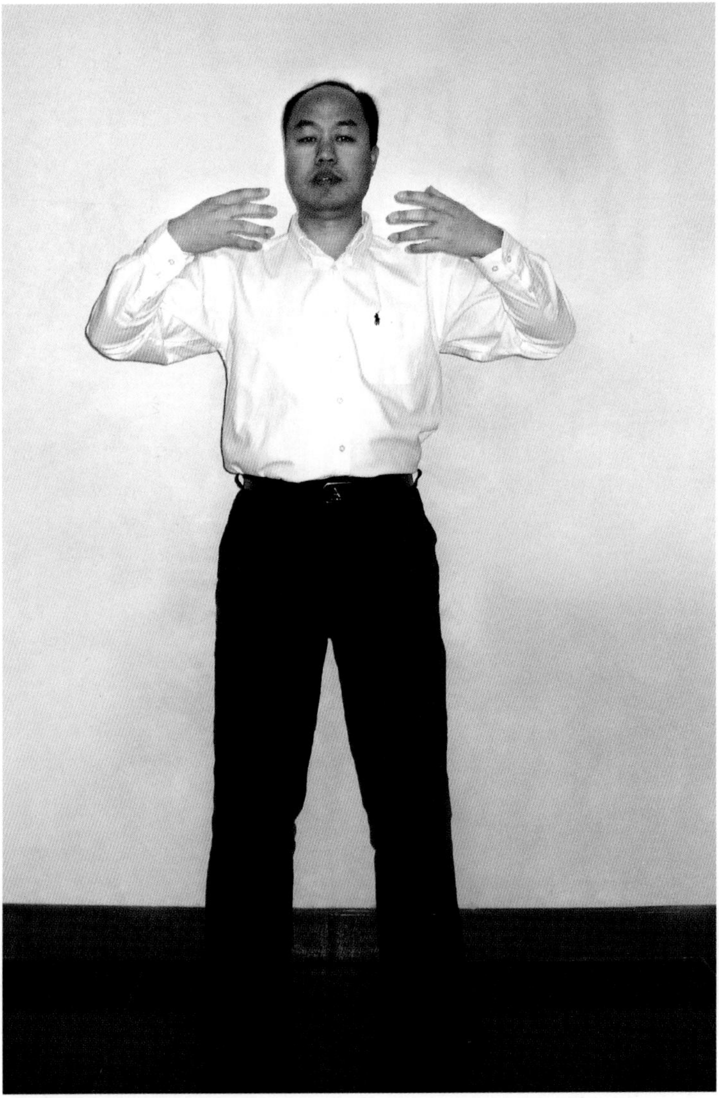

▲武國忠在站養生樁

武國忠師承譜系圖

仙學傳承

近代仙學開山祖師
陳攖寧
↓
當代仙學泰斗
北京大學第一醫院教授
著名道教學者
胡海牙
↓
武國忠

拳學傳承

意拳（大成拳）創始人
王薌齋
↓
王薌齋之女
著名養生大師
宮廷指科傳人
王玉芳
↓
武國忠

丹道醫家傳承

丹道醫家
廖複陽
↓
丹道醫家傳人
彭顯光
↓
武國忠

●關於仙學

仙學，就是研究人的衛生、養生、攝生和精神境界的淨化提純，乃至身與意的統一、昇華，直至再生、長生的學問。

仙學，在我中華已綿延傳承了六千餘載，由於歷史的局限，雖然歲月極其悠久，卻一直或委託於巫術，或依附於宗教，或寄身於其他，從來沒有真正的地位。直至本世紀二十年代，陳攖寧先生才首次倡導並正式提出，要將仙學作為一門專門的學術來研究。

先生認為「仙學乃是一種獨立的學術，毋需借重他教門面」，「余本不反對儒釋道三教之宗旨，但不願聽任神仙學術埋沒於彼三教之內，失其獨立之資格，終至受彼等教義之束縛而不能自由發展，以故處處將其界限劃分明白，使我中華特產卓絕千古的神仙學術，不致遭陋儒之毀謗，凡僧之藐視，羽流之濫冒，方士之作偽，乩壇之亂真。」

中華民族自古相傳的仙學之術，不是宗教，不是迷信，更不是專講心性的功夫。它是一門具體的科學。是科學，我們就需要有科學的態度和責任感，以實事求是的姿態來分析、試驗，實修實證。

●關於丹道中醫

丹道中醫是以實修為主，必須精通內景之學，其取得療效的關鍵，與醫者的修為有很大關係，丹道修煉，是人們在自我意識的覺悟下，對自我生命把持的一種修持方式。即是人的潛意識最深層處，理性與感性的覺悟。

「中醫」二字最早見於《漢書‧藝文志‧經方》，其云：「以熱益熱，以寒增寒，不見於外，是所獨失也。」故諺云：「有病不治，常得中醫。」在這裡中字念去聲。

「中醫」這個名詞真正出現，是在鴉片戰爭前後，東印度公司的西醫為區別中西醫，給中國醫學起名中醫，這個時候的中醫名稱是為和西醫做一個對比。到了1936年，國民黨政府制定了《中醫條例》，正式法定了中醫兩個字。過去人們又叫中國醫學為「漢醫」、「傳統醫」、「國醫」，這些都是區別於西醫而先後出現的。兩千多年前，《漢書》裡的中醫概念，倒是體現了中國醫學中的一個最高境界。

●關於意拳（大成拳）

意拳，又名大成拳，中國拳術的一種，源於形意拳。是清末民初河北深具著名武術家王薌齋，在形意拳基礎上，吸取眾家之長創立。

主要由站樁、試力、試聲、走步、發力、摩擦步、推手、散手等組成。無固定招法和拳套，強調以意念引導動作，故名意拳。以意拳統帥肢體，精神集中，呼吸自然，周身放鬆，使肢體各部連成一個整體，進而運用精神，使全身處處建立爭力，並與外界建立爭力，名之曰渾元力。爭力為身體各部鬆緊的互相交替，使精神和肢體，肢體和外界達到高度協調統一，從而充分發揮精神和身體的能量。

活到天年 2

黃帝內經使用手冊

北京最貴的中醫師

中醫養生大家 武國忠 醫師◎著

名醫推薦 書田診所家醫科主任 何一成

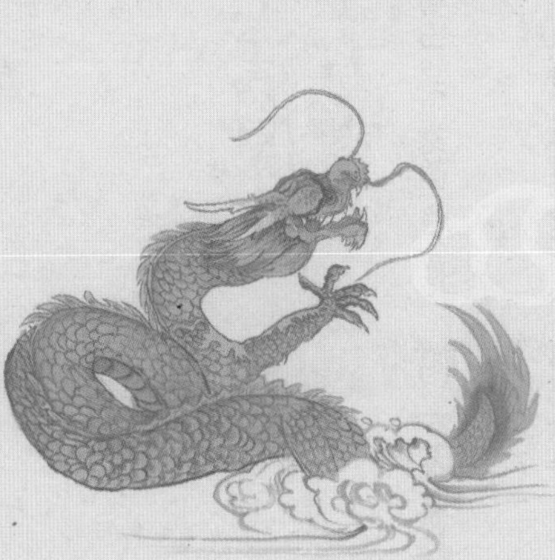

康鑑文化

推薦序

把《黃帝內經》運用到生活保健 提供最適合中國人的養生方案

榮新診所副院長暨書田診所家醫科主任 何一成醫師

《黃帝內經》是我國現存最早的一部醫學經典著作，幾千年來一直是炎黃子孫，尋求健康、養生祛病的寶典。許多學者對這部千古奇書，加以注解，但是較少據其提出具體的保健方法。

本書作者武國忠醫師把多年行醫的心得，結合對《黃帝內經》的研習感悟，與讀者一起分享，希望能從中找尋到適合自己的養生方法，祛病延年，書中的方法本源於《黃帝內經》，頗有實用價值。

掌握不生病的智慧，做好個人健康管理

書中指出《黃帝內經》藏著大藥，但是要先從觀念著手，再提出實行的方法，《黃帝內經》中說：「蒼天之氣清淨，則志意治，順之則陽氣固，雖有賊邪，弗能害也。」陽氣是人體最好的治病良藥。他提出神奇保健療法—艾灸，可以提神回陽祛邪除濕，包括關元、足三里等長壽灸法。

身體陽虛濕邪作祟，可能引起哮喘、高血壓、惡性腫瘤等問題，書中有敘述如何自我判斷體內是否有濕，提出點揉承山穴的祛濕妙法、祛濕的妙方「薏仁紅豆湯」。他也提出吃粥養生保健法，而「要想長生，腸中常清」，所以書中敘述「龜行氣法」治便祕，指出消除鮪魚肚與控制體重妙招。武醫師還告訴讀者預防感冒小祕訣—搓手、如何睡養生覺。書中指出，按摩照海穴與內關穴，可養顏養心變美，用列缺穴治療落枕、偏頭痛。

還告訴讀者如何以「養生樁」把心靜下來、養陽，消除陽虛給人帶來的身心問題。武醫師建議選擇一些柔和舒緩的傳統功法，如養生樁、五禽戲、八段錦、太極拳等，來改善陽氣。

運動有一個標準：就是以心臟不劇烈跳動，身體微微出汗發熱為宜；運動過度，反而會傷害身體。的確如此，現代醫學指出每天做30～60分鐘中等強度的運動，才是對身體健康最有利的。

武醫師在本書中，從《黃帝內經》的理論基礎，提出許多讀者可以具體執行的養生方法，醫藥和心藥並用，在《黃帝內經》的應用價值上，又前進一大步。

何一成醫師

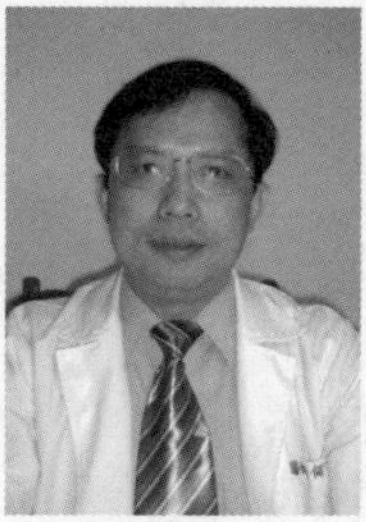

現職：書田診所家醫科主任
榮新診所副院長
學歷：國立陽明大學醫學系畢業
國立陽明大學傳統醫藥研究所碩士
醫師高等考試及格
經歷：世界抗衰老醫學會會員
家庭醫學專科醫師
著作：《糖尿病就要這樣吃》
《高血壓就要這樣吃》
《為身體找對食物》

自序

《黃帝內經》藏大藥　分享養生祛病智慧

學中醫之初，老師曾對我說：「從學中醫的角度來講，我這個老師只是一個領路人，病人才是你真正的老師。」

不知不覺中，做「中醫」已經二十來年了。今天的我，對於老師的這句話，又有新的感悟，因為很多的本領，確實是從臨床上總結出來的，我珍惜與每一位患者結緣的機會，也在此感謝患者對我的信任，使我在醫學實踐的道路上，不斷地向前邁進。

以《黃帝內經》為師

這些年來，除了追隨老師和以患者為師以外，我還要感謝我的另一個老師──書籍。二十多年來，書籍伴隨著我，度過一個又一個難關，遇有棘手的疑難雜症，我都會向這位老師（書籍）請教。

在浩如煙海的中醫典籍裏，我對《黃帝內經》一書尤為偏愛，用功鑽研尤深。《黃帝內經》給了我很多治病救人的啟示，並從中領悟出中華養生文化祛病延年之道。

《黃帝內經》由《素問》和《靈樞》構成，文字古奧，博大精深，它是中國現存最早的一部醫學經典著作，幾千年來一直是炎黃子孫，尋求健康養生祛病之道的寶藏。

唐代著名的道家醫學大師啟玄子王冰，以自己多年修煉道家功夫的體悟，重新整理一個版本，開頭第一篇《上古天真論》，就把養生攝生的要點說出來了。

可是自王冰之下，近千年的時間裏，因為缺少「體認」的功夫，大部分的學家都在對這部千古奇書，進行隨文演繹，以經解經的注解，少有新意，無法理解到其中精妙。

做學問與練功夫不可分

還記得早年隨師修煉道家功夫時，老人家講「做學問」與「練功夫」是不可分開的。他告訴我，傳統文化注重體悟，要經歷幾個階段方可，一要親證；二要體知；三要妙悟，需要「身」與「心」同時證悟。

工作之餘，我願意把這些年隨師學習的心得和實踐，結合對《黃帝內經》的研習感悟，如實地寫下來，與大家一起分享，希望大家能從中，找尋到適合自己的養生方法，祛病延年。

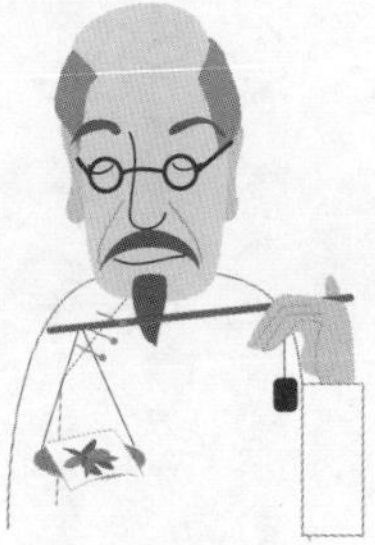

這本新書，雖然沒有按照前人的習慣，對《黃帝內經》進行注解，但是書中的每一方法，都本源於《黃帝內經》之義。現今流行以經解經、隨文演繹的方式，對《黃帝內經》進行解讀，這種方式，讀者可能在養生保健的知識上，對《黃帝內經》有些瞭解，但缺少具體實用的方法，讀者很難從中真正受益，這不能不說是一個很大的遺憾。

即學即用《黃帝內經》—健康養生寶藏

從我本人多年來對《黃帝內經》應用的經驗來看，要想讓大家透過學習《黃帝內經》，並在養生治病上，真正有法可循，可能換一種解讀方式會更好。於是我在本書中應用「六經注我」的解讀方式，嘗試與大家分享《黃帝內經》養生祛病的智慧，使每位讀者都能從中獲益。

六經注我解玄機

南宋時期有一位研究儒學的大師陸九淵，他提出一個很著名的治學主張和方法，叫做「我注六經，六經注我」，在此基礎上，他創立有自己獨特風格的儒家學派心學。

「我注六經，六經注我」這八個字，從字面意思來看，也不難理解。「我注六經」，就是要盡量理解六經的本義，用通俗的語言，來進行文本的還原；而「六經注我」，則是要利用六經的本義，反覆體悟其中的道理，來闡釋自己的學術理念，說穿了：就是用自己生命中所領悟到的東西，去理解學到的知識，來與古人之心相契合。今天，展現在讀者面前的這本《活到天年❷——黃帝內經使用手冊》，就是「六經注我」的結果。

古云：「天地之大德曰生」，所有的生命事物都是因緣際會，既然上蒼賦予我們寶貴的生命，就一定要好好珍惜它，畢竟生命對於每一個人來講只有一次，希望大家在平時從身到心，多關照一下自己，好好呵護它。《道經》云：「一言半句便通玄，何須丹經千萬卷！」如果大家能從我所述的隻言片語中受益，吾心足矣！

2009年中秋節寫於聽息雅室 **武國忠**

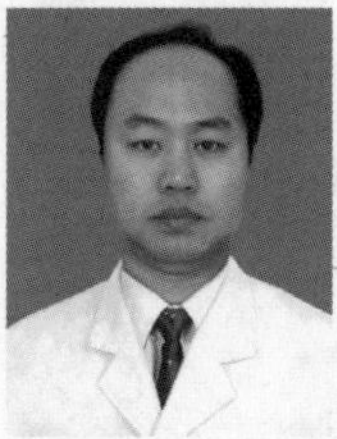

武國忠

● 著名中醫師
● 中醫養生大家

◎ 幼年即習練意拳，並蒙意拳大師王玉芳先生收為義子，專研意拳的養生。

◎ 傳統中醫先後師從峨嵋丹醫學派傷寒名家廖厚澤先生，學習丹道醫家的「大方脈」暨中醫內科的理法方藥。

◎ 從高真觀廖複陽傳人彭顯光先生，學習丹家外丹的煉製法，並得融陰陽丹法於一爐的渾圓丹法祕傳。

◎ 又在北京大學第一附屬醫院胡海牙教授拜師學習中醫和針灸，並專研傳統道家仙學養生之道。

主要著作：
《活到天年》
● 榮獲2009「行政院衛生署國民健康局」甄選健康優良好書
● 榮登誠品、金石堂、博客來等暢銷書排行榜
《活到天年❷黃帝內經使用手冊》、《人體自有大藥》、《四大名醫孔伯華醫案解析》、《武國忠傷寒論臨床帶教》、《人體通補手冊》

點校學術著作：
《傷寒集注》、《本經疏證》、《治病法軌》

主編：
《中華仙學養生全書》、《陳攖寧仙學精要》

目錄

【推薦序】把《黃帝內經》運用到生活保健　提供最適合中國人的養生方案　何一成　2
【自序】《黃帝內經》藏大藥　分享養生祛病智慧……武國忠　4

引子

你想活到幾歲？

人的身體好比銀行，陽氣就是銀行中的存款。若今天透支一些、明天透支一點，日積月累，銀行就沒錢了。當健康不斷被透支時，身體就會告訴你哪裡不舒服，如腰疼、背疼、落枕、感冒等，都是身體在提醒你：陽氣不足了，存款透支了。補足陽氣像理財一樣，需要開源節流。

1 80%的現代人因陽氣不足而致病……20
【武醫師養生帖】冬天的病因在夏天……27
2 人體陽氣若足就能活到天年……28
【武醫師養生帖】神奇保健療法—艾灸……37
3 關元穴、足三里穴的長壽灸法……38
【武醫師養生帖】艾灸治療的「一壯」指的是？……44

第一篇 養陽樂活篇

陽氣是人體最好的治病良藥

「三陽」表示陰氣漸去、陽氣始生，冬去春來，萬物復甦。「開泰」則表示吉祥亨通，有好運即將降臨之意。人體的陽氣升發，也有類似的漸變過程，我稱其爲人體健康的「三陽開泰」，即動則升陽、善能升陽、喜能升陽。

1 三陽開泰—升發陽氣的無上心法……46
【武醫師養生帖】什麼時候運動最好？……54
2 瞬間強腎法—仙學泰斗胡海牙一招治腎虛……55
【武醫師養生帖】強腎之法—常按揉腰眼穴……60
3 身體陽虛就是濕邪在作祟……62
【武醫師養生帖】睡覺冷氣別吹整夜……68
4 「晨起三部曲」—體內是否有濕邪簡易自我診斷法……69
【武醫師養生帖】祛濕妙法—點揉承山穴……73
5 沖喜治病會比吃藥靈……74
【武醫師養生帖】沖喜—升發陽氣，改變心境……78
6 陽氣充足的人最有氣質……79
【武醫師養生帖】培養氣質的小祕訣……84

第二篇 食療調理篇

食物是最好的藥

有人一生都在苦苦尋求包治萬病的靈丹妙藥，世上哪有這種好事呢？行醫久了，我很能體諒病人這種渴求健康的心情。其實，只要勤於思考、善於總結，養生治病的妙藥，往往就在日用平常間。

1 薏仁紅豆湯─徹底祛濕的神奇妙方……86
【武醫師養生帖】為身體找對好食物……95
2 周公百歲酒─養顏祛病第一回春酒……96
【武醫師養生帖】周公百歲酒的服用祕訣……100
3 百歲人瑞養生法─新食不見舊食……102
【武醫師養生帖】按摩肚臍，心情會變好……107
4 減肥很簡單─荷葉茶幫助瘦身免節食……108
【武醫師養生帖】預防濕症─從改變生活習慣開始……113
5 四季飲食養生最高境界─隨「脾」應變……114
【武醫師養生帖】吃梨不腹瀉的祕訣─吃梨也吃酸梨核……121
6 太和湯─防流感、治療扁桃腺炎的神仙湯……122
【武醫師養生帖】喝「太和湯」預防流感……127
7 祛濕健胃佳品─焦香的麵包乾、饅頭片和鍋巴……128
【武醫師養生帖】油炸鍋巴≠烤焦鍋巴……131
8 人參要怎麼吃才補元氣？……132
【武醫師養生帖】不同人參的養生功效……138

9 玉女煎—捐血後調理身體的妙法……139
【武醫師養生帖】體寒者不宜使用玉女煎……144
10 吃什麼對身體最好？—五穀最能養人的精氣……145
【武醫師養生帖】吃粥養生保健法……150

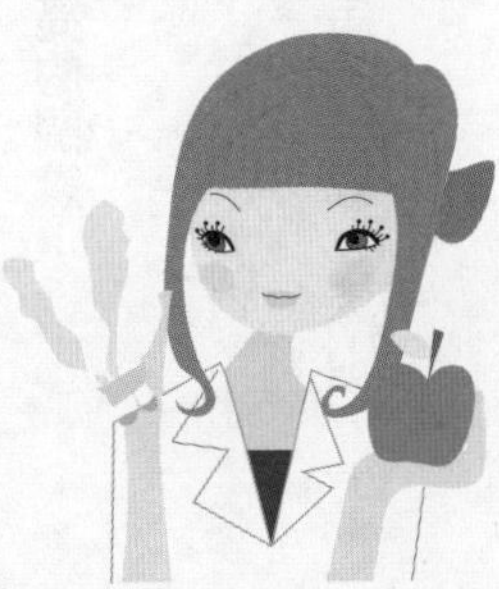

第三篇 婦幼保養篇

女性保養&幼童健康養生方案

老祖宗給我們留下太多的精神財富，只要用心去鑽研關注，我們必能發現取之不盡、用之不竭的寶藏。對於這些寶貴的財富，我都很樂意告訴認識或不認識的朋友，讓他們也能享受到國粹中醫學帶給我們的健康知識。

1 三白甘草湯—水嫩白皙美人的養顏祕方……154
【武醫師養生帖】不同膚色的中醫美白調理法……160
2 如何有效袪除黑頭粉刺？……162
【武醫師養生帖】從鼻頭看健康……168

3 受孕最佳時機是什麼時候？ 169
【武醫師養生帖】妊娠期的飲食宜忌 176
4 坐好月子健康漂亮的關鍵 180
【武醫師養生帖】坐月子食補三寶：紅糖、雞蛋、小米粥 187
5 八髎—通治婦科病的神奇大法 189
【武醫師養生帖】「八髎」是什麼？ 196
6 捏脊—促進夫妻感情的良藥 197
【武醫師養生帖】捏脊—從大椎穴捏到長強穴 204
7 三分飢與寒，孩子就能健康成長 205
【武醫師養生帖】抱嬰兒的正確方式 209
8 小兒發燒是正常的生長變化？ 210
【武醫師養生帖】母嬰同治—小兒病理性發燒的治療法 216
9 輕鬆治癒兒科病—中醫偏方專治兒童哮喘、濕疹 217
【武醫師養生帖】幼兒不可濫用抗生素或補藥 224

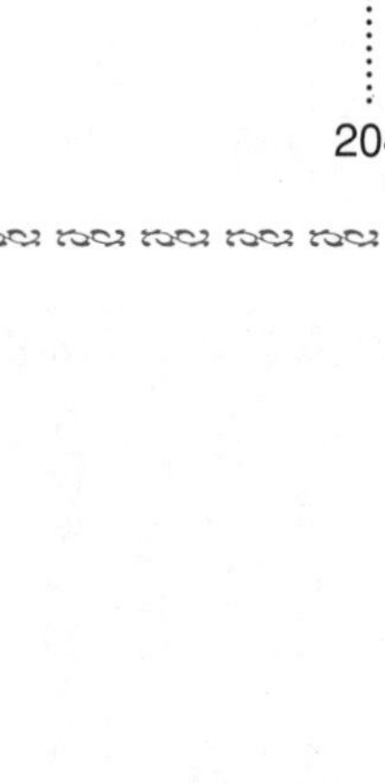

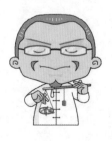

第四篇　常見病自療篇

世間最好的藥都在自己身上

倘若有朋友再問我：「如何能不生病？」「如何能長生？」我唯有送你一句話：「體質先天注定，那是『命』；但你可以決定怎麼調理養護，那是『運』！『命』無法改變的，『運』卻可以自我控制。」

1 如何掌握自己的體質養生密碼？……226
【武醫師養生帖】區分自身體質以養生……237
2 要想長生不老，腸中必須常清……238
【武醫師養生帖】「龜行氣法」治便祕……245
3 消除腹部脂肪速效法……246
【武醫師養生帖】控制體重妙招：多喝果醋少喝酒……254
4 感冒可說是百病之源……255
【武醫師養生帖】預防感冒小祕訣—搓手……263
5 如何根治過敏性鼻炎？……264
【武醫師養生帖】過敏性鼻炎的居家保健……274
6 養好胃和腎，糖尿病也能治癒……276
【武醫師養生帖】糖尿病人應多吃山藥、南瓜……281

7 能降血壓的人體特效大藥……282
【武醫師養生帖】按三陰交穴降血壓……288
8 失眠、睡不好？丹道中醫教你睡個養生覺……289
【武醫師養生帖】不睡回籠覺……296
9 夢是人體「病情的預報機」……297
【武醫師養生帖】夢是怎麼產生的？……309
10 挺起健康的脊樑—整脊就能根除頸腰椎病……310
【武醫師養生帖】易得頸腰椎疾病的族群……316
11 勤抓鐵板肩，「擀」掉頸椎病……317
【武醫師養生帖】如何預防駝背？……322
12 脊柱健身操—獻給父母親的長命護身符……323
【武醫師養生帖】脊柱養生操不宜睡前做……325
13 武當太極的獨特單操手 十指升發陽氣祛病強身……329
【武醫師養生帖】「太極指掌拳單操」做完要搓手……334
14 按摩的最大功效 就是「以人補人」的能量交流……335
【武醫師養生帖】孝順—是對父母的關愛之心……340

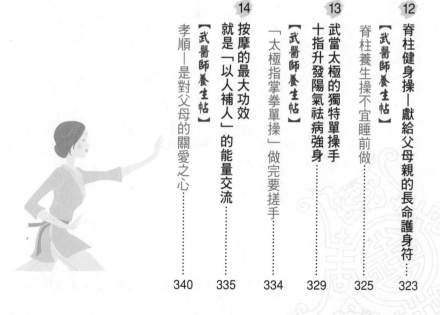

第五篇 穴位按摩篇

丹道醫家養生祕傳靈龜八法—八大穴位統治眾病

奇經八脈就是我們的生命線，只要你每天去觸摸八脈上的大穴，以穴通經、以經通脈，就會感覺到日光照耀著整個身體，人體彷彿有了一股清陽之氣，這才是我們真正少生病、不生病的萬應靈丹。

1 「奇經八脈」道家祕不外傳的養生大法……342
【武醫師養生帖】八穴—人體自有大藥……347
2 按摩照海穴—治療咽喉痛、肩周炎、失眠……348
【武醫師養生帖】照海穴的名詞解釋……353
3 灸一灸申脈穴—預防流感、增強免疫力……354
【武醫師養生帖】點按申脈穴—升發陽氣、祛除風寒……359
4 按摩內關穴—治療心臟病、暈車、腹瀉、心情鬱悶……360
【武醫師養生帖】中醫預防打嗝的方法……368
5 按摩外關穴—治療耳鳴、耳內痛、腰扭傷……369
【武醫師養生帖】雙「關」並打—外關、內關的病一起治……373
6 按摩列缺穴—專治落枕、偏頭痛、頭痛……374
【武醫師養生帖】按摩列缺穴，有痠脹感為佳……377

7 按摩後溪穴—治療肩頸腰椎病、利眼目……378
【武醫師養生帖】
生活中預防頸椎病的方法……384
8 按摩公孫穴—治療痛經及脾胃腸病……385
【武醫師養生帖】
治療痛經—「女兒紅」飲品配方……390
9 按摩臨泣穴—
治療頭痛、腰痛、肌肉痙攣、中風……391
【武醫師養生帖】
臨泣穴2大功能—治病、診斷……395
10 道家種陽祕法—
打開人體最隱祕的陰蹺穴……396
【武醫師養生帖】
陰蹺種陽祕法……401

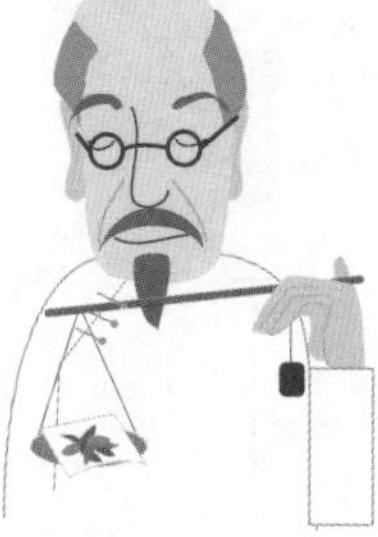

第六篇 站樁養生篇

一抱通經穴─來自武林大成拳的養生絕學

「養生樁」融合武術健身、中醫養生、道家修煉爲一體，是目前所有調整身心方法中，最簡捷、最便利、最安全，且見效最快的一種方法。「養生樁」能從根本上，消除陽虛給人帶來的一切身心問題。

1 融合中醫養生道家修練的養生樁……404
【武醫師養生帖】站養生樁時要想好事……410
2 抱住健康養生法的祕訣 就是學會肩部放鬆……411
【武醫師養生帖】站養生樁注意事項……415
3 站養生樁的奧祕在養神 善養神的人才長壽……416
【武醫師養生帖】站養生樁─調動人體心陽之氣……421
4 站養生樁是整體性精氣神養生法……422
【武醫師養生帖】練養生樁最忌諱─迎風站立……429
5 給學習站養生樁的朋友開竅 練養生樁的關鍵祕訣……430
【武醫師養生帖】站養生樁，朝哪個方向站最好？……434
6 站養生樁後的各種身體反應……435
【武醫師養生帖】少生悶氣不罹癌……442
7 養生樁重在養生意念，不在姿勢……443
【武醫師養生帖】站養生樁治運動傷害……446
【附錄】五行對應關係表……447

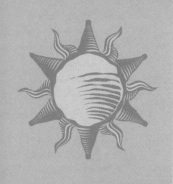

引子

你想活到幾歲？

人的身體好比銀行，陽氣就是銀行中的存款。若今天透支一些、明天透支一點，日積月累，銀行就沒錢了。當健康不斷被透支時，身體就會告訴你哪裡不舒服，如腰疼、背疼、落枕、感冒等，都是身體在提醒你：陽氣不足了，存款透支了。補足陽氣也像理財一樣，需要開源節流。

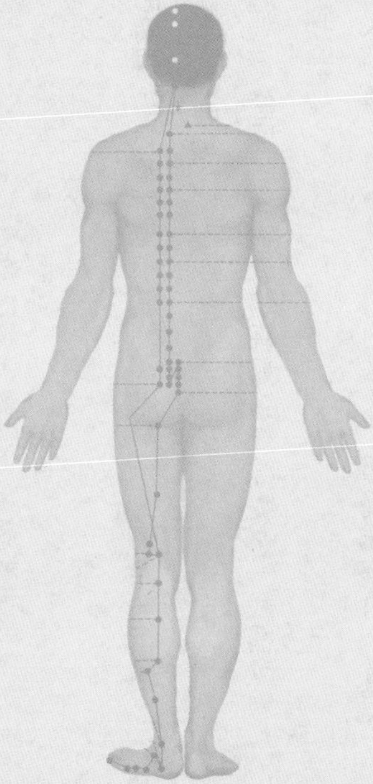

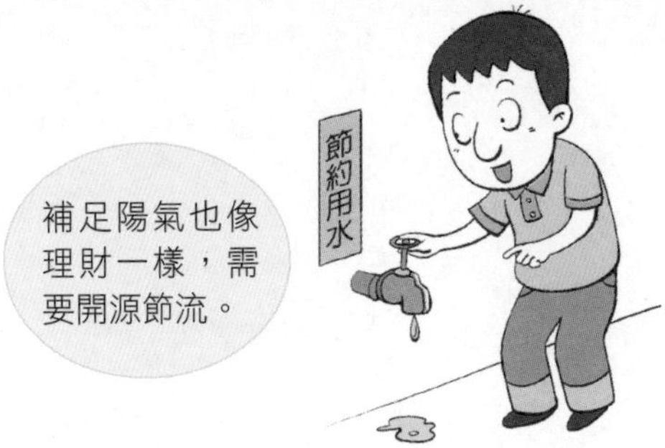
補足陽氣也像理財一樣，需要開源節流。
節約用水

1

80%的現代人因陽氣不足而致病

陽氣者，若天與日，失其所，則折壽而不彰；故天運當以日光明，是故陽因而上衛外者也。

——《黃帝內經・素問・生氣通天論》

這些年來，我在看診的時候，有時一上午開的都是附子、肉桂、乾薑、苡仁、澤瀉等扶陽祛濕的藥物，給我抄方的學生則會好奇地問：「老師，這些病人難道得的都是同一種病嗎？您開的藥方怎麼都是這幾味呢？」我很欣慰地對他笑了笑，這回總算問到重點了。

其實，儘管他們得的病不一樣，但一摸他們的脈象，都沉細無力，有時還伴隨胸悶、心慌、氣短、手腳冰涼等症狀，這就是典型的「陽虛」症狀。

中醫小辭典

陽氣

在中醫裏，又叫「衛陽」、「衛氣」。衛就是衛兵、保衛的意思，指人體有抵禦外邪的能力，這種能力就是「陽氣」。陽氣好比人體的衛兵，它們分佈在肌膚表層，負責抵制一切外邪，保衛人體的安全。任何人只要陽氣旺盛，就可以百病不侵。

人會生病就是因陽氣虛弱

我周圍不少朋友患有脂肪肝、高血脂、高血壓，每週都往醫院跑，常年被這些慢性病困擾，他們也經常問我：「為什麼我的病會反覆發作，而且久治不癒呢？」

我一般都這樣回答：「你之前和現在所生的病，包括將來要生的病，都可以說是陽氣虛弱引發的，因為萬病皆損於一元陽氣。」

《黃帝內經．素問》裏說：「陽者，衛外而為固也」，就是指人體原就有抵禦外邪的能力，這種能力就是「陽氣」。在中醫裏，又叫「衛陽」、「衛氣」。衛就是衛兵、保衛的意思。

陽氣好比人體的衛兵，它們分佈在肌膚表層，負責抵制一切外邪，保衛人體的安全。任何人只要陽氣旺盛，就可以百病不侵。

典型「陽虛」症狀

1. 脈象沉細無力
2. 胸悶
3. 心慌
4. 氣短
5. 手腳冰涼

經典檔案

黃帝內經

為現存最早的中醫理論著作，共十八卷，內容包括素問、靈樞經兩大部分。集結春秋戰國前醫療經驗和理論知識的大成。

養生要先養陽氣

任何人只要陽氣旺盛，就可以百病不侵。古人把陽氣比作天空和太陽的關係，如果天空沒有太陽，大地就是黑暗不明的，萬物也不能生長。所以天地的運行，必須要有太陽。而人身的陽氣要調和，才能鞏固它的防護功能，不然就會招致病邪的侵入。

《黃帝內經》說：「陽氣者，若天與日，失其所，則折壽而不彰」，所以，養護陽氣是養生治病之根本。

人體血液、津液在體內的運行循環，都需要陽氣敷布運行，而血液、津液，必需要透過陽氣的氣化作用，才能營養全身，而產生精神活動和一切的臟腑機能活動，如此才能生生不息。人體正常的體液，都需陽氣來養護推動，體液占人體70%，陽氣不足，最明顯的一個表現：就是人體濕邪過重。

正常的體液，是滋潤人體肌膚和運行五臟六腑必不可少的。過多或過少，都會引起人體的病態反應。少了，就是「上火」；多了，就是「痰濕」。現代人大部分的慢性病或疑難雜症，都是因為陽氣不足，引起的體內陰液失調造成的。

精神最消耗陽氣

有的朋友會想，現在生活條件這麼好，怎麼好端端的陽氣就跑掉了呢？其實，生活中到處都有傷害我們陽氣的不利因素，只是被我們忽略罷了。

什麼消耗我們的陽氣最多呢？答案是「精神」。從中醫角度講，人體陽氣五種外在表現：神、魂、魄、意、志，與人體器官有緊密的聯繫。神屬心，魂屬肝，魄屬肺，意屬脾，志屬腎；精神上的不調和，也會引發臟器的病變。

這種無形的陽氣，隨時左右著人體的健康，這也就是養生最大的祕密。今天把這個祕密告訴大家，就是希望更多的人，能明白其中的道理，早日脫離疾病之苦，都能健康長壽。

五臟VS.人體陽氣五種外在表現

五臟	心	肝	肺	脾	腎
人體陽氣五種外在表現	神	魂	魄	意	志

就我們形體來說，除去先天帶來的疾病，24歲以前發的病，一般都沒有大問題，因為人在24歲之前，先天的元陽之氣很足，人體神經、肌肉、骨骼都處於最佳狀態。

24歲以後，身上的壓力會逐步增多，耗費精神過度，這也就是耗費陽氣過度，身體呈現陰盛陽虛的狀態。所以24歲以後的成年人生病，更應該從精神、情緒層面去找病因，大部分疾病是精神、情緒受到損害造成的。

損害人精神最大的因素之一，是現代社會的資訊污染。我們現在一天內接觸到的資訊，可能比古代人一輩子接觸到的都多，每個人的心裏都裝滿了事，腦子裏也充斥著各類資訊。長此以往，人的精神受到的損害，可想而知！

比如說，一個人聽到不好的消息，生氣發火了，他很可能馬上就能感到血沖到頭頂，甚至一些人還會突發心臟病。資訊污染是傷人於無形的，遺憾的是，目前沒有多少人意識到這一點，還單方面地認為是科技進步的結果。

小心吃出毛病

俗話說：「病從口入」。陽氣遭受損傷比較大的另一個根源，還來自於我們的飲食。別看我們現在想吃什麼就買什麼，其實大部分食物都受到農藥、化肥或各種添加劑污染，其中也包括基因改造食品。

長期食用被污染後的食物，會讓我們五臟六腑的功能發生紊亂；反過來，五臟受損，也會影響到人的情緒，肝不好的人易怒，就是這個道理。久而久之，人體呈現出陽虛狀態。

現在流行吃非當令蔬菜（溫室或進口蔬菜），這恰好違反蔬菜自身的生長規律，因為食物本身所含有的生命能量發生了變化。比如東北一年一季的米，看起來油潤光澤，吃起來口感細膩圓潤，是因為它吸收一年的天地精華之氣，蘊涵的生命力也旺盛。

我經常聽到一些人向我抱怨：「現在的東西越來越不好吃了，我越來越沒有食慾了。」這些食物蘊涵的生命能量，滿足不了身體的需求，這樣的食物又怎會美味呢？

名詞小辭典

當令

❶ 當道、當時。

❷ 適合的時令季節。

陽氣決定人的長生

人的身體好比銀行，陽氣就是銀行中的存款。若今天透支一些、明天透支一點，日積月累，銀行就沒錢了。當健康不斷被透支時，身體就會告訴你哪裡不舒服了，如腰疼、背疼、落枕、感冒等，都是身體在提醒你：陽氣不足了，存款透支了。補足陽氣也像理財一樣，需要開源節流。

每個人生來，都具有很強的抵禦外邪的能力，發揮這種能力的根本，是培固自身陽氣。我後文將要提到的「養生樁」，就是讓你把心靜下來，以形控意，以意固形，讓氣血通暢運行，讓人體自癒力處於最佳狀態，「養生樁」是目前我發現：養陽最快捷有效的方法。

人之生長壯老，皆由陽氣為之主。精血津液之生成，皆由陽氣為之化。「陽強則壽，陽衰則夭」，所以陽氣決定人的長生。

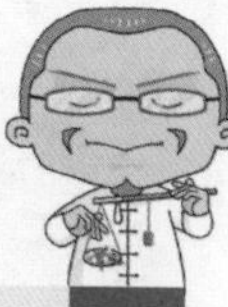

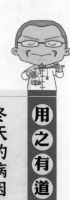

用之有道 武醫師養生帖

冬天的病因在夏天

我在生活中發現，在天熱的時候，尤其要注意不能傷「陽」。我的一位朋友，對孩子十分溺愛，有一年，他的兒子特別喜歡吃冷飲，每天吃很多冰淇淋，到了冬天，那孩子就總是傷風感冒。第二年，在我的勸說下，他很少給孩子吃冷飲了，那年冬天他的孩子感冒就少多了。

如果在夏天經常喝冰鎮飲料，吹冷氣，露宿雨淋，很容易患「傷陽之病」，比如感冒、拉肚子、風濕等。同樣的道理，如果在冬天衣著太厚，久居溫室，大汗淋漓或過用辛熱，多患傷陰之病，如咽喉腫痛、食慾不振、腹脹等。

很多時候，這些細節容易被人忽略，第二年得了病，也不知因何而起。如果我們事先改變一下自己的生活習慣，那麼大部分疾病，也就很難找上門了。

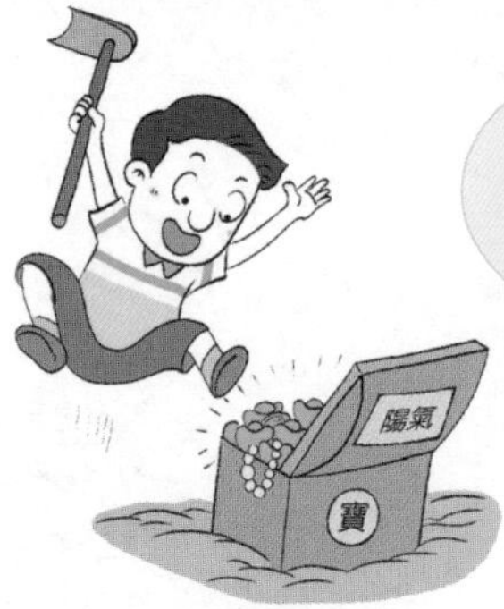

2

人體陽氣若足就能活到天年

陽氣者，精則養神，柔則養筋。

——《黃帝內經・素問・生氣通天論》

宋代的著名中醫學家竇材，他把自己喻為「扁鵲再生」，寫了一部醫書《扁鵲心書》，書中重點宣導的就是「扶陽」。他認為自古「扶陽」有三法：灼艾第一、丹藥第二、附子第三。「陽精若壯千年壽，陰氣如強必斃傷」，這說的就是要保命長壽，「扶陽」是不二法門。

什麼是「天年」？

❶ 人類自然的壽命，也稱為「天算」。《黃帝內經》中，指出了一條「活到天年」的光明大道：「法於陰陽，和於術數，起居有常，飲食有節，不妄作勞，故能形與神俱，而盡終其天年，度百歲乃去。」。

❷ 當年的運數。如「天年不齊」。

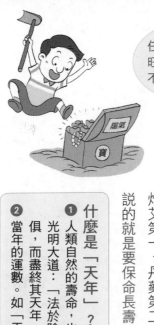

名醫列傳

扁鵲

春秋戰國時名醫。姓秦，名越人。他的醫術精湛，治好許多瀕死之人，相傳他首創「望、聞、問、切」四大診法，是中醫理論的奠基者。後世以扁鵲為良醫的代稱。

也有一說：秦越人在各地醫治好眾人的病，就像扁鵲報喜一樣，百姓認為他是扁鵲的化身，之後就把秦越人稱為「扁鵲」。

扶陽第一法：灼艾

關於灼艾之法還有一個故事：

灸關元長壽健體

南宋紹興年間，有一個叫王超的軍人，退役後遁入江湖，做了江洋大盜，無惡不作。據說他年輕時曾遇到一個得道異人，傳授給他一套「黃白住世之法」。王超按照這套方法修煉，年過九十還精神飽滿，肌膚腴潤……。

後來犯案被抓，判了死刑。臨刑前，監官問他：「你這麼高的年齡，竟然還有這麼好的身體，有什麼養生祕術嗎？」

王超回答說：「祕術我沒有，只是年輕時師父教我：每年的夏秋之交，在小腹部的關元穴，用艾條施灸千炷。久而久之，冬天不怕冷，夏天不怕熱；幾日不吃飯，也不覺得餓，臍下總是像有一團火那樣溫暖。你難道沒有聽說過嗎？土成磚，木成炭，千年不朽，皆火之力。」

王超被處死後，刑官讓人將他的腹暖之處剖開，看見一塊非肉非骨之物，凝然如石，這就是長期用艾火灸出來的。

中醫小辭典

灸法

灸是燒灼之意，灸法是一種中醫的治病方法。點燃由艾葉等藥物製成的艾條或艾卷，置於人體穴位上，利用灼熱的方式，薰熱人體的體穴表面，藉著艾條所產生的氣味和溫度，刺激人體上一定的體表部位，如針灸、溫和灸、回旋灸等。

功效：刺激穴位、激發經絡生理功能，有溫熱、行血、抗病、促進代謝的能力，以達治療、補益目的。

可見灼艾，對培固人體陽氣的力量有多強大！《神農本草經》記載：艾草有溫陽、暖宮、除濕、通筋活血的功效。

關元穴—男子藏精、女子蓄血之要穴

關元穴是小腸的募穴，為男子藏精、女子蓄血之處，是足太陰脾經、足厥陰肝經、足少陰腎經和任脈的交會穴，故統治足三陰、小腸、任脈諸經病。具有補腎壯陽、溫通經絡、理氣和血、補虛益損、壯一身元氣的作用，古今都作為保健要穴。

灸法—提升陽氣第一方

灸關元的最好時機，在夏、秋之交，相當於中國北京地區（溫帶氣候）的7月底到9月中。隔日灸1次，每月連續灸10次。冬、春兩季若無特殊原因，盡量不要去灸關元穴，因為冬主收藏、春主生發；灸多了，反而會泄精氣。

學醫之初，我的老師有位病人，患有性功能障礙。老師沒給他開藥，就讓他用艾條灸關元穴，每天一次，每次灸15至30分鐘。一個月過

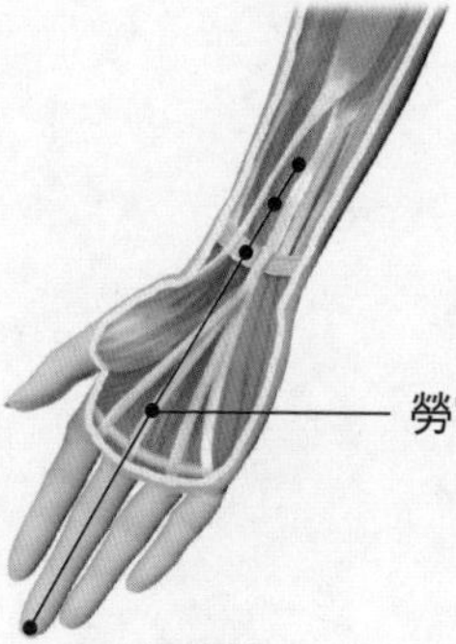

後，患者的病就痊癒了。如今他已近古稀之年（七十歲），依然身體健康，無頻尿、攝護腺肥大等症狀。

道家還有一個小祕訣，就是每晚睡覺前，將雙手搓熱，把手掌的勞宮穴對準關元穴，意守此處，慢慢入睡即可。勞宮是心包經的大穴，屬火，關元是小腸經的募穴，小腸經也屬火，用心經與小腸經的火，來溫補任脈之陰，收到水火既濟之功。

年齡的代稱

50歲—知命之年（孔子說：「五十而知天命」）
60歲—花甲之年（一甲子為六十年，頭髮已年老花白）
70歲—古稀之年（人生七十古來稀）

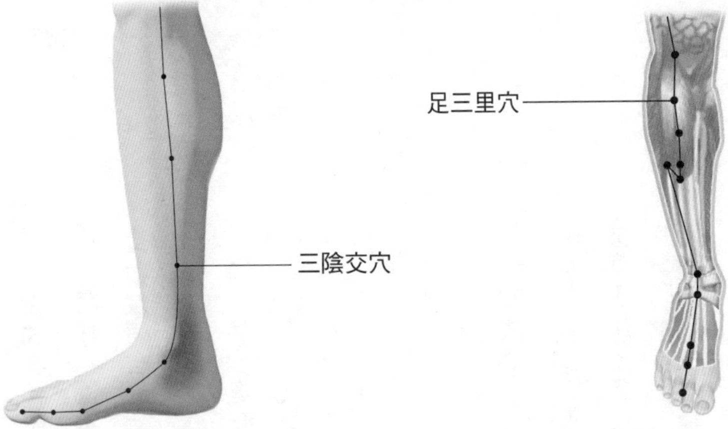

艾灸足三里、三陰交

灼艾之法，除了灸關元，還可以用艾條灸足三里、三陰交。足三里是足陽明胃經的合穴，多氣多血，增加胃腸蠕動，強壯脾胃。一個星期薰一次，一次20分鐘。

三陰交，是肝脾腎三條陰經相交會的一個聚合點。艾灸此穴，有從陰引陽之意，補益陰精。長期灸三陰交這個穴位，對肝脾腎都有補益固攝的作用，可祛濕濁、降血脂，還可以用來治療脂肪肝；婦女腰膝痠軟、白帶增多、月經不調，都可以透過這個穴位來治療。

方便的話，還可以請別人幫忙灸一下「腎腧穴」，此穴可以緩解疲勞，溫補腎陽，有強腎壯陽之功效。

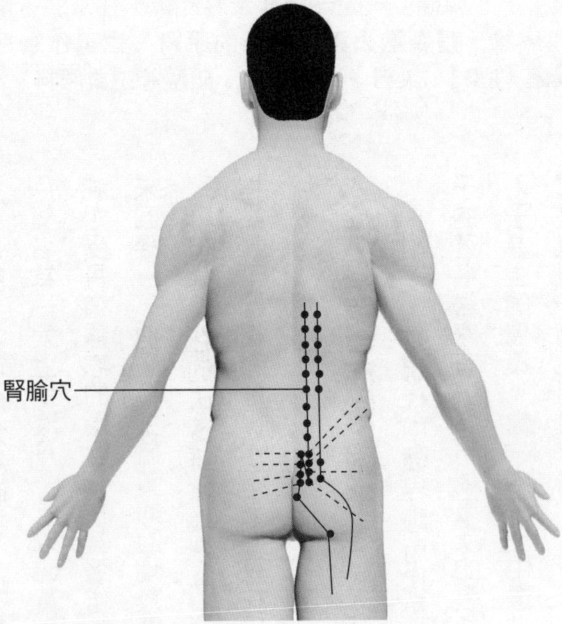

艾灸穴位神奇功效

穴位名	艾灸保健功效
足三里	❶ 增加胃腸蠕動 ❷ 強壯脾胃
三陰交	❶ 對肝脾腎都有補益固攝的作用 ❷ 祛濕濁、降血脂 ❸ 治療脂肪肝 ❹ 治婦女腰膝痠軟、白帶增多、月經不調
腎腧穴	❶ 緩解疲勞 ❷ 溫補腎陽 ❸ 有強腎壯陽之效

中藥小辭典

硫黃

也叫「流黃」、「硫磺」，是一種非金屬元素。在常溫下呈黃色固體，為易燃物，是製造火藥、火柴的原料，也可作為丹藥煉製，或為農藥、肥料、染料、二硫化碳、硫酸等工業原料。

扶陽第二法：丹藥

丹藥，主要成分為礦物，以鉛、汞等金石品為主。《扁鵲心書》提到的丹藥名為「太上金液丹」，以硫黃為主，扶陽祛濕。民國時代的醫學大家張錫純，受丹道醫家的影響，在其著作《醫學衷中參西錄》中主張：「服用生硫黃來回陽」，他認為生硫黃的回陽效果，比人參還好，能興垂絕之陽。

但是現在的硫黃雜質很多，需要煉製後方可應用，丹藥煉製必須要明師指點，工藝複雜，操作不易，只在極少數精通丹道醫學的醫家手中使用。

扶陽第三法：附子

附子，是現代中醫界應用比較廣泛的一味回陽藥物。從古到今，使用附子的著名醫家有很多，像東漢的張仲景，在其《傷寒雜病論》中，創立很多以附子為主的湯藥，像「附子理中湯」、「桂附地黃丸」、「四逆湯」等方劑，都是以附子為主而組成的。

到清末，以四川名醫鄭欽安為首的醫家，則創立以「回陽扶陽」為宗旨的醫學流派，這就是大名鼎鼎的「火神派」。

名醫列傳

張機

張機，字仲景，東漢人。生卒年不詳。主張「辨證論治」的診療方法，先辨別病人的具體狀況，再對症下藥，才能治癒病人，在中醫臨床醫學上樹立劃時代新的里程碑。為後世醫生所尊崇，有「醫聖」的美稱。著有《傷寒雜病論》、《金匱玉函要略》。

中藥小辭典

附子

植物名。多年生草本，烏頭科附子屬。一般供觀賞用。可入藥，用時如未經炮製直接使用，會造成呼吸急促、心臟麻痺，嚴重時甚至死亡。

地下有塊根，莖高約一公尺餘。葉質肥厚，呈掌狀深裂達基部。秋日開花，花呈紫碧色、帽狀；萼五片、花瓣二片。因其附烏頭而生，因而得名。

地黃

玄參科植物地黃屬，多年生草本，高約六、七寸，葉長橢圓形，上有皺紋，初夏開淡紫色花。根為黃色，生用時中醫上稱「生地」，生地黃可入藥，有補血滋陰、清熱涼血、補腎強心等作用，對一些皮膚病也有療效。蒸熟的「熟地」，可治子宮出血、咯血等。

人參

味甘、微苦，性溫。人參功效：能補元氣、益智安神、強心溫腎、補脾益肺、生津止渴。調節中樞神經系統的運作平衡，加強細胞抗氧化，並可降低血糖及增進性激素（荷爾蒙）功能，對於調節膽固醇代謝、抑制血小板聚集、降血脂，改善疲勞、眩暈、頭痛等一切虛症，皆有一定療效。

自古扶陽有三法

❶ 灼艾　❷ 丹藥　❸ 附子

附子—回陽補陽虛妙藥

在四川有一位老師，是重慶名醫補曉嵐的弟子，據他稱：補曉嵐先生是一位擅長使用「附子」治病的丹道醫家大師。補先生在重慶行醫時，每天都要煮兩大鍋，以附子為主藥的湯藥來治病，凡是陽虛的患者，透過簡單的「望聞問切」，不管什麼病，只要服用該湯藥，臨床的效果都非常好。

現在雲南、四川還有一道名菜，叫「附子燉狗肉」，冬天時，作為招待尊貴客人的佳餚。但並不是人人都能吃到這道美味。吃前，先要自我檢查一番，有口乾舌燥、舌體發紅，即體內有熱的人，是不准吃的，否則容易上火。因為附子和狗肉，都是性大熱之品。

具備陽虛症狀的人，吃上一頓「附子燉狗肉」，會感到非常舒服，渾身暖融融的，如同美酒微酣，既治病又養生。

在日常生活中，附子最常用的一個中成藥是「附子理中丸」。適合手腳冰涼、四肢無溫、腹瀉畏寒等脾陽不足的人服用。

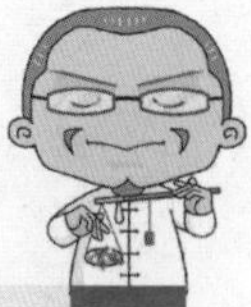

用之有道 武醫師養生帖

神奇保健療法—艾灸

艾灸是一種神奇的療法，艾灸療法的適用範圍十分廣泛，在中國古代是主要治療疾病的手段。它有溫陽補氣、溫經通絡、消瘀散結、補中益氣的作用。尤其對乳腺炎、攝護腺炎、肩周炎、骨盆腔炎、頸椎病、糖尿病等病，都有特效。

用灸法預防疾病，延年益壽，在我國已有數千年的歷史。《黃帝內經》：「大風汗出，灸意喜穴」，說的就是一種保健灸法。《莊子》記載聖人孔子「無病而自灸」，也是指用艾灸養生保健。

日本人須藤作等做過的「灸法抗癌」研究，還表明艾灸可活化皮膚組織中潛在的抗癌作用，發揮治癌抗癌的功效。

3

關元穴、足三里穴的長壽灸法

上紀者，胃脘也，下紀者，關元也。

——《黃帝內經・素問・氣穴論》

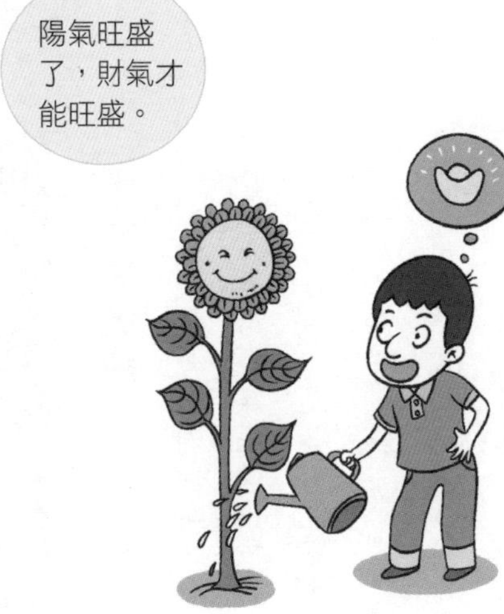

前幾日，朋友來家中做客，一進門，就見他臉色晦暗、無精打采。

他說一場「金融風暴」，讓他的生意受到衝擊，最近睡不好也吃不好，一下子感覺老了很多。

古今長壽者必灸之穴—關元、足三里

看著朋友疲累的樣子，我也沒跟他過多寒暄。當務之急，是要激發他身體的陽氣。於是我取來一支艾條，給他灸了一下關元穴，此穴主人的先天之氣。關元過去也叫「玄關」，就像人體腹部的一個閥門，有將人體元氣關在體內不洩漏的意思，歷來為修煉者所重視。

名詞小辭典

玄關

❶ 指住宅入門處和客廳之間的空間隔局。

❷ 指通往妙道玄理的門路或關卡。

灸關元—道家特殊養命法

灸關元，就是利用艾條燃燒發出的溫陽之氣，透過關元穴送入小腹，是恢復體力、補充能量最快的方法。大約灸了10分鐘，朋友伸了個懶腰，大喊舒服。我微笑不語，知道他體內的陽氣，已經升發上來了。

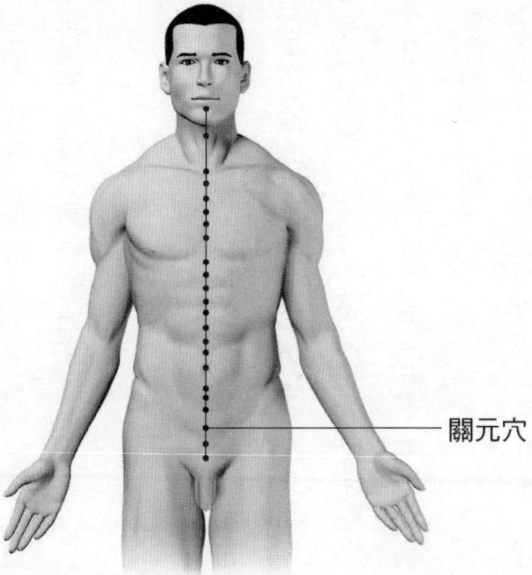

灸的好處

❶ 提神回陽
❷ 祛邪除濕
❸ 消除人體異味
❹ 去除家中異味

「灸」從字面上來看，上面是久、下面是火，有長時間用火烤的意思。灸既能提神回陽，又能祛邪除濕，還可以去除家中異味和人體異味。「灸」在道家養生裏，是一種特殊的養命方法，也是升騰陽氣最快的方法。

溫和灸法養生保健

關元穴在哪兒呢？在下腹部，身體的正中線上，臍下3寸。採用仰臥的姿勢，將手四指併攏，置於臍下橫量，在手小指的下緣處，即是該穴。

那麼，穴位到底怎麼灸呢？我首推「溫和灸法」。將艾條的一端點燃後，對準關元穴薰灸。艾條距離皮膚2～3公分，使局部有溫熱感、不灼痛為宜，每次灸15～30分鐘，灸至局部皮膚產生紅暈為度。

我的另外一位老師，在傳授我針灸技法時，曾叮囑過我說：「針者，刀兵之器，久刺令人氣傷」。這也是我們常常聽說的，某某人扎針後把身體扎軟了，沒勁了。「針刺」是一種治療手段，不能用它來做保健。能為一般大眾所用，發揮養生保健作用的，還是「灸法」。

中醫小辭典

灸法

中醫的一種治病方法，點燃由艾葉等製成的艾柱或艾卷，薰燒加熱人體的穴位，達到治療目的。如針灸、溫和灸等。

針灸

中醫療法中「針法」和「灸法」的合稱，也作「鍼灸」。是用特製的金屬針刺，或艾絨點火薰燒，刺激經脈穴道以治病的方法。

◈足三里—主管人後天之氣的大穴

接下來我又給他灸了足三里，大家都知道足三里是個強身健體的大穴，此穴多氣多血，主管人後天之氣。

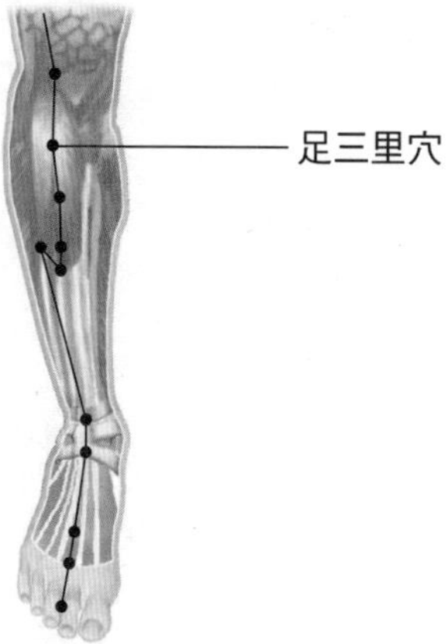

長壽灸法—艾灸足三里度百歲

學醫的時候，聽老一輩的人講過一個長壽灸法。日本德川幕府時代的江戶，有一個習俗，每建成一座新橋，都要邀請當地年齡最高的長者，當第一個踏橋渡河者，為「初渡」。

有一年，一座橋建成之後，邀請到一位174歲高齡的老人「初渡」。在舉行「初渡」的儀式上，主持儀式的將軍，問這位老人有什麼長壽之術？

老人回答道：「這事不難，我家祖傳一個方法，每個月的月初，連續八天用艾灸足三里穴，持續不斷，就能長壽了。我現在174歲，妻子173歲，兒孫皆已過百歲。」那位將軍聽了，不勝神往。

灸足三里能長壽，也漸漸廣為人知，後來形成了日本的一個習俗。其實日本人灸足三里保健的方法，來自於中國，早在隋唐時期的醫學著作，就有灸足三里治病養生的記載。

名詞小辭典

七竅：指人體的兩眼、兩耳、兩鼻孔及口等器官。
九竅：人體的七竅及排尿口、肛門的合稱。
開竅：人受到啟發開導，終於有所領悟，變得聰明、見識卓越。
《史記》卷一〇五・扁鵲倉公傳：「五藏不和，則九竅不通」。

陽氣旺，財氣才能旺

《針灸大成》載有：「若要身體安，三里常不乾」的諺語，指的是「化膿灸」，又稱為「灸花」、「灸瘡」，用艾條灸灼足三里穴時，灸到該處皮膚起水疱，產生無菌性的化膿，結痂，可以把脾胃的寒濕祛除，強壯脾胃，使後天生化有源。但現在產生灸瘡後，不利於工作生活，一般進行「溫和灸」就可以了。

治療完畢後，看著朋友還沉浸在溫暖舒適的狀態中，就沒有打擾他。過了一會兒，朋友像開竅了一樣，對我說：「老武啊！我明白了，身體才是最大的本錢，生活還是順其自然的好！」

朋友心懷溫暖回去了。我坐在窗前，凝視著外面的車水馬龍，陷入了深深的沉思，如今人人都為了生計而奔波，無暇顧及自身的健康，甚至連休息的時間都沒有，更別說專門去鍛鍊身體了。

其實，身心健康才是最大的財富。希望生活在忙碌之中的朋友，能夠抽出一點時間來，灸一灸關元和足三里，溫補一下先後天之本，陽氣旺盛了，財氣才能旺盛。

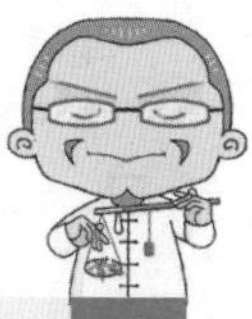

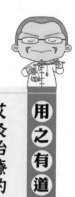

艾灸治療的「一壯」指的是？

以往的艾灸治療，用的是「壯」這個詞，來記錄治療的時間長短，經常在書裏看到：「治療某種疾病需要灸多少壯」。壯是什麼意思呢？古時候艾灸治療，用的是艾絨做的圓錐形的艾灸炷，「一壯」，就是指這種艾灸炷，從點燃到燒完的時間。

我們現在用艾灸條，多是在藥店買的，加工的規格很標準。因此現在治療所需要的時間，也改成用分鐘來計算。一般都是灸10～15分鐘。

還可以在賣中醫治療器材的地方，看到很多用來艾灸的罐，它可以用在一些手不好操作部位之治療，如背後膀胱經的穴位。這些艾灸罐，可把艾灸條弄成段，放進去，戴在穴位上，十分方便。不過灸治的時間，就需要比艾灸條長了，一般需要20～30分鐘。

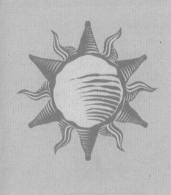

第一篇

養陽樂活篇

「陽氣」是人體最好的治病良藥

「三陽」表示陰氣漸去、陽氣始生，冬去春來，萬物復甦。「開泰」則表示吉祥亨通，有好運即將降臨之意。人體的陽氣升發，也有類似的漸變過程，我稱其為人體健康的「三陽開泰」，即動則升陽、善能升陽、喜能升陽。

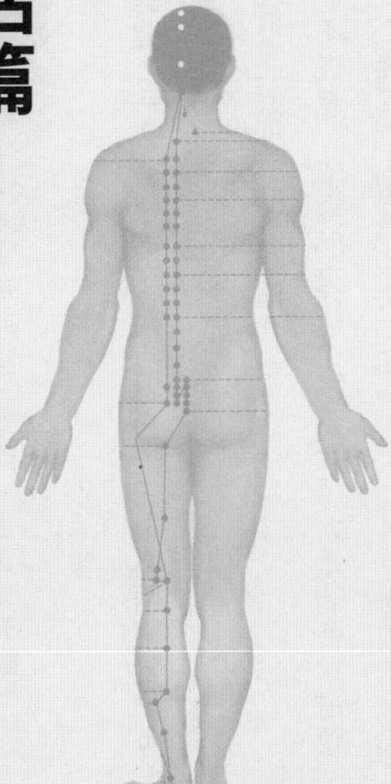

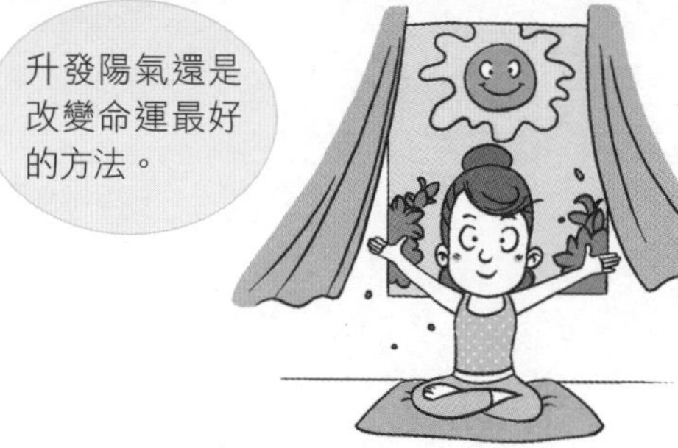

1

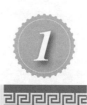

三陽開泰—升發陽氣的無上心法

蒼天之氣清淨，則志意治，順之則陽氣固，雖有賊邪，弗能害也，此因時之序。

——《黃帝內經・素問・生氣通天論》

有一次在外地講扶陽保健，一位聽眾提了個問題：「如果不用藥物和灸法，您還能有什麼方法，讓我升發陽氣呢？」對於這個問題，我當時給了一個回答，就是：「減少慾望，飲食有節，起居有常」。

但我自己對這個回答並不滿意，講課回來後，我查閱了大量的道家古籍文獻，發現道教的教理當中，蘊藏著不用借助藥物和灸法，卻行之有效的升陽方法，我對此進行歸納總結，把這個方法形象地稱為「三陽開泰」。

人體健康的「三陽開泰」
❶ 動則升陽 ❷ 善能升陽
❸ 喜能升陽

三陽開泰開啟人生大運

「三陽開泰」出自《易經》六十四卦之中的「泰卦」（上坤下乾，天地交泰之象）。古人發現冬至那天白晝最短，往後白晝漸長，因而認為冬至仍是「一陽生」，十二月是「二陽生」，正月則是「三陽開泰」。

「三陽」表示陰氣漸去、陽氣始生，冬去春來，萬物復甦。「開泰」則表示吉祥亨通，有好運即將降臨之意。人體的陽氣升發，也有類似的漸變過程，我稱其為人體健康的「三陽開泰」，即動則升陽、善能升陽、喜能升陽。

成語小辭典

三陽開泰

也作「三陽交泰」，後世作為祝賀新年的頌詞。源起漢代象數易學取十二卦，象徵一年的十二個月，如十月為坤卦（純陰爻），十一月為復卦（一陽生於下），十二月為臨卦（二陽生於下），元月為泰卦（三陽生於下），因正月此時陰漸消、陽漸長，有一年復始、萬象更新之意。

經典檔案

易經

書名，也稱為《周易》、《羲經》，共六十四卦、三百八十四爻。由伏羲始畫八卦，周文王繫辭，孔子作十翼。其內容最早只是記載自然、天文和氣象等變化，古代帝王作為施政參考之用，一般百姓用來卜事看卦象。孔子為之作傳後，成為哲理之書，也是儒家的重要經典。

名詞小辭典

冬至

中國二十四節氣之一，也稱為「冬節」、「南至」，通常在國曆十二月二十一、二十二或二十三日，這天是北半球的夜最長、晝最短；南半球則是相反。

也是我國傳統節慶之一，民間有祭祀祖先、神明的風俗。在這天南方的應節食物為湯圓，北方為餛飩。

名醫列傳

華佗

華佗（生年不詳～西元207年)，字元化，東漢人，是中醫外科的鼻祖。為當時名醫，首用麻醉劑為病人開刀，是史上最早的腹腔手術。並從虎、鹿、熊、猿、鳥的身上得到靈感，創「五禽戲」，這種強身術模仿五種動物的形態，幫助養生祛病。後因不願醫治曹操而遭殺害。後人若稱讚醫生醫術高明時，會說「華佗再世」。

動則升陽

三國時期的名醫華佗創編的《五禽戲》，裏面就有一句至理名言：「動搖則穀氣消，血脈流通，病不得生」，人只要動一動、搖一搖，就氣血流通，百病不生了。學五禽戲的人都知道這句話，卻不知道這句話的真正含義。

「動搖」正是對「動則升陽」最好的詮釋。現代社會以腦力工作為主，人大多動搖的是精神，不動的是身體。上班時坐辦公室裏，出門就坐車，回家又坐在沙發上看整晚的電視，一天絕大多數時間都是坐著，不動則陽氣不得升發，氣血都瘀滯。長此以往，身體怎能不病呢？

動搖精神，損耗的是我們的陽氣；動搖身體，則能升發陽氣。要想身體健康，就一定得先讓身體動起來。

中醫有一句話：「陽光普照，陰霾自散。」如果你體內陽氣嚴重的不足，陰氣過盛，可以選擇一些柔和舒緩的傳統功法，如養生樁、五禽戲、八段錦、太極拳等。運動有一個標準：就是以心臟不劇烈跳動，身體微微出汗發熱為宜；運動過度，反而會傷害身體。

善能升陽

道家名著《太上感應篇》中，對「善」作了三個定義：第一是「語善」；第二是「視善」，第三是「行善」。

「善」的定義❶語善

「語善」就是要求我們，說一些鼓勵人、激勵人、柔和的話，比如說這孩子今年考試成績不理想，他自己心裏也不高興；如果是會教育孩子的家長，他一定不會去埋怨孩子，而是用激勵、鼓勵的方式，讓孩子的信心建立起來，聰明的小孩都是誇出來的，這樣孩子才會越來越聰明。

事實上，現實中很多有成就的人，大都是在父母和親朋好友的誇獎中長大的，在這種肯定的正向、陽光的語言激勵下，人的陽氣就會持續得到升發，身心都會得到平衡的發展。古人講：「良言一句三冬暖」，講的就是「語善升陽」的道理。

道家名著《太上感應篇》中，對「善」作了三個定義：

❶ 語善 ❷ 視善

❸ 行善

「善」的定義❷ 視善

視善，就是要讓眼睛經常去看美好的事物。風景秀麗的名山大川，是天地間的大美，所以久居塵世的人，要經常出去看看，以此養目調心。親近大自然的過程，也是與天地交換能量、升發陽氣的過程。

說到視善，德國一位科學家做了一個實驗結果證明：男人看漂亮女人，如果每天看上5分鐘，就可以延長10年的壽命；而女人看帥哥，則同樣也可以延長壽命。所以，逛街時看看過往的美女、帥哥，養養眼，我想這也是一種「視善」。

眼睛是心靈的視窗，眼睛所見之物，反過來也會影響心靈，生活中不要總看到社會、人生的陰暗面，凡事要多看陽光、積極的一面。如此，不用刻意追求，也能做到隨處視善了。

「善」的定義❸ 行善

什麼是行善呢？在日常生活當中，也能看到很多這方面的例子。像2008年四川汶川大地震，無數人伸出關愛之手，捐出善款；還有的人做義工，親自到一線去支援災區，這都是行善的表現。

再比如：一個人用車拉著一車煤或資源回收物，爬高坡時上不去了，這時你幫他推一把，過了這個坡以後，拉車的人會回頭道一聲謝謝。這個時候你心裏是什麼感覺呢？一定會感覺到暖暖的，這種暖就是陽氣升發的表現。日常生活中幫助他人的行為，其實都是「行善」。

《禮記．禮運篇》曰：「大道之行也，天下為公」，不管是語善、視善，還是行善，都是在講做人做事要去掉私慾，內心光明磊落，多為他人著想，那種累在身、暖在心的感受，也能延年祛病。

喜則升陽

古人說，喜則陽氣生。生活當中應該是很容易做到的，多想一些高興的事情，看一些令人愉快的娛樂節目，聽自己喜歡的歌曲，讀自己喜歡的書，空閒時間多做自己喜歡的事，都可以使人的陽氣升發。

沖喜—治病或轉運

喜能升陽，最典型的應用就是「沖喜」。按照道家醫學的觀點，沖喜是很高明的升陽方法，沖喜沖掉的是身體的邪氣，換回的是正氣，過去的人用辦喜事的方法來治病或轉運。久病或長年身體不好的人，刻意地辦個喜事，對病情是很有幫助的。實際上「沖喜」是借助外在的環境，改變病人的身心狀態。

「只生歡喜不生愁」的人，在古代就被稱為「神仙」。喜是人生的一種大境界，能夠保持一顆歡喜心，對身體的滋養，比吃什麼靈丹妙藥都管用。

命運，是每個人窮其一生，都想去把握和改變的事。從醫學的角度來看，命運賦予每個人更加切實可把握的意義。陽氣旺盛，不僅不會受到病邪侵害，還能使人的精神平和愉悅，心想事成。所以，升發陽氣，還是改變命運的最好方法。

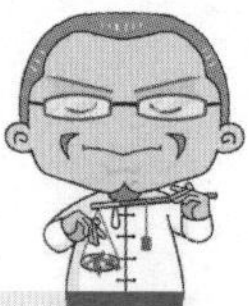

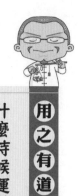

用之有道 武醫師養生帖

什麼時候運動最好？

在運動時間的選擇上，按照「動則升陽、靜則生陰」的原理，上午和春夏，都屬於陽長陰消的階段，陽主動，動則升陽；所以陽虛的人，應該在上午運動。

反之，傍晚和秋冬，屬陰長陽消的階段，陰主靜，靜則生陰；陰虛的人，當然應選擇傍晚靜養，效果會更好。

2

瞬間強腎法—仙學泰斗胡海牙一招治腎虛

腎者，主蟄，封藏之本，精之處也，其華在發，其充在骨，為陰中之少陰，通於冬氣。

——《黃帝內經・素問・六節藏象論》

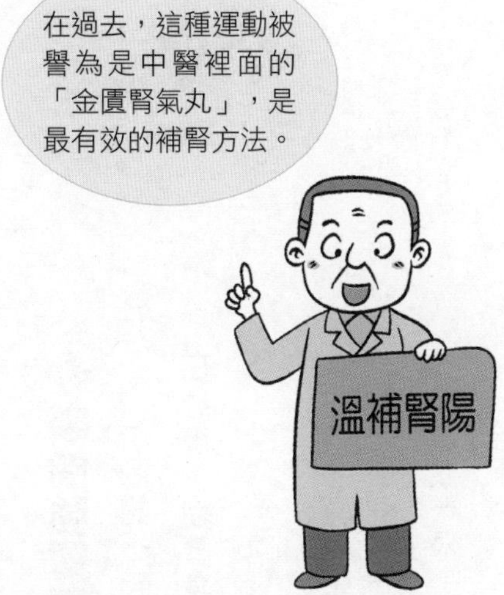
在過去，這種運動被譽為是中醫裡面的「金匱腎氣丸」，是最有效的補腎方法。
溫補腎陽

我的老師胡海牙先生，今年已經95歲高齡。前一段時間陪他去體檢，身體各項指數基本都正常。他以前的老同事跟他見面後，開玩笑地說：「您的身體棒得跟30歲小伙子般，有什麼養生祕訣嗎？您是研究道家仙學的，也給我們傳授一些靈丹妙藥吧！」

老先生微微一笑，說：「哪有什麼靈丹妙藥？妙藥就在自己體內，只是你們不知道怎麼用罷了。」

瞬間強腎養生祕訣

老師的一句話，引起大家的好奇心，紛紛請教。只見老師雙手握拳，貼在身後，隨著身體的上下輕微抖動，笑呵呵地說：「看明白了嗎？就是這個。」大家看得一頭霧水：「就這麼簡單?!」

老師頗有深意地說：「千萬別小看這個動作，在過去你花多少錢，都不一定能學得到，這可是千金不換的祕訣。」

這樣一來，大家更好奇了，趕緊追問是怎麼回事。

老師說：「其實古書裏面都講了，『流水不腐，戶樞不蠹』，要活就得動，關鍵是如何去動？這個方法最大的功效，是鼓動腎氣，短時間內使人體陽氣升發起來。腎乃先天之本，主人體水液，喜暖怕寒。長期從事腦力工作的人，好靜不好動，導致人體陰氣過盛，陽氣相對不足，會產生乏力、疲勞、健忘等症狀。用這個方法三到五分鐘，就可以緩解一個小時連續工作的疲勞，很適合現在從事腦力工作的人。」

老師又說：「這個方法還適合中老年人，人老腿先衰，腰腿痛相連，其實是腎氣衰了，按摩腎腧，有直接補腎的功效。中老年人平時動一動，腎氣足了，自然腰背也就不彎了。」

聽了老師這麼一解釋，大家紛紛學著剛才老師的樣子比畫起來。我已經習練這個方法多年，覺得特別好，親身實踐下來，更是深有感觸，獲益匪淺，我把這種補腎升發陽氣的方法，稱為「瞬間強腎法」。

成語小辭典

流水不腐，戶樞不蠹

流動的活水，不會腐敗發臭；常轉動的門軸，不會被蟲蛀蝕（戶樞，指門的轉軸）。比喻事物經常活動，就不容易被外物侵蝕破壞；比喻人體若經常活動，就不至於生病，如「要適當運動，身體才健康，正所謂『流水不腐，戶樞不蠹』。」語本《呂氏春秋》：「流水不腐，戶樞不蠹」。

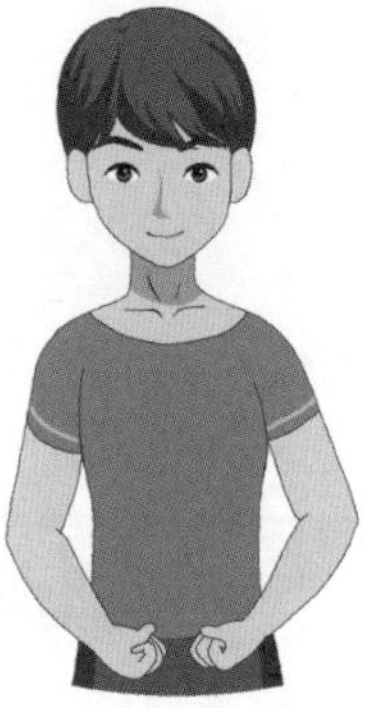

圖1

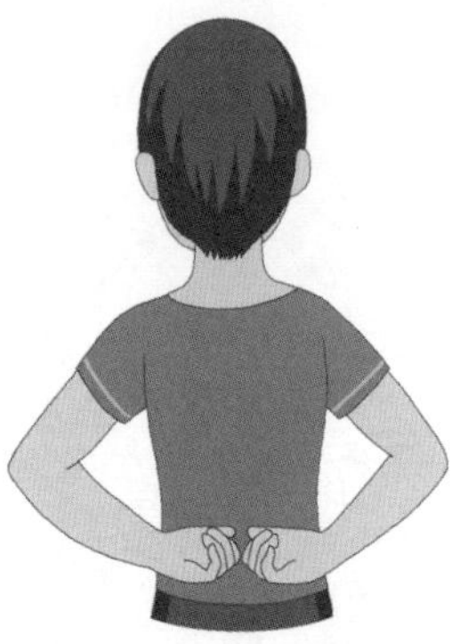

圖2

❖你累了嗎？來做瞬間強腎法

曾經有一次應邀到北京一所著名大學講養生，有學生問我：「您既要臨床診療，又寫部落格又寫書，怎麼還有那麼好的精力呢？」我沒有直接回答他的問題，而是從現場座位上，找了一位看起來精神不太好的學生，讓他到台前做個試驗。

我讓他雙手握拳，拳心虛空（如圖1），貼在腎腧位置，利用膝關節的上下抖動，進行反覆摩擦，雙拳不動，雙腳隨著身體抖動輕微踮起（如圖2），感覺到腰部輕微發熱為止。

三、五分鐘後，這位學生高興地說：「從來沒感覺這麼輕鬆過，這個方法真神！」一時間，課堂上沸騰起來了。

我讓這個學生做的方法，就是「瞬間強腎法」，方法很簡單：就是兩腳分開與肩齊寬，雙膝微曲，雙手虛握拳，貼在腎腧位置，隨著身體的抖動，而上下抖動。

這個方法對誰最管用？恰好是過度疲勞、精神不好、睡眠不足的人。

瞬間強腎法

方法：兩腳分開與肩齊寬，雙膝微曲，雙手虛握拳，貼在腎腧位置，隨著身體的抖動，而上下抖動。

適用者：過度疲勞、精神不好、睡眠不足的人

現在大多數的人，連休息的時間都沒有，更不用說保持充沛的精力。前蘇聯有一位生理學家，他經過多年的研究，發現人的疲勞，並不能單純靠休息來緩解。

也就是說休息，不是消除疲勞的最好方法；消除疲勞最好的方法，是透過運動來達成，比如說散步、爬樓梯、慢跑、打球、練瑜伽等都可以，平時利用飯後睡前的時間，做些輕量的運動，一天的疲勞感很快就能緩解。

但是單純的運動，只能緩解疲勞，並不能補充精力，而我們這個方法，不僅能緩解疲勞，還能在短時間內補充精力，補足腎氣，強身健體。

在過去，這種運動被譽為中醫裏的「金匱腎氣丸」，有溫補腎陽的功效，是最有效的補腎方法。對腎虛、慢性腰肌勞損、腰間盤突出的病人，非常實用。我之所以能夠在忙碌的生活、工作當中，保持旺盛的精力，就是掌握這個奧祕。從道家醫學的觀點來看，這正是啟動人體自身的大藥。

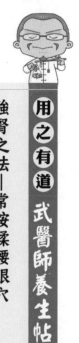

強腎之法──常按揉腰眼穴

強腎，還可以經常按揉腰眼穴（如左圖），它位於背部第三椎棘突左右各開3～4寸的凹陷處。中醫認為，經常按摩腰眼部位，可以溫煦腎陽、暢達氣血，增強腎的納氣作用，進而達到益壽強身的功效。具體做法如下：

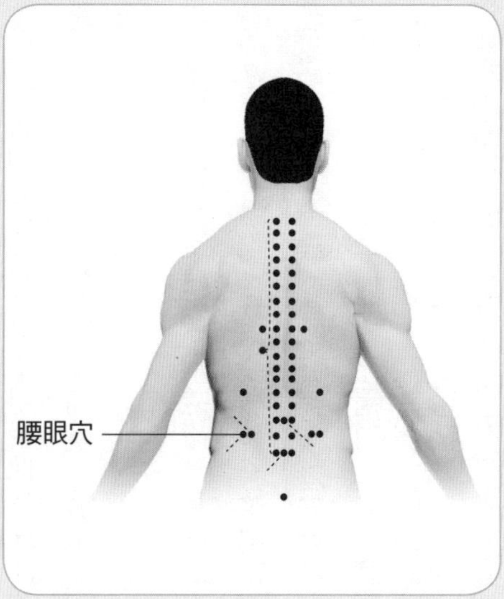

按摩腰眼益壽強身法

1. 雙手對搓發熱後，緊按腰眼處，稍停片刻，然後用力向下搓到尾閭部位（長強穴）。然後再回頭重搓，每次做50～100遍，每日早晚各做一次。
2. 雙手輕握拳，用拳眼或拳背旋轉按摩，每次5分鐘左右。
3. 雙手握拳，輕叩腰眼處，或用手捏抓腰部，每次做3～5分鐘。

道家養生學認為：用掌搓腰眼，不僅可溫暖腰眼、疏通帶脈和強壯腰肌，還能發揮聰耳明目、固精益腎和延年益壽的作用。此法還有助於防治遺精、早洩、痛經和月經失調等病。

掌搓腰眼養生法

益壽強身功效	對症治療
●溫暖腰眼 ●疏通帶脈 ●強壯腰肌 ●聽耳明目 ●固精益腎 ●延年益壽	●防治遺精 ●防治早洩 ●防治痛經、月經失調

3

身體陽虛就是濕邪在作祟

寒濕之中人也，皮膚不收，肌肉堅緊，榮血泣，衛氣去，故曰虛。

——《黃帝內經・素問・調經論》

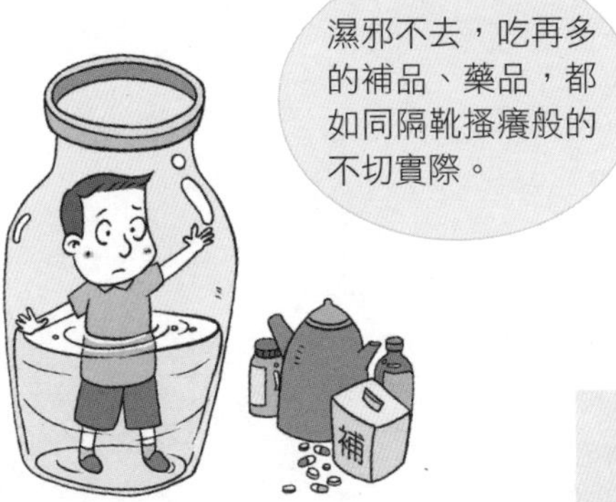
濕邪不去，吃再多的補品、藥品，都如同隔靴搔癢般的不切實際。
補

北京奧運期間，有個病人晚上熬夜看比賽，還吃了很多冰淇淋，第二天覺得發燒了，當時體溫不到38度，到社區醫院門診去打點滴，打完了以後，還不見效果。

晚上9點多給我打電話求助，此時他的體溫已經升到39度多。他告訴我怕冷，我馬上問他：「怕冷的時候，想不想蓋被子？」他說：「想蓋被子」。我隨即給他開了一個很簡單的藥方，兩個小時後，就把他的高燒給退下去了。

◈誰冒犯了我們的身體？—濕邪

早在一千八百多年前，東漢偉大的醫學家張仲景，在他的著作《傷寒論》中說：「身大熱，反欲得衣者，寒在骨髓。」

這段話就是說：發燒的人雖然體溫很高，身上反而感覺寒冷想多穿衣服，表明體內寒氣很重，寒邪都到骨髓了。此時再用抗生素等寒涼藥物，吊點滴消炎退燒，會把外在的一些寒濕之氣，直接帶進體內。

漢代張仲景是《傷寒論》的作者，在他那個時代的人忍飢受凍，疾病以寒邪為主，用熱藥就可以直接對治。如今隨著生活環境的改變，單純的傷寒已經很少見了，反而是外寒和內熱交織在一起，形成了「濕邪」。

真正的「寒症」並不多見，主要是以「濕邪」為主。濕為陰邪，遏傷陽氣，阻礙氣機。換句話說，陽虛就是濕邪在作祟。

夏天感冒的人比冬天多？

門診時，有一個奇怪的現象，就是冬天很少見到真正著涼感冒的病人，夏天反而比比皆是。可能有人會產生疑惑：「武大夫，您這說反了吧？冬天氣溫低，受寒濕侵犯還容易理解，但夏天這麼熱，怎麼還有寒濕啊？」

剛學醫時，我也曾經有過這樣的疑問，直到領悟到中醫的實質後，才慢慢解開這個謎團。

現代人生活在一個冬有暖氣、夏有冷氣的環境中，對四季的感覺越來越不分明。夏天該出汗的時候，卻吹冷氣，導致汗液揮發不出來，瘀積體內；冬天用暖氣，穿件薄衣還冒汗，陽氣外越，藏不住精氣。

人體在這種環境的狀態下，最容易生病，皮膚開合的功能下降，抵禦病邪的能力越來越差了，極容易導致體內濕邪堆積，造成陽氣虛衰。濕邪對人體的傷害，比寒邪還要大。

酷暑時節，人貪圖冷氣，愛喝冷飲，愛吃涼菜。一杯冰鎮啤酒下肚，從裏到外、從頭到腳，都透著涼快勁。殊不知：為貪圖這一時之快，同時也將濕邪深深地埋在體內，成為困擾我們健康的一大隱憂。

吃什麼祛除體內濕氣？

每年七、八月叫「長夏」，此時濕氣當令，人體中的脾與之相應。濕在中醫裏又叫「陰邪」，而脾為至陰之臟，喜燥惡濕，所以「脾」氣在七、八月的時候最旺盛。

如果長夏濕氣過盛，就容易損傷脾臟。同時，脾主運化水液，它的特點是陽氣易衰、陰氣易盛，濕邪侵犯人體後，最易傷害脾陽，而脾陽的虛弱，也進一步助長濕邪的侵入。

有人喜歡吃豬肉，豬肉性味鹹寒、助痰，肉吃多了，也會導致痰濕。如果感覺體內濕重，最好吃一段時間的素食；長期吃電鍋煮的米飯，也容易造成體濕。

體濕的人，可以多吃薏仁紅豆湯或鍋巴來解決。喝上一陣子薏仁紅豆湯之後，再喝小米粥來補補脾胃，久之脾健，濕自化。

提升人體自癒力—固護自身陽氣

有句古話叫：「千寒易除，一濕難去。濕性黏濁，如油入面。」被濕邪侵害的人，好像身上穿了一件濕衣服，頭上裹了一塊濕毛巾，濕黏黏的真難受！濕與寒在一起叫「寒濕」，與熱在一起叫「濕熱」，與風在一起叫「風濕」，與暑在一起就是「暑濕」。濕邪不去，吃再多的補品、藥品，都如同隔靴搔癢般不切實際。

很多人患有脂肪肝、哮喘、高血壓、心腦血管等疾病，甚至惡性腫瘤，其實這些病都和濕邪、痰濕有關。濕邪性黏膩重濁，濕氣向下走，就容易聚集在腰部以下，造成膀胱腫瘤、攝護腺肥大增生等病症。

濕氣在體內排不出來，甚至會導致一些怪病發生，如嗜吃土塊、磚頭、牆皮、生米等異物，這是身體濕邪很重的表現。

所幸我們還有祛除濕邪的根本方法。既然濕邪能導致體內陽氣不足，引發多種疾病，我們就努力守護好身體的一輪暖陽。只要固護好自身陽氣，身體也就有了自癒大藥，彷彿天天都與春天有個約會。

食材小辭典

紅豆

性質：平和

保健功效：健胃生津、益氣消腫、高纖整腸、利尿、預防便祕、排膿解毒、補血行血、改善低血壓及倦怠不適

適用者：一般人，尤其是貧血患者

薏仁

性質：微涼

保健功效：消除青春痘、美白祛斑、養顏美容、鎮靜安眠、降低體內脂肪、化濕利尿、消除水腫、減肥輕身、改善消化不良、改善骨質疏鬆症與腳氣病

適用者：一般人、體弱者

提醒：懷孕初期的孕婦、女性經期應避免食用

小米

性質：寒涼

保健功效：安眠、健胃、提振食慾、促進消化

適用者：老年人、產後婦女、脾胃虛弱者、失眠或體虛者

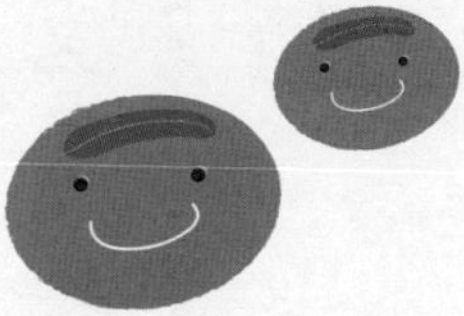

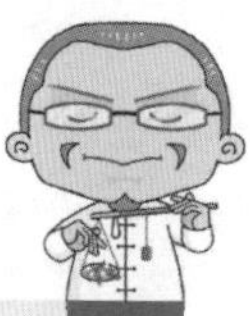

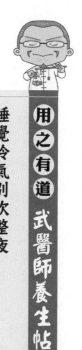

用之有道 武醫師養生帖

睡覺冷氣別吹整夜

有些人在夏天有一個不好的習慣，就是蓋著被子吹冷氣，這種做法會讓寒冷的濕邪之氣，直接侵入人體，所以現代人真正受寒，往往是在夏天。冬天天冷，人都很注意保暖，反而沒有那麼多受寒的人。

三伏天（由夏至後第三個庚日算起，每十天是一伏，共三十天，此時是天氣最熱的時候）開冷氣本無可厚非，但切記一定不要讓冷氣對著人吹，更不要睡覺時冷氣開整夜，特別是蓋著被子吹冷氣。

吹冷氣後感覺不舒服，可服用健脾化濕的藥物。如「藿香正氣水」、「保和丸」等，緩解身體不適。

養生之道貴在日常生活細節。讓健康之路就從每天起床後，我們對身體來說聲：「早安」開始吧！

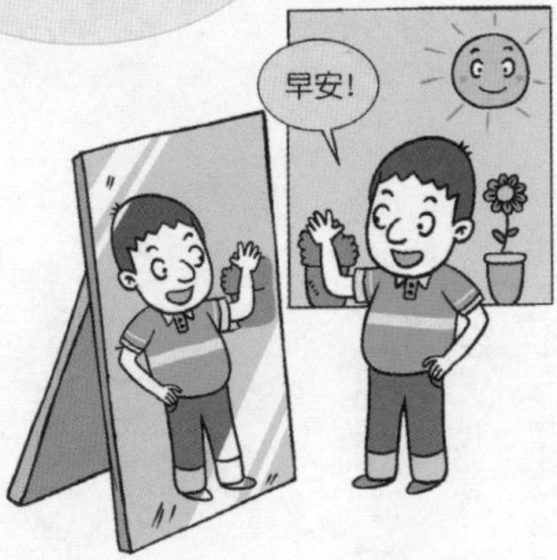

4

「晨起三部曲」──體內是否有濕邪簡易自我診斷法

因於濕，首如裹，濕熱不攘，大筋短，小筋弛長，短為拘，弛長為痿。因於氣，為腫，四維相代，陽氣乃竭。

──《黃帝內經・素問・生氣通天論》

有一次在某機構講養生課時，一位女士在我講完濕邪後，很急切地問我：「武大夫，既然濕邪的危害這麼嚴重，像我這樣不懂中醫的人，要怎麼才能知道自己身體裏有沒有濕邪呢？」

她問的這個問題很關鍵，也帶有一定的普遍性。濕邪的危害，我在上文已經詳細講過，這裡就不再贅述。如何自我判斷體內是否有濕邪？這裡我推薦一個非常簡單的方法，我把它稱為「晨起三部曲」。

晨起三部曲—自我診斷體內是否有濕？
首部曲：起床時—看感覺
第二部曲：如廁時—看大便
第三部曲：漱洗時—看舌苔

首部曲：起床時—看感覺

如果每天早晨起床的時候，覺得特別疲勞、頭發昏、打不起精神來，或是像穿了一件濕衣服一樣，渾身不清爽，人也懶得動……，可以肯定你體內有濕邪了。

第二部曲：如廁時—看大便

清晨方便後，可以觀察一下大便。是不是粘在馬桶上了，沖一次水還沖不淨。不方便觀察馬桶的，也可以觀察衛生紙，正常的話用一、兩張紙就夠了，如果三、五張紙反覆擦也擦不淨，也說明體內有濕邪了。

大便的顏色和形狀，也可以幫助判斷體內是否有濕邪。正常的大便應是金黃色香蕉形的，但現在很少人有這種健康的大便了。在體內有濕邪情況下，大便的顏色發青，溏軟不成形，總有排不淨的感覺。時間長了，宿便產生的毒素積留在體內，則百病叢生。

第三部曲：漱洗時—看舌苔

上完廁所後，我們通常就開始漱洗了，刷牙前我們不妨抽出幾秒鐘，對著鏡子看看自己的舌頭。「舌為心之苗，又為脾之外候」，舌頭是可以敏感地反映出我們的身體狀況。

五臟對應五官

五臟	脾	心	腎	肝	肺
五官	口	舌	耳	目	鼻

健康的舌淡紅而潤澤，舌面有一層舌苔，舌苔薄白而清靜，乾濕適中，不滑不燥。如果舌頭達不到這些指標，就說明身體機能已經出現問題。

如果舌苔白厚，看起來滑而濕潤，則說明體內有寒；如果舌苔粗糙或很厚、發黃發膩，則說明體內有濕熱；如果舌質赤紅無苔，則說明體內已經熱到一定的程度、傷陰了。

健康的舌相

1. 色淡紅而潤澤
2. 舌面有一層舌苔
3. 舌苔薄白而清靜
4. 乾濕適中，不滑不燥

當我把這三個小竅門教給大家時，這位女士又舉手提問：「如果透過您教的這些方法，檢測到體內有濕氣，我該怎麼祛除體內的濕氣呢？」

「祛除體內濕氣，也有一個簡單有效的方法，甚至比『晨起三部曲』還簡單。什麼方法呢？我們下回分解……」

雖然我賣了一個大大的關子，但台下還是響起熱烈的掌聲。

養生之道，貴在日常的生活細節。讓健康之路，就從每天起床後，我們對著鏡子中自己的身體問聲「早安」開始吧！

體內是否有濕邪的自我診斷表

序號	自我測試項目	是	否
1	早晨起床時，覺得特別疲勞、頭發昏、打不起精神來，或像穿了一件濕衣服一樣，渾身不清爽，人也懶得動？		
2	大便的顏色發青，溏軟不成形，總有排不淨的感覺？		
3	舌苔粗糙或很厚、發黃發膩？		
4	刷牙時會不會噁心？		
5	小腿肚是不是發痠、發沉？		

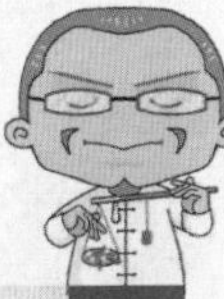

用之有道 武醫師養生帖

祛濕妙法—點揉承山穴

關於「濕邪」的自我判斷，經過多年的臨床診斷，除了以上主要三點，還有兩個判別方法：

（1）刷牙時會不會噁心？

第一，看早上起來刷牙的時候，噁不噁心？很多人總是告訴我，說一刷牙就嘔吐、噁心，喉嚨裏邊總是有牽絲、不乾不淨的感覺，即使有吐痰，也只是一點。

（2）小腿肚是不是發痠、發沉？

第二，早晨起來，感覺小腿肚是不是發痠、發沉？

這些也是「濕」的典型特徵，順便說一個祛濕的妙法，就是點揉「承山穴」（見下圖）。

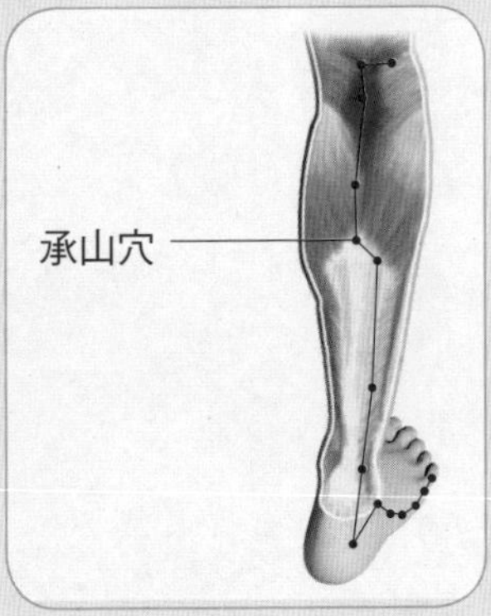

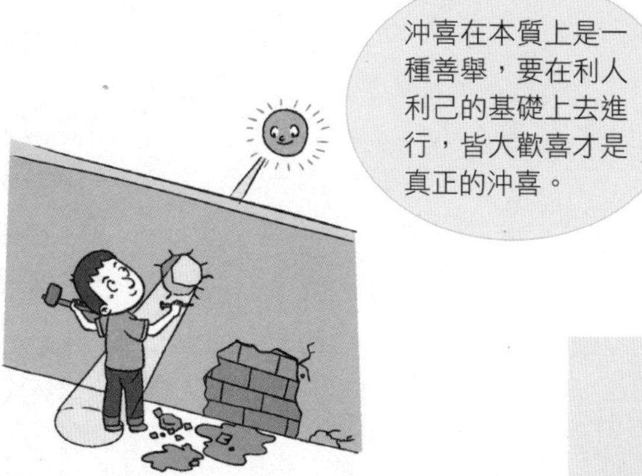
沖喜在本質上是一種善舉，要在利人利己的基礎上去進行，皆大歡喜才是真正的沖喜。

5

沖喜治病會比吃藥靈

喜則氣和志達，榮衛通利。

——《黃帝內經・素問・腹中論》

「沖喜」一詞，我們在電視劇裏看得比較多，一般都以負面形象出現。比如古代舊社會富貴人家的公子生病了，家裏人張羅著給他娶一房媳婦沖沖喜，結果病魔沒沖走，公子還是病逝了。新媳婦從此就守了活寡，過著孤寂淒慘的生活。

於是大多數人一提起「沖喜」這個詞，都沒有什麼好印象，覺得這是過去害人的迷信，這種心情我們是可以理解的。凡事都要辨證地去看，利用「沖喜」對我們生活有益的一面，它還是可以為我們帶來好處的。

用沖喜治病或轉運

在臨床上，我遇見過很多有意思的「病例」：二十出頭的女孩，身體不太好，也檢查不出什麼病來，有人出主意讓她早點結婚，沒想到婚後，身體還真的慢慢好了起來；還有些夫妻不孕不育，多方治療無效之後，決定領養一個孩子，沒想到領養回來的第二年，竟然自己懷孕了……

這些病例，其實就是民間流行的一種說法─「沖喜」，就是用辦喜事的方法來治病或轉運。久病或長年身體不好的人，有意地辦個喜事，對病情是很有幫助的。實際上沖喜，是借助外在的環境，改變病人的狀態。病邪之氣屬於陰性，病人長期處於抑鬱的陰性狀態中，只靠藥物是不能根除病痛的。

有經驗的醫生會經常囑咐病人，多曬太陽，保持心情愉快，這些都是有意無意幫病人調動陽氣。我在治病的過程中，一直強調陽氣的重要性，可以說，「陽氣」決定人的生老病死。

按照道家醫學的觀點，沖喜是很高明的升陽方法，沖喜沖掉的是體內的邪氣，換回的是正氣。正氣存體內，則邪不可干。

喜能升陽好運來

俗話說：「貧賤夫妻百事哀」。當一家人長期過著很辛苦的生活，壞事往往也就接連不斷，孩子生病了，老人家住院了，全家人都灰心喪氣，看不到新的希望，整天都籠罩在陰霾的陰影下。

有經驗的人，就會建議這家人辦一件喜事，去去晦氣。請親朋好友過來給老人家祝個壽什麼的，交換一下近況消息，可能就有人能幫上忙。全家人都開心了，好運氣可能就會隨之而來。前文提過，喜能升陽，喜悅的心情能讓人重獲信心。以新的姿態來面對生活，這家人的生活終會慢慢好起來。

沖喜，在本質上是一種善舉，要在利人利己的基礎上去進行，皆大歡喜才是真正的沖喜，不要因為自己的一點私慾而去傷害他人。生活中要保持樂觀的心態，盡量要讓自己擁有一顆助人之心。孟子說：「獨樂樂不如眾樂樂」。這也是一種很高的養生境界。

名詞小辭典

獨樂樂不如眾樂樂

這句話典故出自《孟子．梁惠王下》中，記錄孟子和齊宣王的對話：

（孟子）曰：「獨樂樂，與人樂樂，孰樂？」

（齊宣王）曰：「不若與人。」

（孟子）曰：「與少樂樂，與眾樂樂，孰樂？」

（齊宣王）曰：「不若與眾。」

白話譯文：

第一個樂（讀月），是音樂，名詞；第二個樂（讀肋），是指享受、欣賞，動詞。

孟子問：「自己一個人獨自聽音樂，和別人一起欣賞音樂的快樂，這兩種比起來哪一種比較快樂？」

齊宣王說：「我覺得和別人一起聽，比較快樂。」

孟子又問：「和少數人一起聽音樂，或和很多人一起聽音樂，比起來哪個比較快樂？」

齊宣王回答說：「我覺得和多數人一起聽音樂，比較快樂。」

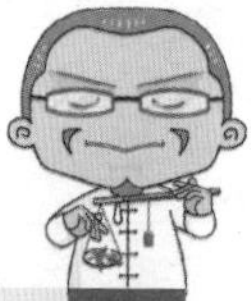

用之有道 武醫師養生帖

沖喜—升發陽氣，改變心境

沖喜，從封建迷信的角度來講，是沖掉晦氣，但是一般人走了倒楣運，心情消極卻是事實。

不管沖喜能不能沖掉晦氣，都可以透過喜事的氣氛，沖散消極的情緒，升發人的陽氣，改變心境。但千萬不能以己私慾，去做損害他人的事情。

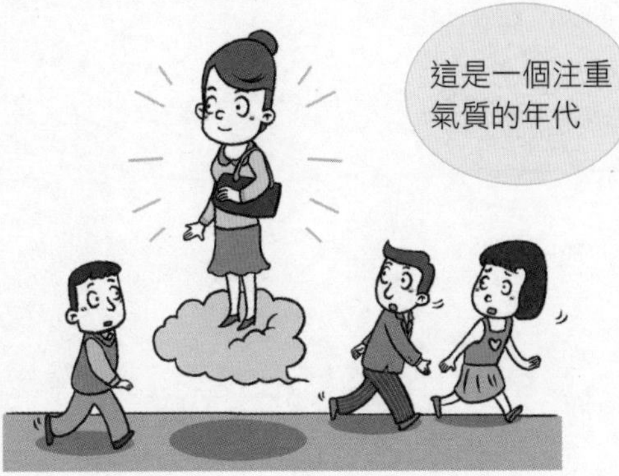

6 陽氣充足的人最有氣質

養生，不僅是要把身體養好，還要養出神采、養出氣質。要養氣質，還得從升發陽氣著手。

近些年來，老照片成了收藏和欣賞的一個焦點。我也很喜歡看老照片，買了很多這方面的書。同時，我家裏珍藏著很多照片，都是二、三十年前，甚至四、五十年前照的，無非是家人、親戚、朋友普通的生活照。

到比較熟的朋友家裏，他們也往往會拿出珍藏的相簿給我看，跟我一起重溫過去的時光。我發現，無論是老照片畫冊中的那些名人、偉人，還是我們尋常百姓家老照片上的普通人，臉上都有一種特別的氣質！那是一種說不出來的單純、執著和真誠，如果要搬到螢幕上去，絕對要一流的演員才能演出來。

這種氣質，好像正是今天我們身邊的人所缺少的。也許正是因為如此，那些老照片都成了藝術品，它可以讓現代人在其中，尋找過去那些真誠的面龐，去感受那種久違的氣質之美。

氣質和健康狀態有關

為什麼現代人臉上總是缺少那種氣質呢？讓我們轉換一個角度，來看這個問題。

作為一名醫生，我自認為自己的記憶力是不錯的，但有一個問題一直困擾著我，無法解決，就是病人病好了以後，我就再也不容易認出他。

經常在大街上，不經意間就有一個人，熱情地迎上來跟我打招呼。我問：「您是？」他會說：「哎呀，您不認識我啦？我上個月還在您那裡治過病，現在好了，正想找個機會去謝謝您，想不到在這裡碰上了。」

雖然是上個月治療的病人，時間的間隔不長，但我仍然記不起來。為什麼？因為他在我那裡看病的時候，我看到的是他的病容，那時一副陰氣沉沉的樣子，而現在，他的病好了，身體恢復了，陰氣消退，陽氣上升，精神抖擻，氣質完全改變了。這麼一變，我就認不出了。

我總是帶著歉意，也帶著欣喜，告訴我這些病患：「不是我沒把你放在心上，只是因為你病好後，變得有精神了，都讓我認不出來了。」他們也會高興地說：「對啊，我身邊的親戚朋友也都說，我就像變了一個人！」

由於經常遇到這樣的情況，我得出一個結論：人的氣質，跟他的健康狀況有密切關係，而透過養生，調整健康，就可以改變氣質！

名詞小辭典

氣質

指性情、秉性。氣質，是每個人性格的一種特徵，受到家庭、社會、生長地區等影響。一般認為氣質是天生的，但是從後天上也可以改進。氣質來自健康、內涵，也來自形體，氣質無法隱藏，但能夠一點一滴的改進，多說好話、多做好事、多讀幾本好書，能夠增進內涵，培養良好的氣質。

氣質會影響個人心態

我在臨床上，大膽運用此一結論，醫藥和心藥並用；一方面，用針用藥，無所不用其極地治病患的病；另一方面，我會用言語來鼓勵病患，甚至在穿戴、著裝上，對病患提出一些要求。

比如，遇到不修邊幅的，我會對他說：「你回去得把鬍子刮一刮，把頭髮理一理，這樣會更有精神。」遇到修飾打扮太過的，尤其是一些女士，我也會建議她們，不要讓濃妝豔抹，掩蓋自己天然純樸的氣質，要靠自己內在的健康和修養，來為自己提升氣質，使自己更加美麗。

這樣一來，療效還真不錯，很多人在複診的時候，氣質明顯就提升起來了，病癒的時間比預期療程短很多。還有的病人告訴我，病好了以後，無論在工作上，還是在生活中，做什麼事情都比以前順利。我說：「那是當然，因為你的氣質變了。」

氣質，會影響一個人的心態，也會影響身邊的人對他的態度。一個人氣質變好了，周圍的人會更喜歡他，更配合他；他自己也會有充分的自信。內外和諧，心氣順暢，做起事情來當然順利。

養生學習視窗

好氣質使人做事更順利

氣質，會影響一個人的心態，也會影響身邊的人對他的態度。一個人氣質變好了，周圍的人會更喜歡他，更配合他；他自己也會有充分的自信。內外和諧，心氣順暢，做起事情來當然順利。

培養氣質從升發陽氣開始

現代社會，一切都在水漲船高：科技、文化快速發展，人的物質、精神生活水準，也在一步步提升，一個人有知識、財富、事業、美貌都還不夠，要成為時代的焦點，還需要有氣質。

這是一個注重氣質的年代，但很多人就輸在這上面！氣質取決於什麼？答案有多種。從醫學的角度講，我認為，氣質取決於一個人的「陽氣」，一個人的氣質，全靠他體內的陽氣升發出來。

正是因為這樣一個陰盛陽虛的年代，人從生理上陰盛陽虛，那種氣質始終沒能升發出來。我們講的養生，不僅是要把身體養好，還要養出神采、養出氣質。要養氣質，還得從升發陽氣著手。

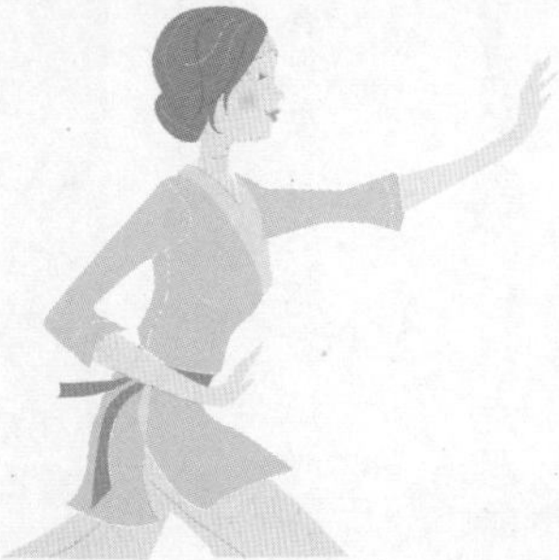

用之有道 武醫師養生帖

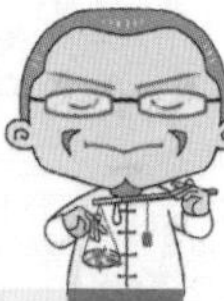

培養氣質的小祕訣

氣質來自健康，氣質來自內涵，氣質也來自形體。這裡介紹一個鍛鍊女孩形體有氣質的小竅門。

開始練習時，可以在兩腋下夾兩本不厚的書，保持走路時上臂不擺動，注意肩膀不要晃來晃去的；練多了，就可以把腋下的書拿掉，放在頭頂上；走路時不必刻意走「一」字，持續一個月必見成效。

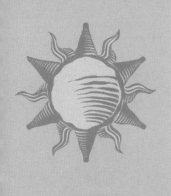

第二篇 食療調理篇

食物是最好的藥

有人一生都在苦苦尋求包治萬病的靈丹妙藥，世上哪有這種好事呢？行醫久了，我很能體諒病人這種渴求健康的心情。其實，只要勤於思考、善於總結，養生治病的妙藥，往往就在日用平常間。

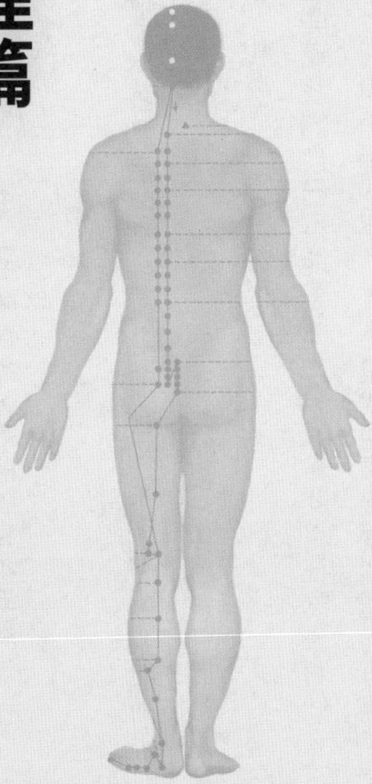

1

薏仁紅豆湯—徹底祛濕的神奇妙方

五穀為養，五果為助，五畜為益，五菜為充，氣味合而服之，以補精益氣。

—《黃帝內經・素問・宣明五氣》

臨床上，我們治療濕症，一般會採用中藥的治療方法，比如說實用三仁湯、藿香正氣水（膠囊）等藥，它們都具有芳香、化濕、解表的功效。

但這些藥我們自己不能亂服，有人會問：在家裏有什麼好方法，來預防濕邪呢？或是說我明顯感覺到體內有濕了，到醫院又檢查不出什麼毛病，怎麼辦？

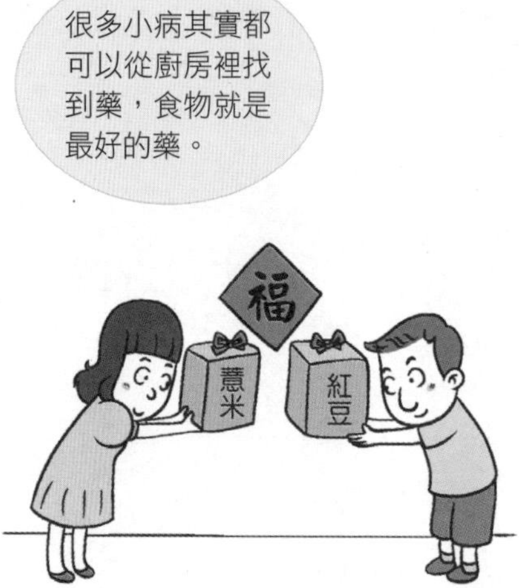
很多小病其實都可以從廚房裡找到藥，食物就是最好的藥。
福
薏米
紅豆

料理養生講堂

薏仁紅豆湯

利水消腫＋排毒防癌

材料：紅豆100克，薏仁200克

調味料：冰糖30克

作法：

❶ 將紅豆和薏仁洗淨泡軟。
❷ 把薏仁先放進水中熬煮，待水煮沸後，轉小火再熬煮20分鐘。
❸ 加紅豆熬煮30分鐘，直到紅豆及薏仁熟透，再加冰糖調味即可。

紅豆VS.薏仁

食材	紅豆	薏仁
性味	味甘酸，性平	味甘，性微涼
保健功效	❶ 含有一種皂鹼，有健胃、生津、益氣、消腫及解毒等功能，對於治療腳氣病效果極佳。 ❷ 纖維質含量豐富，有效刺激腸胃蠕動、利尿，還有預防便祕、使排便順暢的效果。 ❸ 有幫助排除體內水分作用，可改善浮腫，適合濕性體質的人。 ❹ 能利尿、消腫、排膿與解毒、行血，故適合活動量少的患者食用。	❶ 含有一種薏苡素，可清熱排毒，加速人體新陳代謝和血液循環，且所含蛋白質可分解蛋白質酵素，軟化皮膚的角質層，讓皮膚更顯光滑有彈性。 ❷ 能代謝水分濕氣、美白、潤澤肌膚、健脾補肺、清熱、利尿強骨、利濕、促進子宮興奮。 ❸ 富含膳食纖維，可促進腸道蠕動，排除體內廢物，預防腸道癌症發生。 ❹ 現代藥理研究指出：薏仁有抑制癌細胞成長的作用。 **特別提醒**：薏仁會使身體冷虛，懷孕的婦女及生理期時，要暫停食用。
對應症狀	腳氣水腫、黃疸 腎炎水腫、濕熱下痢 糖尿病、皮膚瘡毒 酒毒醒酒	食慾不振、瘡毒、皮膚濕疹 筋骨濕痺、水腫

薏仁紅豆湯—清除體內濕氣最佳妙方

如果診斷出病人體內有濕時，我經常給病人推薦兩種「藥」，這兩種藥既能祛除體內濕邪，還能當水喝、當飯吃。這兩種「藥」，一是薏仁，一是紅豆（赤小豆），一起熬湯喝，是清除體內濕氣最好的偏方。

有人在我的部落格中，看到過這個偏方，回饋給我很多資訊，並且還有一些疑問，借此機會，我針對大家最關注的問題，再詳細地解答一下。

紅豆加薏仁清熱除濕

很多朋友說，紅豆加薏仁很難熬，怎麼熬它都不黏不稠，能不能放點米或別的食物一起熬？

如果從「治療」的角度來講，我建議大家最好不要這樣做。因為薏仁紅豆湯的主要功效，就是清熱除濕。紅豆是紅色的，養血，古籍裏記載它「久服令人瘦」，就是說經常吃紅豆，還有減肥的作用。

薏仁性偏寒涼，主要有清熱、利濕的作用。夏天正好是暑氣連天的時候，內濕外也濕，用這兩味藥，正好能發揮養血、祛濕的作用。正是這種不黏不稠的清輕之相，才能達到清熱祛濕的效果。

但如果從「預防」的角度來講，熬粥的時候，加上一些紅豆、薏仁，也未嘗不可。

薏仁紅豆湯食材加減法

還有朋友問我：是不是所有人都能喝薏仁紅豆湯，有禁忌嗎？其實，薏仁紅豆湯這個湯是養生佳品，沒有什麼副作用，但針對不同的人，可以適當做一些加減法。

有人體質偏寒，裏面可以加一點溫補的食物，像桂圓、紅棗都可以；有的人失眠，體內也有明顯濕膩的感覺，就加一些蓮子、百合。

如果女性朋友痛經，可以把薏仁去掉，熬點紅豆湯，再加上一些薑片、紅棗、紅糖，喝下去溫暖小腹，也可以緩解疼痛。關節疼痛的人，就加一些生白芍、生甘草，酸甘化陰、養血除痹。

名詞小辭典

三焦

中醫說法：指的是食道、胃、腸等部分，分上、中、下三焦。上焦是心和肺，中焦是脾和胃，下焦是肝和腎，屬於六腑。

❖薏仁紅豆湯＋桂圓

平日思慮傷神、勞心過度而運動量少的人，往往臉上沒有血色，精神也不夠充沛，甚至心悸、貪睡，感覺頭重如裹，心中空虛。這是體內有濕，加上心氣不足的表現，可以在薏仁紅豆湯中，加一些桂圓同煮。桂圓甘溫，能開胃健脾、安神補血，振奮心陽、溫補心氣，使人精神飽滿、中氣十足。

單純的薏仁紅豆湯味道很一般，加上桂圓後，就變甜了，淡淡的甜味，它不僅驅散我們體內的濕氣，而且給我們的心，帶來生機與溫暖。我們就叫它「薏仁紅豆桂圓湯」，它特別適合付出勞力的勞動者，也很適合中老年人。

❖薏仁紅豆湯＋百合、蓮子

年輕人容易出現煩躁失眠，或臉上起紅疹、痘痘，這都是上焦心肺火旺、濕熱內擾所致，用薏仁紅豆湯洗臉有奇效，或在薏仁紅豆湯中加上百合與蓮子同煮飲用。

百合能潤肺、養顏，又能清心火、安心神。蓮子最能養心、清心火，同時又能健脾、補腎。當然，如果感覺湯沒有什麼味道，還可以加點冰糖。

五臟對應五色

五臟	脾	心	腎	肝	肺
五色	黃	赤	黑	青	白

❖ 薏仁紅豆湯＋生薑

如果著涼感冒了，或體內有寒，胃中寒痛，食慾不佳，可在薏仁紅豆湯中加幾片生薑。生薑性溫，能溫中祛寒，健脾和胃。注意，生薑不可多放，多放會使粥變得辛辣。如果想在湯中加點調味品，最好放紅糖，紅糖是性溫的。

❖ 產婦喝紅豆湯＋紅棗（去薏仁）

需要注意的是，婦女產後保養時，喝紅豆薏仁湯要去掉薏仁，可在其中加點紅棗，紅棗對溫中、健脾、養血是非常適宜的。

❖ 薏仁紅豆湯＋黑豆

腎虛的人，可在薏仁紅豆湯中加一些黑豆。因為黑色入腎，豆的形狀和腎十分相似，以形補形，是補腎佳品。

❖ 薏仁紅豆湯＋碎黃豆

現在人們常說的腳氣病，是典型的「濕熱下注」。可在薏仁紅豆湯中加點碎黃豆，用熬出來的湯泡腳，這是治腳氣的一個祕方。

❖ 薏仁紅豆湯＋梨

如果咳嗽，還可以把生梨去皮去核，切成1～2公分見方的小塊，加入薏仁紅豆湯中同煮，可以潤肺、化痰、止咳。

學會薏仁紅豆湯的加減變化，使用得當，可以對生活中大部分常見病發揮很好的治療效果。

薏仁紅豆粥加減表

主方	加料或減料	對應症狀
薏仁、紅豆	加桂圓、紅棗	神色晦暗、精神不足、甚至心悸、貪睡、心中空虛、體質偏寒。
		保健功效：桂圓開胃健脾、安神補血。紅棗健脾、養血。
	加百合、蓮子	煩躁失眠，或臉上起紅疹、痘痘，體內也有明顯濕膩。
		保健功效：百合潤肺、養顏，又能清心火、安心神。蓮子最能養心、清心火，同時又能健脾、補腎。
	加生薑	感冒、胃中寒痛、食慾不佳、怕冷。
		保健功效：生薑性溫，能溫中祛寒，健脾和胃。 **注意事項：**生薑不可多放，多放會就使粥變得辛辣。

薏仁、紅豆	
加黑豆	腎虛。保健功效：因為黑色入腎，豆的形狀和腎十分相似，以形補形，是補腎的佳品。
加黃豆	腳氣。注意事項：用熬出來的湯泡腳，這是治腳氣的一個祕方。
加梨	咳嗽。保健功效：潤肺、化痰、止咳。
加山藥	食慾不振、身體羸瘦。
加南瓜	泄瀉、腹痛、糖尿病。
加生白芍、生甘草	關節疼痛。保健功效：酸甘化陰、養血除痹。
加芡實	體虛、早洩、遺精、夜尿過多。
減薏仁，加薑片、紅棗、紅糖	女性痛經。保健功效：溫暖小腹，緩解疼痛。
減薏仁，加上少量黃芪、黨參	孕婦。
減薏仁，加大棗、小米、紅糖	孕婦。

薏仁紅豆湯的喝法

薏仁紅豆湯每天應該喝多少呢？我建議大家從5月初開始喝，可以一直喝到10月份。熬了以後，可以隨意喝。

每年到天熱的時候，我就把自己家裏不常用的一個暖壺洗淨，抓上一把薏仁、一把紅豆放到暖壺裏，再燒一壺開水，水開了以後，直接灌到暖壺裏，最後把蓋子蓋上。

如果你想早晨起來喝，前天晚上灌進去，第二天早上壺裏的豆子全都泡碎了；如果想晚上下班回來喝，早晨要出家門的時候，用同樣的方法泡上一壺，下班以後到家喝正合適。

臨床上有很多體內濕氣很重的病人，喝了薏仁紅豆湯一、兩週後，便感覺到腿腳變輕了，走路不那麼沉了，濕疹也慢慢地消退了。這也告訴了我們一個道理：很多小病，其實都可以自己進廚房裏找藥，食物就是最好的藥。

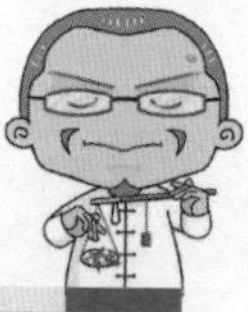

用之有道 武醫師養生帖

為身體找對好食物

還有一點值得說明一下，懷孕中的孕婦要是自我感覺沒有很重的濕氣，最好慎用或忌用薏仁，但可用紅豆。

我們可以給薏仁紅豆湯做一個減法，減去薏仁，再根據上面的思路做加法，可以適量加些紅棗、百合、枸杞等其他藥材，同樣能做成既可祛濕，又有其他養生功效的湯品來。

這裡是一個基本的思維，大家可以多瞭解各種食物的性、味，舉一反三，自己進行加減，組成更多適合自己體質的飲食。這樣，食物才能真正成為養生的佳品。

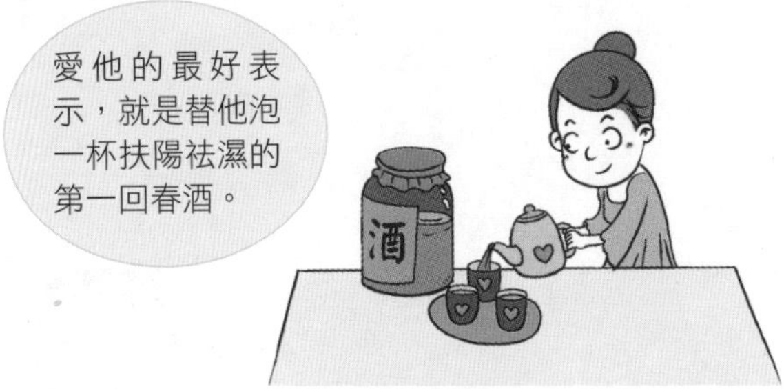
愛他的最好表示，就是替他泡一杯扶陽祛濕的第一回春酒。
酒

2

周公百歲酒─養顏祛病第一回春酒

飲酒者，衛氣先行皮膚，先充絡脈，絡脈先盛。故衛氣已平，營氣乃滿，而經脈大盛。

——《黃帝內經・靈樞・經脈》

很多見過我的老師胡海牙先生的朋友，都被老人家的道骨仙風所折服，私下裏向我打聽，老人家今年高壽95歲，平日有什麼養生祕訣嗎？

仙家祕傳周公百歲酒

我追隨老師多年，基本上不曾看過老師吃藥。老師有很多種養生方法，有道家修煉的，有中醫調養的，有運動鍛鍊的，還有飲食藥膳的，其中我感覺最神奇獨特的，是老師每日必飲的一種養生酒。

胡海牙教授年過九旬的養生方法

❶ 道家修煉　❷ 中醫調養
❸ 運動鍛鍊　❹ 飲食藥膳
❺ 喝養生酒（周公百歲酒）

每次在老師家，陪老人家吃飯的時候，他都會拿出親自泡製的藥酒一起飲用。一杯下肚，那種暖暖的、甜甜的感覺，令人回味無窮。我很好奇，請教老師：這是什麼仙酒啊？老師偷偷地告訴我：「周公百歲酒」。

原來，「周公百歲酒」是中國道教協會前老會長、著名仙學養生大師陳攖寧先生，十分推崇的一種養生酒，他曾介紹給當時的國家中央領導人服用。

❖周公百歲酒的配方

周公百歲酒的記載，最早見於清代著名文學家梁章鉅所著《歸田瑣記》一書，由塞上周公發明。周公服用這個酒40多年，活了100多歲，他的後代祖孫三代服用此酒，都活到了百歲以上。原方的劑量比較大，一次就要泡20斤，不方便製作。

在此，我將師傳的周公百歲酒，按照原方比例，作了劑量調整，效果是一樣的。配方如下：

黃芪12克、茯神12克、白朮6克、熟地8克、當歸8克、生地8克、黨參6克、麥冬6克、茯苓6克、廣陳皮6克、山萸肉6克、枸杞6克、川芎6

「周公百歲酒」的配方

黃芪12克、茯神12克、白朮6克、熟地8克、當歸8克、生地8克、黨參6克、麥冬6克、茯苓6克、廣陳皮6克、山萸肉6克、枸杞6克、川芎6克、防風6克、龜膠6克、五味子5克、羌活5克以及肉桂4克，以上18味藥；加紅棗200克、冰糖200克、高粱酒4斤。

克、防風6克、龜膠6克、五味子5克、羌活5克、肉桂4克，以上18味藥外加紅棗200克，冰糖200克，高粱酒4斤。

這個方子看起來很平常，沒有什麼特殊的地方，其實它是集諸多古方精華而成，暗含中醫非常著名的「八珍湯」、「十全大補湯」、「左歸飲」等古方的方意。

黃芪素有「補氣諸藥之王」的美稱，有補益中氣的作用，可治療氣虛乏力、沒有食慾、自汗盜汗、半身不遂等久治不癒的疾病。方中用黨參、白朮、茯神，來加強黃芪的補中益氣功能。

肉桂補元陽、暖脾胃、除積冷、通血脈。熟地、生地、山萸肉、麥冬、枸杞滋補肝腎、填精養血。五味子養心安神、固腎澀精。龜膠滋陰益腎、養血補心。當歸、川芎活血補血。防風、羌活祛除肝腎之虛風。廣陳皮下氣調中。此方最妙的地方是「羌活」一味，祛風燥濕，為該方的點睛之處。

正是配方的精妙之處，「周公百歲酒」補養之功十分迅速，它最大的特點就是氣血雙補，久服不燥，短時間內就能升發人體陽氣，祛除體內濕邪。

周公百歲酒的DIY做法

泡藥酒，關鍵是「選對酒」。購齊藥材後，買一瓶5斤裝的高粱酒，取出1斤酒，用來洗藥材，將藥材中的雜質灰塵洗淨，剩下的4斤剛好泡藥酒用。將藥材先用酒洗淨瀝乾、紅棗剝開，放入高粱酒中，然後放在通風陰涼處，避免陽光照射，7天之後，藥酒就可以飲用了。

在泡製這個藥酒的過程中，有人為了圖省事，用塑膠桶來泡藥酒，這樣做是不衛生的。塑膠製品中的有害物質，會溶解於酒中，對人體健康造成危害。最好是在藥店，買一個專用的泡酒瓶。

我的老師胡海牙先生，在這個藥酒的基礎上，根據現代人的體質，作了一些改良，使之更適合現代人飲用。古方中，藥酒要埋於地下，這是為了把酒裏面藥的有效成分，充分發揮出來，祛除酒的燥性。老師改良後的做法是：將藥材在藥店研成細粉後浸泡，藥效與把酒埋於地下一樣。

服用藥酒時，老師的經驗是，要適當加一些「蜂蜜」，蜂蜜溫潤滋陰，加入藥酒後，不僅可以祛除藥酒的燥性，還有利於保持和提高藥效，有養顏、潤腸、通便的作用。

陳攖寧老前輩及胡海牙先生，經過一個世紀多的實踐證明，依據此方泡製的藥酒，確有養顏益壽、回春不老之功，堪稱「世間第一回春酒」。

我把恩師珍藏幾十年的藥酒方公佈於眾，希望人人都學會用它來孝敬父母，如此一來，家家都有百歲老壽星。

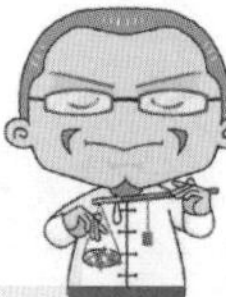

用之有道 武醫師養生帖

周公百歲酒的服用祕訣

我的老師胡海牙先生對「周公百歲酒的」服用，還有他自己獨特的方法：就是用一半原裝藥酒，再加一半黃酒兌服，能夠使此酒風味更加醇香柔和。飲用量是每次一兩，一天不超過兩次。

周公百歲酒 養顏益壽＋回春不老

項目	說明
藥酒材料	黃芪12克、茯神12克、白朮6克、熟地8克、當歸8克、生地8克、黨參6克、麥冬6克、茯苓6克、廣陳皮6克、山萸肉6克、枸杞6克、川芎6克、防風6克、龜膠6克、五味子5克、羌活5克以及肉桂4克，以上共18味藥；再外加紅棗200克、冰糖200克、高粱酒4斤。
藥酒做法	❶ 購齊藥材後，買一瓶5斤裝的高粱酒，取出1斤酒，用來洗藥材，將藥材中的雜質灰塵洗淨，剩下的4斤剛好泡藥酒用。 ❷ 將藥材先用酒洗淨瀝乾、紅棗剝開，放入高粱酒中，然後放在通風陰涼處，避免陽光照射，7天之後，藥酒就可以飲用了。 ❸ 服用藥酒時，要適當加一些「蜂蜜」。蜂蜜溫潤滋陰，加入藥酒後，可以祛除藥酒的燥性，還有利於保持和提高藥效，有養顏、潤腸、通便的作用。 ❹ 或用一半原裝藥酒，另加一半黃酒兑服，能使此酒更加醇香柔和。飲用量是每次一兩，一天不超過兩次。
注意事項	❶ 最好是在藥店，買一個專用的泡酒瓶。（用塑膠桶來泡藥酒，這樣做是不衛生的。塑膠製品中的有害物質，會溶解於酒中，對人體健康造成危害。） ❷ 將藥材在藥店研成細粉後浸泡，藥效與把酒埋於地下一樣。能把酒裏面藥的有效成分，充分發揮出來，祛除酒的燥性。
養生保健功效	「周公百歲酒」補養之功十分迅速，它最大的特點就是氣血雙補，久服不燥，短時間內就能升發人體陽氣，祛除體內濕邪。

3

百歲人瑞養生法—新食不見舊食

上古之人，其知道者，法於陰陽，和於術數，食飲有節，起居有常，不妄作勞，故能形與神俱，而盡終其天年，度百歲乃去。

—《黃帝內經・素問・上古天真論》

我有一位病人，以前是國家足球隊的教練，快七十歲了，得了結腸癌，不過他很豁達，跟我在一起的時候，並不完全把注意力放在疾病上，而是更樂意談一些養生的話題。在我所見到的癌症患者中，能有如此好的心態的人，真是不多。

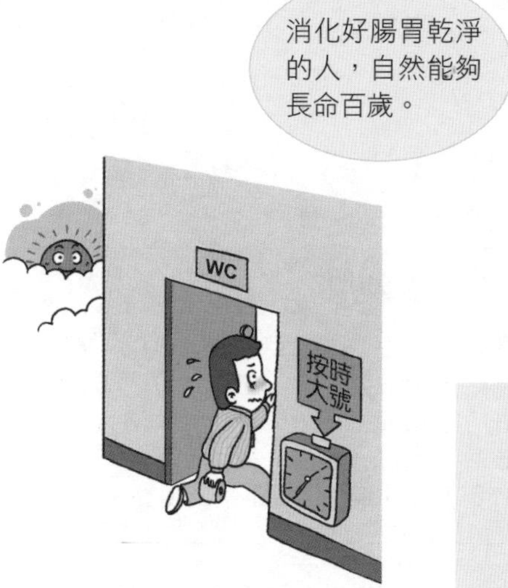
消化好腸胃乾淨的人，自然能夠長命百歲。
WC
按時大號

養生學習視窗

《黃帝內經》的長壽養生法

《黃帝內經》裡提到黃帝問岐伯，「為什麼古代的人活到了一百歲，還是精力充沛，但是現在的人五十歲左右就衰老了？」岐伯這麼回答：「上古之人，飲食有節，起居有常，不妄作勞，故能形與神俱，而盡終其天年，度百歲乃去。」

上面這一段話是說：上古時代的人，飲食有節制、有節律，起居生活也很規律，不過於操勞，能在形體和精神上都很健全，因此能活到天年，一直到百歲才過世。

盡終其天年，度百歲乃去

這位教練興致勃勃地跟我說起他的祖母，老人家整整活了一百歲，到了一百歲的時候，身體還是很好，只是有一天，忽然覺得有點不舒服，家人打算送她去醫院，於是趕緊找掛號證，證件還沒找到，老人家就安詳地去世了。

在座的所有人聽了，都頗有感觸。這不是一件令人悲痛的事情，反之，它會讓人聽了心裏很欣慰。《黃帝內經》裏說：「上古之人，飲食有節，起居有常，不妄作勞，故能形與神俱，而盡終其天年，度百歲乃去。」這裡，不說「死」，而說「去」。去，是很從容的、很主動的。

我見過很多活過一百歲的老壽星，他們都說：「人到了一百歲的時候，就不怕死了」，就像人生的河流一路奔波，流到盡頭，融進大海。大海是水的故鄉，死亡也是人的老家。到了該回老家的時候，回老家是很愜意的事情。

食材小檔案

茶

性味：性涼，味甘苦

食材功效：殺菌消炎、幫助消化、改善便祕、發散風寒、抗氧化生津止渴、清熱解酒、消腫利尿、提神解勞

適用者：一般大眾、想減肥的人

不適用者：腎臟疾病、消化道潰瘍、心臟病患者，及神經衰弱、容易失眠的人

為什麼現在很多人那麼怕死呢？因為他們還沒有活夠，就像一條河流還沒有流到大海，就中途乾涸了；也像一名公司職員，還沒有完成手頭工作的時候，就到了下班時間，他意猶未盡，捨不得走。總之，活到一百歲，無疾而終，這樣的人生其實很圓滿。

新食不見舊食—百歲老人的長壽祕訣

我問這位教練：「您有沒有注意過，你奶奶是如何養生的？」

「奶奶就像一般老太太那樣，安詳、和藹，沒有什麼特別的地方。」教練說：「唯一不同的是，她每天早上起來，第一件事就是泡一壺濃濃的茶喝下去。過一會兒再去上廁所，然後才吃早餐。我從小就見她這麼做，從不間斷。我問她為什麼要這樣，她總是說：『新食不見舊食』。」

好一個「新食不見舊食」！這就是老人長命百歲的祕訣！茶葉是消食的，早上起來的時候，胃裏基本上已經沒有食物了，再用點濃茶涮一涮，就更乾淨了，再解大便，腸胃裏可以說基本上空了，這時候再吃

早餐，新食物下肚，迎接它們的是乾乾淨淨的腸胃，消化得自然徹底。消化好、腸胃乾淨的人，自然能夠長命百歲。

其實，養生有法有術。這位老奶奶養生之「法」，就是「新食不見舊食」，這個「法」是透過早上喝一壺濃茶，清空腸胃這個「術」來實現的。「法」是不變的，而「術」卻必須因人而異。我們要從別人的養生經驗中學「法」，而不能學「術」。

養生學習視窗

百歲人瑞每早喝濃茶

有位病患的百歲奶奶，每天早上起來，第一件事就是泡一壺濃濃的茶喝下去。過一會兒再去上廁所，然後才吃早餐。茶葉是消食的，早上起來的時候，胃裏基本上已經沒有食物了，再用點濃茶涮一涮，就更乾淨了，再解大便，腸胃裏可以說基本上空了，這時候再吃早餐，新食物下肚，迎接它們的是乾乾淨淨的腸胃，消化得自然徹底。腸胃不好人易老，消化好、腸胃乾淨的人，自然能長命百歲。

量身打造自己專屬的養生法

早上起來喝一壺濃茶，利用濃茶消食，清除腸胃中殘留的食物和糞便殘渣，這種方法只適合年紀稍大、腸胃比較好，而且身體能量消耗不大的人，對於一般人來說就不行了。

年輕人喝了濃茶後會格外興奮，一過這個興奮期就沒勁了，一整天都沒精神；腸胃不好的人空腹喝濃茶，腸胃馬上就受不了；身體能量消耗大的人，早上空腹喝濃茶會加大消耗量，因為茶葉本身就是去脂肪、消耗能量的。

對於年輕人來說，要做到「新食不見舊食」，只要晚餐少吃或不吃，每天早上按時排大便就差不多了，不需要喝濃茶，因為年輕人腸胃更有活力，完全有能力清除各種渣滓。

很多養生經驗，都是因人而異的「養生之術」，它不一定適合你。我們要找出它們背後的「法」或「道」，再摸索和擬定屬於自己的養身之術。

想起那位教練的老奶奶，老人家從不說早上喝濃茶有多好，而是反覆強調「新食不見舊食」，不強調「術」而強調「法」，真是一位有智慧的老人！

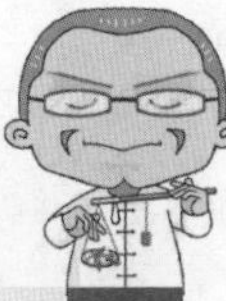

用之有道 武醫師養生帖

按摩肚臍，心情會變好

失戀、找工作不順利、被上司訓斥一頓等，都可能讓人鬱悶，大多數人會選擇狂吃一頓來發洩，這樣很容易超過胃的承受能力。該怎麼辦呢？我發現，心情不好的時候，按一按肚臍眼，非常有效果。

肚臍在中醫裏叫「神闕穴」，只要你將雙手搓熱，雙手疊放於肚臍（可以隔著衣服），順時針和逆時針，各揉轉1分鐘，便能心情豁然開朗。按摩臍部，可促進胃腸蠕動，有助於食物消化和吸收，也能緩解暴飲暴食帶來的後遺症。臍部的按摩，最好在飯後兩個小時進行，使胃先得到休息；晚上睡覺前做，效果最佳。

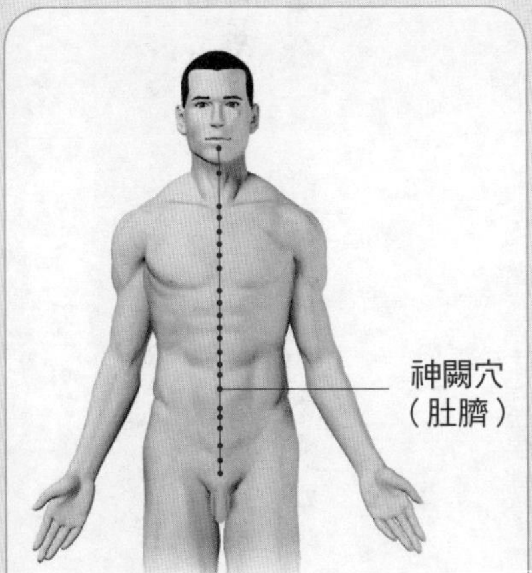

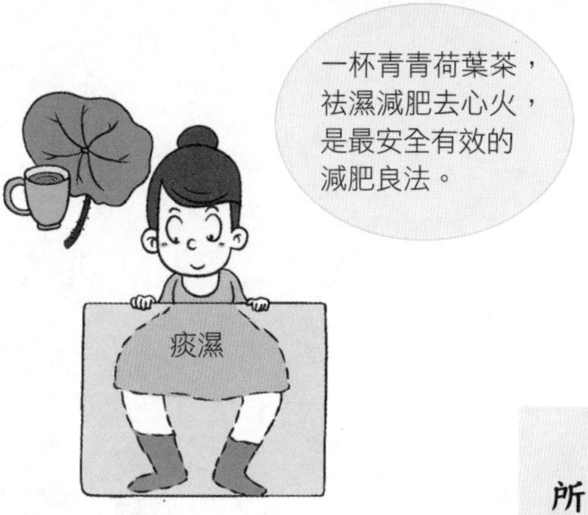
一杯青青荷葉茶，
祛濕減肥去心火，
是最安全有效的
減肥良法。
痰濕

4

減肥很簡單─荷葉茶幫助瘦身免節食

中醫認為肥胖是一種病，大都是由體質陽虛、痰濕過重造成的，「痰濕」在中醫裏也叫「水飲」，胖的人體內都有痰濕，所以減肥就要化痰濕。

説起減肥，可説是很多愛美人士心中的痛。什麼運動減肥、節食減肥、吃藥減肥、清腸排毒減肥、穴位減肥、按摩減肥，但遺憾的是，這些方法都不是很有效。甚至還有離奇的肚子養蛔蟲減肥法，真是殺雞取卵，得不償失。

門診時，有很多體重超重的人向我訴苦，説他們飽受多年減肥無效之苦，很苦惱，問我中醫有沒有什麼減肥的特效方法。説起中醫減肥，讓我想起了前幾年一個真實事例。

成語小辭典

殺雞取卵

把雞殺死，取出腹裡的雞蛋來吃；以後就無雞可下蛋。比喻只求眼前的好處，反而失去更多的東西。相似詞有「竭澤而漁」。

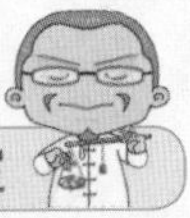

武大夫診療室

中醫減肥特效法—荷葉茶

一位朋友的父親，因為身體肥胖疾病纏身，試了很多方法，多年的肥胖一直沒有減下去。朋友是個孝子，這麼多年一直在幫助父親尋求減肥良方。看他愁眉不展的樣子，我說：「我有一個減肥妙招，不用吃藥，屢試不爽，可以讓你家老爺子試一試」。結果，一個月下來，體重減了幾十公斤。

朋友的父親很高興，平生首次對中醫產生強烈的興趣，推薦很多人用這個方法來減肥。其實這個方法很簡單，就是一味「青荷葉泡水茶」。

食材小檔案

荷葉

荷葉是水生植物荷花的葉子，性溫平、味辛，於夏、秋兩季採收。可以清暑利濕、止血。在選購保存上，以葉大、完整、顏色綠、無斑點者佳。荷葉泡茶飲用，可以解暑，對動脈硬化及脂肪肝等，也有一定改善作用。荷葉中的生物鹼，有降血脂作用，臨床上常用於肥胖症的治療。但胃寒疼痛、體虛氣弱的人須忌用。

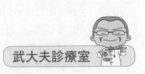

養生料理講堂

荷葉茶

窈窕纖體＋瘦身去脂

材料：乾荷葉10克（或鮮荷葉20克）

做法：❶ 將荷葉放在茶壺或大茶杯裏，倒進開水，燜5、6分鐘，就可飲用了。

❷ 荷葉茶中，也可以放3克陳皮，有理氣化痰之功。

注意事項：❶ 只喝第一泡的茶湯，最好是在飯前空腹飲用。

❷ 喝茶期間，不必刻意節食。

荷葉茶減肥去心火

中國自古以來，就把荷葉奉為瘦身的良藥。荷葉性微溫平、味辛，無毒，入心、肝、脾經。有清熱解暑、升發清陽、除濕祛淤、利尿通便的作用。

荷葉中的生物鹼，有降血脂作用，臨床上常用於肥胖症的治療。服用荷葉後，在人體腸壁上會形成一層脂肪隔離膜，能有效阻止人體對脂肪的吸收，從根本上把體重減下來，還能解決減肥復胖的問題。

使用荷葉茶減肥，還有一些小竅門。一般去藥店購買荷葉乾品即可。有辦法找到新鮮的，也可以自己採摘鮮荷葉，只要是能開荷花的池塘，就證明那裡的水基本上是沒有被污染的，可以放心使用。

荷葉茶不用煮，將乾荷葉10克或鮮荷葉20克，放在茶壺或大茶杯裏，倒進開水，燜5、6分鐘就可飲用了。這樣泡出來的荷葉茶，減肥效果才最好，並且只喝第一泡的茶湯，再泡的茶湯減肥的效果就差多了，最好是在飯前空腹飲用。荷葉茶中也可以放陳皮（3克），有理氣化痰之功。

什麼是太極？

《易傳．繫辭傳》：「易有太極，是生兩儀。兩儀生四象，四象生八卦」。這是太極概念最早的詮釋。到了宋代，對太極的解釋是：宇宙萬物即將湧動變化前的狀態，而一變動之後，即形成陰陽兩儀，進而衍生四象八卦，從此生生不息。太極的概念也影響其他國家，如韓國國旗即為「太極旗」，可見韓國深受中華傳統文化之影響。

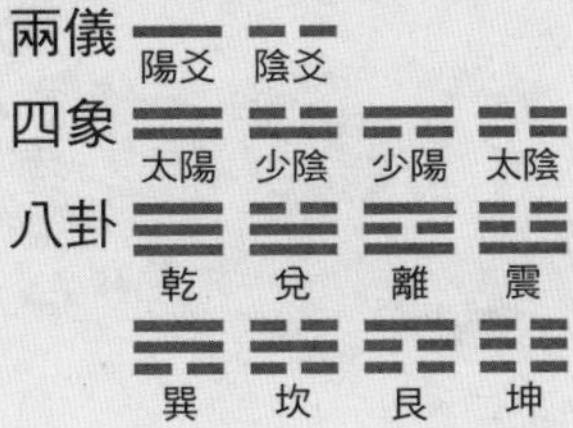

喝茶期間，不必節食。因為喝荷葉茶一段時間後，對食物的喜好，自然就會發生變化，很多人就變得不太愛吃葷腥油膩的食物。

中醫減肥從化痰濕開始

中醫認為肥胖是一種病，大都是由體質陽虛、痰濕過重造成，「痰濕」在中醫裏也叫「水飲」，胖子體內都有痰濕，減肥就要化痰濕。像他父親這樣肥胖體質的人，主要是陽氣虛弱，體內的水濕過多，脾陽的運化功能失常，產生脂肪堆積。生活中常有人抱怨說：「連喝口水都會胖（長肉）」，也是這個原因。

中醫的減肥，主要從腹部入手，因為肥胖一般從小腹開始，然後是腰部與臀部，這個現象在道家醫學裏面叫「坎離巽位」，最典型的是：結婚以後男女的發福。

成語小辭典

膏粱厚味

膏是肥肉、粱是美穀，「膏粱」指精美的食物。「膏粱厚味」是指肥膩而豐盛的食物。

少吃寒涼助濕食物

減肥需要在日常生活中，注意飲食調養，盡量不要吃寒涼助濕的食物。膏粱厚味也能助濕，太甜、太酸、太辣、太鹹的食物，都算膏粱厚味，食用過多，會戕傷人體陽氣，痰濕過重，肥胖就找上門。

對於真正因肥胖給工作生活帶來困擾的人，一杯青青荷葉茶，祛濕減肥去心火，是最安全有效的減肥良法，讓受肥胖之苦的人，既不用刻意節食，也不用亂吃減肥藥，尤其適合年輕女孩。

有些體型適中的女孩也想減肥，其實這是完全沒有必要的，健康才是真正的美。

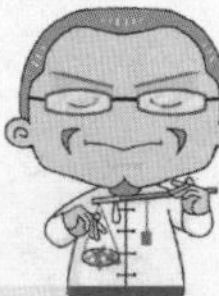

用之有道 武醫師養生帖

預防濕症—從改變生活習慣開始

濕症的產生和體質、生活的環境及飲食習慣密切相關。中醫認為：「胖人多痰濕。」意即肥胖的人多屬痰濕體質，易患濕症；環境陰暗潮濕、多雨季節或喜吃甜食、生冷、飲酒、肥甘厚膩食物等，都容易產生濕症。

因此，在生活上要預防濕症的產生，就要從生活習慣的改變開始，少吃冰冷食物和甜食，少吃油膩、少飲酒，減少濕病之源；若環境潮濕，則注意開窗通風，曬被褥，適當吃些薏仁、冬瓜、苦瓜、紅豆類食物。另外，平時還應加強身體鍛鍊。

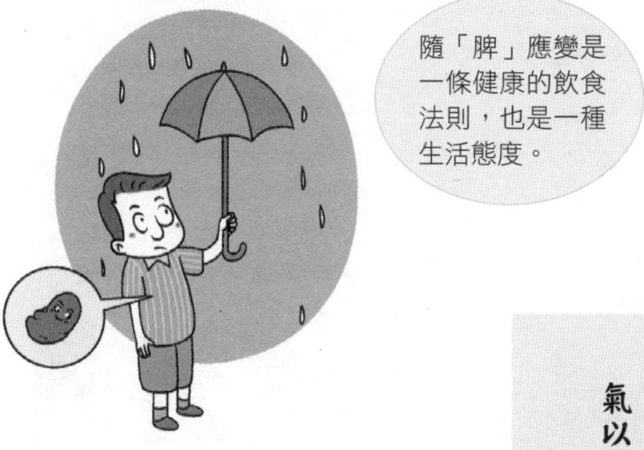
隨「脾」應變是一條健康的飲食法則，也是一種生活態度。

5

四季飲食養生最高境界——隨「脾」應變

是故謹和五味，骨正筋柔，氣血以流，腠理以密，如是，則骨氣以精，謹道如法，長有天命。

——《黃帝內經・素問・金匱真言論》

看診的時候，經常有人心急地問我：「武大夫，我每次吃飯後，胃都非常不舒服，說不上是哪種疼，胸口也會有點疼，怎麼辦？」恨不得我能立即教他一個方法，馬上做了就能好。

對於我來說，這實在是有些勉為其難。自古以來，熟讀兵法的人何其多，但能帶兵打仗、百戰百勝的將領，又何其少也，而類似趙括、馬謖（謖讀素）那樣只會紙上談兵、照搬兵法的人，則是隨處可見。

人物列傳

趙括

人名，生卒年不詳，趙國大將軍趙奢之子。自幼熟讀兵書，講起用兵之道頭頭是道。後趙王派趙括領兵抗秦，結果趙括中了秦將白起的計策，兵敗如山倒，連趙括都死於秦軍。這個故事後來成為「紙上談兵」的成語典故由來，用來比喻不切實際的言論。

馬謖

三國時蜀國大臣（西元190～228年，謖讀素），才能傑出，好論軍紀，深受諸葛亮重視，曾云「用兵之道，攻心為上，攻城為下」。在一次北伐時，馬謖布陣錯誤，導致街亭大敗，諸葛亮只好「揮淚斬馬謖」，死時年僅39歲。

事實上，每個人的體質都不一樣，身體不舒服的原因也不一樣。比如說，同一樣食物，你可能吃了養生，長精神增力氣，別人吃了可能是「戕生」。什麼是「戕生」呢？就是對身體造成傷害，變得無力、乏力，沒有精神。

如果你僅僅很模糊地問我：「胃疼了怎麼辦？」「吃不下東西怎麼辦？」沒有前因後果，我也只能告訴你：「我也不知道怎麼辦」。如果實在追問得緊，我倒是可以獻上一個體驗多年、行之有效的「靈丹妙方」，實乃壓箱底的寶貝，只有四個字—隨「脾」應變。

成語小辭典

紙上談兵

語出《史記‧廉頗藺相如列傳》，意思是只會在紙面文章上談論用兵的戰略。比喻只是在理論上空談，但沒有實際執行、接觸具體狀況。用來諷刺只會空談、脫離現實的人。

綠色食物有哪些？

綠色蔬菜：如菠菜、空心菜、花椰菜、芥藍菜、茼蒿、莧菜、韭菜、青椒、青蔥、芹菜、蘆筍、香菜、蒜苗、青木瓜、黃瓜、絲瓜、苦瓜、胡瓜、荷蘭豆、四季豆、蘆薈等

綠色水果：如香瓜、奇異果、番石榴

順應四時飲食養生法

隨「脾」應變這四個字，說起來其實一點也不難，就是「我該吃什麼食物，總會比別人提前一點知道」，所以我的脾胃總是很難受傷。有的朋友會好奇說：「武醫生，莫非你會算卦？」其實我只不過是順應四時季節的變化。

春天宜食：青綠色、清淡食物

春天主升發，所以青綠色的食物，在春天要升發出來。適合春天吃的食物有什麼呢？最常見的是菠菜、芹菜等，這些都是在春天大地升發時，首先長出來的。在春季，多吃一些含葉綠素比較多的植物，能保持我們的體內陰液充足。同時，春天主風，容易使人口渴，飲食上也要以清淡為主。

名詞小辭典

葉綠素

存在於植物、藻類中的綠色色素。葉綠素的主要作用是行光合作用。不是只有葉子中才有葉綠素，葉柄的薄壁細胞，及葉肉細胞、表皮細胞等中，都有葉綠素。葉綠素也可以當作一般食品的著色劑，還可用於口香糖、牙膏中，作為脫臭用。

紅色食物有哪些？

紅色或橘紅色蔬菜：如南瓜、番茄、胡蘿蔔、紅甜椒、辣椒紅鳳菜、紫蘇、枸杞、紫山藥、地瓜等

紅色或橘紅色水果：如櫻桃、西瓜、李子、草莓、紅蘋果山楂、柿子、葡萄、桑椹、紅棗等

紅肉：如牛、豬、羊肉與動物肝臟等

其他：紅豆、紅米、紅酒

夏天宜食：紅色食物

夏天主心、主南方，呈現的是一派「火德」之象，它的顏色是紅的。按照這個道理，自然界給了我們很多適合這個節令的水果，草莓、西瓜、番茄、櫻桃是紅的。在這個紅色「當道」的季節，天氣越是熱，我們越要保持人體的水分，不被很快地蒸發出去，吃這些食物，是獲取天然能量最好的滋補方法。

順便說一下，我有時候出去應酬吃飯，大冷天時，餐廳的服務員常常擺上一盤西瓜之類的拼盤，美其名曰水果贈送招待，朋友讓我嚐嚐，我總是婉言謝絕。

在這裏告訴大家一點：盡量不要去吃這種非當令的蔬菜和水果，溫室裏生產出來的水果，不是靠日月精華來長熟的，表面雖然呈現火德之象，但無火德之質，吃了對身體也沒有什麼益處。

名詞小辭典

貼秋膘

膘讀標，指肥肉的意思。老北京有「立了秋，貼秋膘」的習俗。立秋約在陽曆8月7日或8月8日，是24節氣之一，除了在北京、河北一帶有立秋吃肉的習慣，在江南則有吃秋桃的風俗。貼秋膘的意思是吃肉進補，因為在夏天的時候，天氣很熱，人容易食慾不振，造成身體消瘦，所以每到立秋時，家家戶戶都會吃肉，像燉雞、燉鴨、紅燒魚等，以達到進補目的，恢復體力、補充夏天流失的營養和體重。

秋天宜食：營養易消化食物

快到秋天時，粉紅的桃子成熟了，桃子是很營養的，再往後蘋果也開始變紅，到了八、九月份，金黃色的梨開始上市了。可以看出，果實的顏色由深轉淺，是一個漸變的過程，所以說，跟著季節吃東西是很有好處的，既滿足口味，又調養脾胃。

北方地區有一個習慣，就是「貼秋膘」（膘讀標，立秋進補）。人經過夏天後，脾胃比較虛弱，所以貼秋膘時，可先補一些富有營養，又易消化的食物，如魚類、蛋類，或山藥、蓮子等，把脾胃功能調理好，然後再吃牛肉等熱性食物。

有人喜歡一立秋就「貼秋膘」，我覺得不是很合適。比如說，現在是秋老虎，天氣還很熱，這個時候你再貼秋膘，人就容易上火，導致牙齦腫痛或大便乾燥、眼睛泛紅等。什麼時候吃肉進補呢？還是看「天時」。只要天氣開始轉涼了，就可以開始了。實際上，這個時間非常好辨別，我的經驗是北京、華北地區，從9月份的中旬到11月初，就是貼秋膘的好時機。

名詞小辭典

羊蠍子

北京著名小吃，是老北京最愛的冬季火鍋之一。羊蠍子其實是完整的羊脊椎骨，因為看起來像蠍子而得此名。羊蠍子肉鮮甜不羶，湯美味香濃，入口帶點辛辣，吃的時候可以用管子吸中間的骨髓，因其中富含滿滿的營養蛋白質精華。冬天來上一鍋，真是暖身好吃的補身佳品。

羊蠍子近來多被寫為羊「羯」子，其實「羯」的本義是去勢的公羊，跟蠍子沒有什麼關係，只是以訛傳訛，積非成是罷了。

冬天宜食：適當吃羊肉補身

冬天要怎麼調節飲食呢？這個不用多說了，吃點羊肉補補身子，尤其是寒涼體質的人要多吃，熱性體質的人則注意少吃點。但是吃肉是要講究技巧的，不能貪吃。

比如2006年的冬天是一個暖冬，到了大寒的節氣時，只下了一場雪，還很短。按理說，應該從小雪節氣就開始下雪，把空氣浮塵中的細菌殺死。

入冬以後，在北方像涮羊肉、羊蠍子等一些熱性的食物比較流行。當時天氣並不冷，如果大家還吃羊肉，可能會導致溫病的發生。因為我們的運動量不夠，還像往年那樣吃羊肉，就會上火、生病。很多感冒在春節前後爆發，都和這個飲食習性有關係。

冬天應該吃以大白菜、蘿蔔為主的時令菜，盡量少用那些反時令的菜，比如紅顏色的番茄，就應該少食。冬天是一個藏精氣的時候，飲食結構一定要合理搭配。尤其是暖冬，應該少進肉食、多吃青菜、多喝粥，用山藥、紅豆去熬粥，還可以減少感冒。

名詞小辭典

涮

一種烹飪方式，將切好的蔬菜或是薄肉片等，放入特製的滾湯鍋裡，稍氽燙一下，煮熟之後馬上取出，沾著調味料來食用，例如涮羊肉、涮毛肚等。

暖冬怎麼吃？

❶ 少進肉食　❷ 多吃青菜　❸ 多喝山藥紅豆粥

中醫非常講究天人合一，人秉天地四時之氣而生，飲食上也應順應自然萬物的生長規律，隨「脾」應變，是一條健康的飲食法則，也是一種生活態度。這樣才能充分地滋養我們的身體，使我們的生命力綿綿延長。

四季飲食養生法

季節	養生關鍵說明	宜吃食物
春	多吃在春天大地升發時，長出來的食物。	● 青綠色的食物如菠菜、芹菜 ● 含葉綠素比較多的植物 ● 飲食以清淡為主
夏	夏天主心、主南方，呈現的是「火德」之象，宜多吃紅色食物。	草莓、西瓜、番茄、櫻桃
秋	9月份的中旬到11月初，是貼秋膘的好時機。	● 富有營養，又易消化的食物 ● 魚類、蛋類、山藥、蓮子
冬	寒涼體質的人要多吃羊肉，熱性體質的人則少吃點。	● 適量吃點羊肉補身子 ● 暖冬：應該少進肉食、多吃青菜、多喝粥

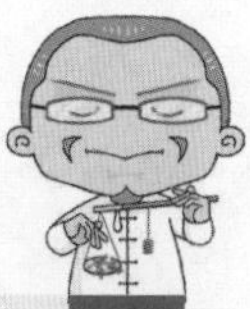

用之有道 武醫師養生帖

吃梨不腹瀉的祕訣—吃梨也吃酸梨核

大家都知道，秋天吃梨好，但有人吃了以後經常腹瀉，這是怎麼回事呢？因為梨本身是甜潤的，性偏寒，所以一些體質寒涼，或腸胃偏寒的朋友，吃完梨以後會稍微腹瀉，這很正常，不用太過緊張。

腹瀉怎麼辦？老中醫建議：吃梨以後，把梨核順便也嚼了。有人會問，梨核這麼酸，怎麼嚼呀？其實恰好就是這種酸，發揮一種「收斂」的作用。如果你平時吃一個梨會鬧肚子，請把梨核一起吃，就不會鬧肚子。這在臨床上屢試不爽。

食材小辭典

梨子（別名：快果、玉乳、果宗）

性質：寒涼

功效：護膚、促進傷口癒合、調節血壓、降低膽固醇

適用者：口乾喉痛或便祕，支氣管炎、高血壓、心臟病或肝炎、肝硬化患者

不適用者：風寒咳嗽、脾胃虛弱、女性經痛及產後、胃寒易腹瀉者

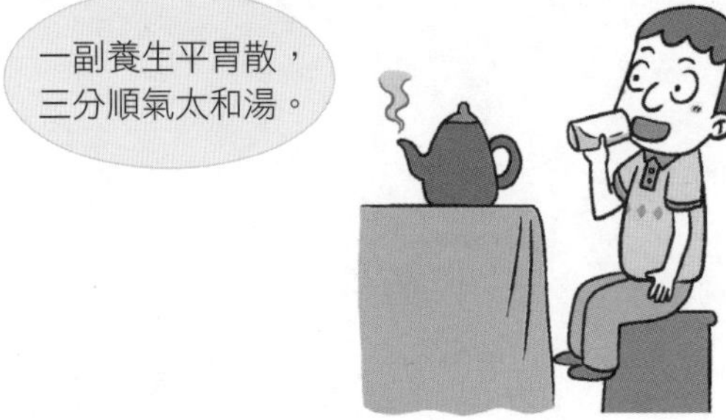

6

太和湯——防流感、治療扁桃腺炎的神仙湯

水火者，陰陽之徵兆也。

——《黃帝內經・素問・陰陽應象大論》

我有一位朋友，剛剛換工作不久，工作上盡心盡力，加班經常熬夜，有半年的時間連面都見不著。一次朋友聚會，大家喝上一點小酒助興，只見他乾舉杯卻不敢喝，出於職業的敏感，我問他：「怎麼了，不舒服了？」他指著自己的喉嚨說：「扁桃腺化膿了，在吃消炎藥，不敢喝酒啊！」

問他怎麼生病的，他說自從換了新工作，每個月都是剛領了薪水，就先去醫院打點滴，「真是難受啊，煩死我了……你是中醫，有沒有什麼高招幫幫我，不繼續去醫院，醫生就要給我開刀了。」他很無奈的表示。

看著他痛苦的樣子，我半開玩笑地說：「今天我給你開一個不用開刀，就能治好病的神方。」

他趕緊點頭：「既然有這麼神奇的方法，那就趕緊告訴我吧！」

醫學小辭典

扁桃腺（體）

扁桃腺又稱「扁桃體」，是咽喉腔的淋巴組織，位在喉嚨後兩側，因為形狀像扁桃，所以叫「扁桃體」。依位置不同，又可分為咽扁桃體（增殖體）、扁桃體及舌扁桃體。扁桃體具有免疫及防禦的功能，主要作用是產生抗體和製造淋巴球。當扁桃體發炎的時候，會發生腫大、喉嚨痛、發燒等現象。

扁桃腺炎

又稱「扁桃體炎」，指扁桃體及其淋巴組織有發炎症狀，可分成急性及慢性扁桃體炎。青少年或兒童的急性扁桃體炎，常併有中耳炎或增殖腺炎。急性扁桃體炎的症狀，是發燒、吞嚥困難和喉嚨痛。有人甚至還可摸到下巴腫大的淋巴結。以抗生素或扁桃腺切除術，作為治療方式，若治療不當或反覆感染，則會變成慢性扁桃體炎。

太和湯是什麼？

《本草綱目》中，把「白開水」稱為「太和湯」，說它能「助陽氣，行經絡」，促「發汗」，是一味不可多得的清熱祛濕良藥。太和湯是由水燒至沸騰而成，性甘平，無毒，這種水經火煮沸，得到很多陽氣。

治扁桃腺發炎的神仙湯

我告訴他的方法，說起來非常簡單，就是當下次扁桃腺發炎，並伴隨身體發熱時，千萬不能用任何消炎藥和抗生素，只需白開水一杯，滾煮上5分鐘，涼一下，成溫水後頻頻飲入，慢慢咽下即可。這種簡單到難以想像的方法，便是治療扁桃腺發炎，大大減少復發的神仙湯—「太和湯」。

你也許會說，我每次喉嚨痛去醫院看病，醫生也會叫我多喝水，但照做後嗓子還是很疼很腫，也不怎麼神奇呀！事實上，並不是所有的水都能成為治病的妙藥，純正的「太和湯」是有玄機的。

當扁桃腺發炎的時候，如果馬上去打點滴或吃退燒藥，這個病以後就會經常反覆發作，久治不癒，人會非常痛苦。我的經驗是，成人一般若不燒到38.5度以上，就盡量不要吃退燒藥，應該讓身體自然發熱，啟動身體的自動調節功能。

因為人體發熱，本身就是正邪相爭，正氣向外推動邪氣的過程。發燒的過程，實際上也是排毒的過程，而此時打點滴（輸液），反而會導致大量的濕邪進入體內，影響正氣的升發。

經典檔案

本草綱目

書名，明代李時珍所著，撰於明萬曆6年。記載1892種藥的性味、產地、主治、採集方法、方劑等，並附千餘張圖，是一部集中國本草學大成的著作。《本草綱目》被翻譯成各國語言，如法文、日文、英文、德文等譯本。

早在四百多年前的《本草綱目》中，就把「白開水」稱為「太和湯」，說它能「助陽氣，行經絡」，促「發汗」，是一味不可多得的清熱祛濕良藥。據《本草綱目》記載，太和湯是由水燒至沸騰而成，性甘平、無毒，這種水經火煮沸，得到很多陽氣。

太和湯熬製方法

這個太和湯要怎麼熬呢？水開的溫度，也有一定的講究。沸騰1分鐘還是「生水」，這時水裏的微生物，還沒有徹底殺死；沸騰10分鐘是「硬水」，水的硬度比較大，經常喝硬水，會誘發高血壓性心臟病、冠心病、腦血管病和腎結石等疾病。

沸騰5分鐘的水—甘露水（太和湯）

只有開水沸騰5分鐘左右，這時它的分子結構發生變化，就變成「甘露水」，這樣的水才是治病救人的「太和湯」。如果不好判斷時間怎麼辦？那就買個可以鳴叫的壺，聽到鳴叫起，約等待5分鐘熄火就可以。

太和湯的益處

❶ 改善扁桃腺炎
❷ 減少咳嗽
❸ 調節體溫
❹ 解除喉嚨局部癢感
❺ 清潔體內環境

太和湯飲用法—小口緩慢地飲

喝的時候，要小口、緩慢地將太和湯咽下去，這樣能使腸胃的陽氣，慢慢地升發上來，對咽喉部有良好的濕潤和物理治療作用，有利於解除局部癢感，阻斷咳嗽反射。

另一方面，喉嚨疼痛一般是上火的表現，人體經常有不同程度的脫水。而脫水會加重呼吸道炎症和分泌物的黏稠度，這時要多喝太和湯，能使黏稠的分泌物得以稀釋，使之較容易被咳出來，也能發揮調節體溫、清潔體內環境的作用。

「一副養生平胃散，三分順氣太和湯。」當家人口渴、喉嚨疼痛的時候，親手為伊遞上一杯太和湯，既溫暖脾胃、袪除病痛，又溫暖了心，這簡單質樸的親情，真是讓我們只羨人間不羨仙。

開水性質和沸騰時間對照表

沸騰時間	水的性質	怎麼喝水才健康？
1分鐘	生水	這時水裏的微生物，還沒有徹底殺死。
5分鐘	甘露水	這樣的水，才是治病救人的「太和湯」。
10分鐘	硬水	經常喝，會誘發高血壓性心臟病、冠心病、腦血管病和腎結石等疾病。

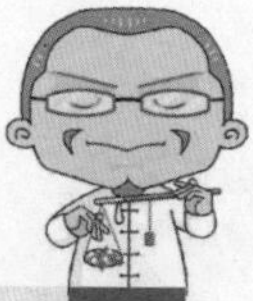

用之有道 武醫師養生帖

喝「太和湯」預防流感

當辦公室天天有人在打噴嚏，你的喉嚨感覺很難受，也許是感冒的前兆，這時就要多喝「太和湯」，不僅可以省下治病的錢，還可以預防流感。

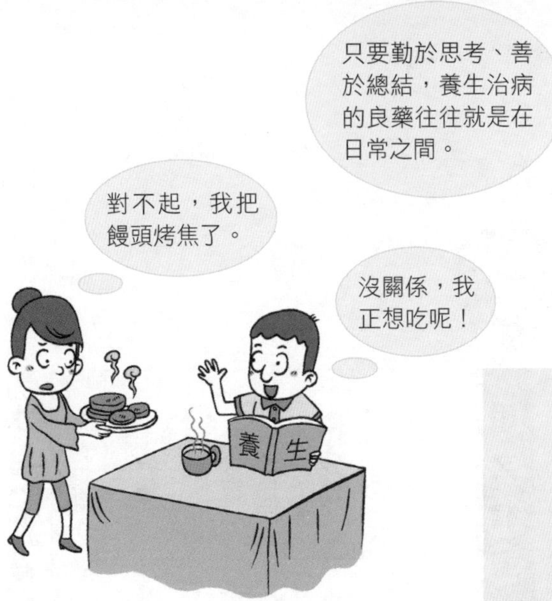
只要勤於思考、善於總結，養生治病的良藥往往就是在日常之間。
對不起，我把饅頭烤焦了。
沒關係，我正想吃呢！
養生

7

祛濕健胃佳品—焦香的麵包乾、饅頭片和鍋巴

土濕受邪，脾病生焉。

—《黃帝內經·素問·至直要大論》

許多不懂醫的朋友，容易拿病症與自己的身體狀況對號入座，有時發覺體內有濕後，總是心急地向我討教藥到病除的神方。其實世間沒有什麼包治百病的神方，大家不妨先來聽我說個故事。

治癒胃病的乾饅頭片

有一位老中醫，每年春節都要回農村老家探親。回去以後鄉里的街坊鄰居，有頭痛腦熱、不舒服的，都請這位老先生來看病。

其中一個小孩長期患有胃病，從他七、八歲開始，老先生就一直給他治療，小孩吃老先生的藥很有效，連著治了兩、三年，但一直不能根治。到第四年的時候，這個小孩沒有像往年一樣來看病。

老先生對這個小孩印象很深，於是問周圍的人：「那個孩子怎麼今年沒過來，胃病好了嗎？」旁人告訴他說小孩的胃病好了。老先生問：「怎麼好的呀？」旁邊的人都說不知道。

老先生知道這個小孩的病很難纏，不會輕而易舉地一下子就好了，說：「你們把他給我找來，我問問他到底是怎麼好的？」

鄰居把這個小孩找來了。見面之後，發現小孩面色紅潤，沒有往年的晦暗之色，老先生給他把了把脈，脈象平和，果然好了。老先生問：「每年吃藥都沒斷根，怎麼今年就徹底好了呢？」

「您不知道，我有一個遠房親戚，他看我吃完您開的藥之後，胃還是疼，他就讓我吃一種藥，吃完後我的胃舒服極了。」小孩說。

老先生心裏奇怪了：「他讓你吃什麼藥呢？」

小孩嘿嘿一笑，說：「我告訴您，其實它不是藥。」

老先生更奇怪了：「那是什麼呢？」

小孩做了個鬼臉，說：「我告訴您，他讓我吃的是乾饅頭片！把饅頭切成一片一片放到爐子上，烤成乾饅頭片，天天吃就好了。」

◈焦香食物能健脾化濕

這個「乾饅頭片治好胃病」的事例，讓我深受啟發。中醫裏有一個理論，叫「焦香者入脾」，烤饅頭片其實就是焦香入脾、健脾化濕最好的藥。和烤焦的饅頭片，有異曲同工之妙的食物，還有香脆的麵包乾、鍋巴，道理是一樣的，也是祛濕邪佳品。

鍋巴在家可以做，香脆的麵包乾，超市和麵包店有賣，如果體內有濕邪引起胃病的朋友，既可以充飢又可以治病。

有人一輩子都在苦苦尋求包治萬病的靈丹妙藥，世上哪有這種好事呢？行醫久了，我很能體諒病人這種渴求健康的心情。其實，只要勤於思考、善於總結，養生治病的良藥，往往就在日用平常間。

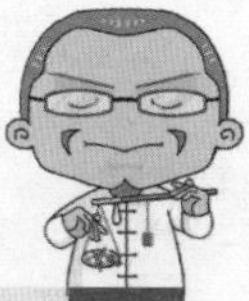

用之有道 武醫師養生帖

油炸鍋巴≠烤焦鍋巴

超市有一種食品也叫「鍋巴」，但這種「鍋巴」大多數是油炸的，並不是我文中提到的鍋巴。油炸的鍋巴吃多了，反而助濕，祛濕是要吃「烤焦的鍋巴」。

食材小辭典

鍋巴

又叫「鍋底飯」，煮飯的時候，黏在鍋子底部燒焦的飯，一般呈黃或黑色，吃起來又香又脆，用油炸則成香酥鍋巴，調味或加料後，可以當作點心。

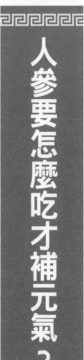

8

人參要怎麼吃才補元氣？

久而增氣，物化之常也。氣增而久，夭之由也。

——《黃帝內經・素問・至真要大論》

人參大補元氣、補脾益肺、生津安神，可用於體虛欲脫、久病虛羸。它在人的心中，既是名貴藥，又是大補藥。

很多醫生在治病救人的過程中，也喜歡選擇人參、鹿茸、牛黃等，用一些價格比較昂貴的中藥，以便藥到病除。

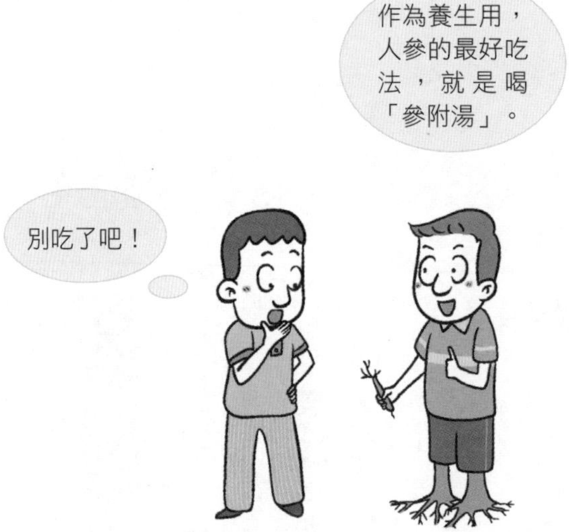
作為養生用，人參的最好吃法，就是喝「參附湯」。
別吃了吧！

中藥小辭典

人參

別名：神草、土精、地精、百補之王

宜食的人：壓力大、緊張的人、免疫力弱者、體質虛寒者

性味：性微溫，味甘微苦。

說明：為五加科植物，至少有四千多年的中醫藥用歷史，廣泛用於防治各種疾病。

本草記事：《神農本草經》記載人參：「補五臟、安精神、安魂魄、止驚悸、除邪氣、明目開心，久服輕身延年」。

功效：現代藥理證實，人參具有抗疲勞、防衰老、調節免疫力等功效。人參是高貴的補氣藥材，不僅可補虛扶正，若配合得宜，也是良好的治療藥物。

以形補形的人參

前一陣子，我有個朋友去了趟東北吉林，順便給我帶回幾棵人參，看到這幾棵人參，我不禁想起一句話：「人參殺人無過，大黃救人無功」。很多人都認為人參是大補元氣的，怎麼補也補不壞，多吃少吃無所謂。

實際上人參和其他中藥一樣，要在辨證論治的前提下才能使用，不能不問青紅皂白亂補一通，否則會適得其反。

人參傷人—早產兒流鼻血

我見到過幾則關於「人參傷人」的報導。

一個剛出生的早產嬰兒，體質比較虛弱，父母認為人參補虛，給他灌了點人參泡的水，連續喝了幾天，結果小孩鼻血流不止。

中藥小辭典

附子

性溫味辛甘，為烏頭科的側根加工品，附子與烏頭雖屬同一物，但因炮製方法略有不同，在臨床應用上，仍有所不同。附子以體形大、堅實、殘莖和鬚根少者為佳。功效：補火助陽，逆風寒濕邪。主治：虛寒吐瀉、心腹冷痛、陽虛等。由於有毒性，若未經炮製直接食用，會造成呼吸急促，甚至死亡。

人參傷人—老人腦溢血

還有一個七十多歲的老人，因常年有頭痛頭暈的現象，以為自己年老體虛，就用紅參蒸雞吃，希望能一下子把陽氣調動起來，結果吃完以後，當晚就不省人事，經醫生檢查確診為「腦溢血」。

中醫裏有句話叫「虛不受補」，身體虛弱的人，最好不要一開始就用人參補。身體健康的小孩或年輕人，也不要輕易用人參補，補過了頭反而不好，過猶不及。

如何正確吃人參？

我們如何正確地吃人參呢？其實不管你是何種體質？選擇哪種參？最重要的是先瞭解清楚「人參的性味」。中醫認為，人參色白入肺，外形像人的身體，在藥理上恰好是以形補形、大補真陰的藥物。

養生料理講堂

參附湯

陰陽雙補＋補火助陽

材料：人參3克，附子3克

做法：用傳統的「隔水燉」，在鍋裏放一個竹篦子，上面放上一碗水，附子，人參和附子按照1：1的比例，放進碗裏一起燉。水量以淹沒過藥物為宜，燉兩個小時左右即可。這樣燉出來的「參附湯」，氣和味就都溶入湯中，效果最好。

❶ 參附湯補火助陽

作為養生用，前人有一個很好的方法，就是喝「參附湯」。附子在中醫裏是一味回陽大藥，可以補火助陽、散寒止痛，能逐風邪、寒邪、濕邪。

人參與附子合用，是一個陰陽雙補的關係，這個補湯喝下去，對身體十分有益。這個湯方很簡單，就是把人參和附子按照1：1的比例一起燉。

「參附湯」要怎麼做呢？過去專門有燉人參的盅，現代人一般是用鍋熬，就是直接在水裏煮，這樣並不能充分發揮藥效。

傳統的「隔水燉」還是最好的方法，在鍋裏放一個竹篦子，上面放上一碗水，取人參、附子各3克，放進碗裏，水量以淹沒過藥物為宜，燉兩個小時左右即可。這樣燉出來的「參附湯」，氣和味就都溶入湯中，效果最好。

如何正確吃人參？
❶ 熬成「參附湯」
❷ 用人參泡酒
❸ 橫紋越多，品質越好

❷ 用人參泡酒

除此之外，還有一個簡單的辦法，就是用人參泡酒，用酒的溫燥之性提取人參當中的至陰之精，同時也中和酒的溫燥。過去用黃酒泡，現在用低度的高粱酒泡人參也比較好，但每天不能喝得太多，一兩即可。

❸ 人參選購竅門：橫紋越多品質越好

知道人參怎麼吃以後，我們還要學會怎樣買到真正的好人參？看人參的品質有一個小竅門，就是看它表皮橫紋的多少？橫紋越多，品質越好。

正宗的野山參，幾乎每隔一、兩公釐就會有一圈橫紋，現在人工種植的人參，沒有這麼好的品質，一般說來，人參表皮一公分之內，只要還能看見一兩圈橫紋，就不錯了，這樣的參對於養生也足夠。

不同人參的功效

項目／人參種類	性味&說明	人參功效	適用者
生曬參	性微涼，味甘	● 補氣養陰 ● 生津	體質虛弱者，高血壓、糖尿病、癌症、肝炎、腎炎等慢性疾病患者
紅參	性溫，味甘	● 虛寒症 ● 陽氣不足 ● 冬季畏寒 ● 四肢寒冷	老人早衰、婦女內分泌紊亂者
野山參	產量稀少	● 強心 ● 安神	嚴重的心血管疾病、術後極度虛弱、垂危病人

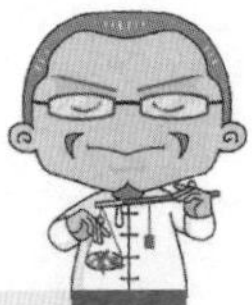

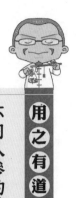

不同人參的養生功效

❶生曬參

性味：性微涼，味甘。

功效：有補氣養陰、生津之效。

適用：體質虛弱者，高血壓、糖尿病、癌症、肝炎、腎炎等慢性疾病患者。

❷紅參

性味：性溫，味甘，香味較濃。

適用：虛寒症、陽氣不足、冬季畏寒、四肢寒冷、老人早衰、婦女內分泌紊亂者。

❸野山參

產量稀少，價格昂貴，但功效特別強。

功效：具有強心、安神等作用。

適用：嚴重的心血管疾病、術後極度虛弱、垂危病人。

9

玉女煎—捐血後調理身體的妙法

玉女煎的藥方記法：「麥地石（拾）母牛」。就是麥冬、熟地、生石膏、知母、牛膝五味藥。

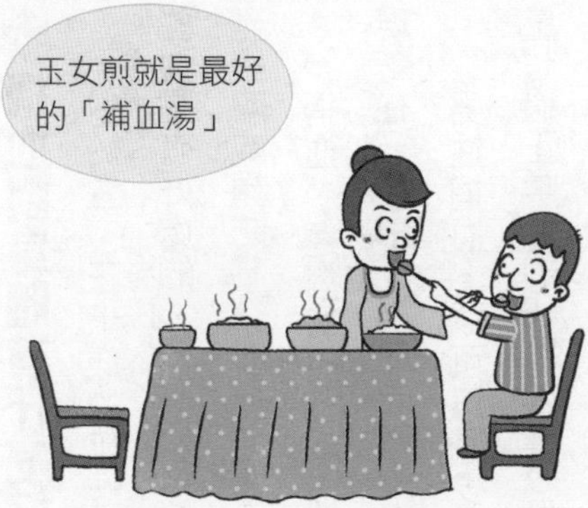

說到捐血，我是很感動的，每年都有很多人參與捐血，包括汶川大地震。

很多無償捐血的英雄們說：「我看見病人家屬著急的眼神就受不了，那是渴望生命的眼神，能救人一條命比什麼都重要！」這種精神非常值得人欽佩。

捐血對身體的好處

❶ 緩解或預防高黏血症
❷ 減少心血管疾病發生率
❸ 預防癌症
❹ 身體輕鬆
❺ 頭腦清醒
❻ 精力充沛

捐血對身體有什麼好處？

對於二、三十歲的年輕人來說，包括一些體質健康的中年人，適當捐一些血是有好處的。按照西醫的觀點，捐血，可以使血液的黏稠度明顯降低，達到緩解或預防高黏血症，使人感到身體輕鬆、頭腦清醒、精力充沛。

捐血，還對減少心腦血管疾病的發生，具有積極的作用，國外研究發現：在三年中，捐血者患心血管病的危險，僅為未捐血者的一半。

男性捐血，還可以減少癌症的發生率。《國際癌症》報導，體內的鐵含量超過正常值的10％，罹患癌症的機率就會提高，適量捐血，可調整體內鐵含量、預防癌症。

病症小辭典

高黏血症

高黏血症是指血液的黏稠度過高，使血液的流動減慢，或容易造成血栓、心血管疾病等。除了常見的三高（高血壓、高血糖、高血脂），高黏血症也是最近容易出現在中老年人身上的問題。高黏血症產生的原因很多，主因是血液中的細胞濃度增高。想改善高黏血症，可從日常生活著手，飲食不油膩，不要吃得太晚，適度運動，並在醫生指導下，使用最佳的治療方法。

養生學習視窗

捐血後身體調理方法

捐過血的朋友，一般會出現疲倦感、瞌睡感，睡上一覺，這些症狀就會改善或消失。但捐血後，也不宜完全靜養，還需要做適度的運動，調動身體的陽氣。

捐血之後如何養身？

有不少人告訴我，捐血之後，感覺身體有點虛。捐血之後，要如何調理呢？我想這也是很多人困惑的問題。

血是陰性之物，捐血之後，不僅是陰液虧損，陽氣也在無形中耗損了。捐過血的朋友一般會出現疲倦感、瞌睡感，睡上一覺，這些症狀就會改善或消失。但捐血後也不宜完全靜養，還需要做適度的運動，調動身體的陽氣。陽氣升發後，才能帶動陰血運行，否則有可能造成血虛。

名詞小辭典

捐血

不收取任何酬勞，而將血液捐給需要的人。可以促進血液新陳代謝，還能幫助病患挽回生命。17歲以上、65歲以下，男性體重50公斤以上、女性體重45公斤以上，身體健康者都可以捐血。

現今醫療輸血不再僅限「全血」，還可分離成「成分血」。「全血」是指所有的血液，包含紅血球、白血球、血小板、血漿等，而「成分血」則是依血液中不同成分的比重，用儀器將血中成分，加以分離製備的血品。

滋陰養血的玉女煎

在中醫裏，有一個調理捐血後身體虛的方子，叫做「玉女煎」。玉女煎是明代的大醫學家張景嶽創建的一個名方，方子組成如下：「麥冬10克、知母10克、熟地20克、生石膏20克、牛膝30克」。此藥熬出來後的顏色，和血非常相似，有補血養陰的功效。

捐血之後的人，按照中醫的診斷，處於血虛的狀態，易引起陰虛陽亢之症。玉女煎方中的「石膏」，性辛甘、大寒，清虛火而不損陰。「熟地黃」性甘而微溫，用來滋腎水之不足。兩藥合用，清火壯水、虛實兼顧。

「知母」性苦寒質潤、滋清兼備，可以助石膏清胃熱、止煩渴，又可以助熟地滋養腎陰；「麥門冬」性微苦、甘寒，滋腎潤胃燥，還可以清心除煩。「牛膝」導熱引血下行、補肝腎、降虛火。這幾味藥合起來，正好把捐血後的不適症狀，全部緩解。

關於玉女煎還有一個小插曲。我在十幾年前，第一次捐血後，醫生囑咐回家靜養。我很聽話，回去後躺了三天，也沒有運動，感覺口乾舌燥，頭重腳輕，臉還微微浮腫。

當時正在醫院實習，院裏有一位八十多歲的老中醫，指導我們臨床。我就把這些症狀跟他說了，老先生當時開的就是「玉女煎」這個方子，服用後第二天，症狀就消失了，可見此方的神效。

中藥小辭典

麥冬

麥門冬，簡稱「麥冬」，性微苦甘寒。以顏色淡黃、形體大而重者為佳。有滋腎潤胃燥、清心除煩、潤腸通便等功效。《神農本草經》列麥冬為上品，謂：「主心腹結氣，傷中傷飽」。現代藥理發現：麥冬有一定的抗炎及提高免疫力作用，還可抑制細菌。

知母

性苦寒，為百合科知母的乾燥根莖。有清熱瀉火、退蒸除熱的功能，質潤、滋清兼備。脾胃虛寒、腹瀉者不宜使用。現代藥理發現，知母與川貝母合用，可以治療肺熱咳喘。以條硬、色黃白，嚼起來有黏性者佳。

熟地

又叫「熟地黃」，味甘性微溫，是生地黃加上黃酒之後拌蒸，或直接蒸至黑潤而成。《本草綱目》謂其：「長肉，生精血，利耳目，黑鬚髮」可治陰虛血少、腰膝痿弱、月經不調等。

牛膝

性平味苦酸，生食可散瘀血，熟食可補肝腎。具有降血壓、止痛及輕度的利尿作用。由於牛膝對子宮能產生明顯興奮作用，因此孕婦或月經過多者忌用或禁用。臨床多用於懷孕早期人工流產、退化性關節炎等。

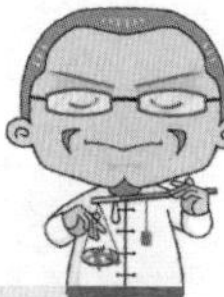

用之有道 武醫師養生帖

體寒者不宜使用玉女煎

如果受傷或女性婦科失血過多，也可以使用玉女煎，效果也很好。但脾虛、大便溏軟的人，不宜使用本方，因為玉女煎屬於滋陰養血之劑，體寒的人服用反而會助寒。

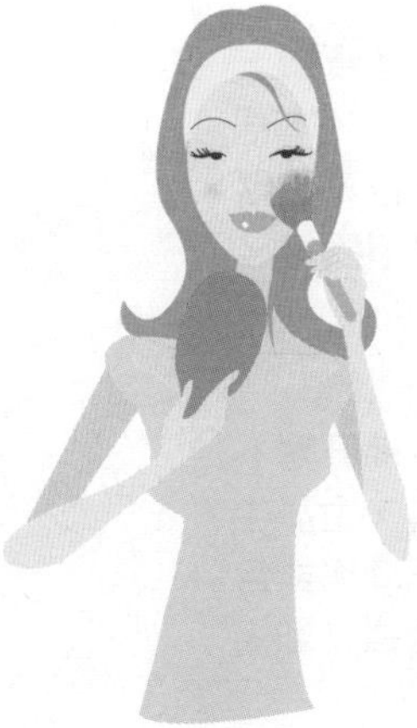

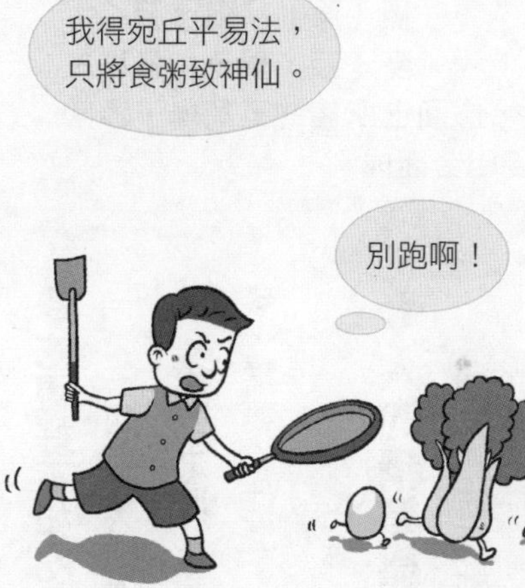

10

吃什麼對身體最好？
——五穀最能養人的精氣

漿粥入胃，泄注止……

——《黃帝內經・素問・三部九候論》

平時遇到的最多問題之一就是：「武老師，您看根據我的體質，平時吃點什麼，對身體比較好呢？」一問我的人，有患者，也有健健康康的人。對每一個問我的人，我都會依不同人，告訴他適合的養生方案。

但是，偌大的世界，我能夠遇到的人總是少數。於是我想：把養生的道理傳播給天下，才是最有利世間的選擇。

食材小辭典

五穀

原本是指中國古代的五種作物：稻、黍、稷（粟）、麥、菽（大豆），另一說法是麻（大林）、黍、稷、麥、菽，現泛指各種主要的穀物。五穀是十分營養的主食，市面上所售的五穀米，通常是由小米、糙米、糯米、燕麥、蕎麥組合而成。

吃得好不如吃得健康

一個生意場上春風得意的企業家，得了腎炎，輾轉再三，來至我處就診。臨走之時，這位企業家的夫人跟我說：「武大夫，我家有的是燕窩、人參，需要吃什麼、補什麼，您儘管跟我說，我都能拿得出來。」

人的精氣靠五穀供養

我笑著告訴她：「燕窩、人參都不要吃，每天晚上就喝一些煮得熟爛的米粥。」夫妻兩人愕然。我笑著說：「看來你們二位對養生還是懂得太少，最養人的不是人參、燕窩，而是五穀。」

五穀最能養人。大家不要以為我們平日食用米飯、麵食，是因為它們富含澱粉，可以給我們提供能量。不錯，它是能給人體提供能量，但這只是一個因素。我們以五穀為食，是因為人之精氣，全賴穀物供養。

穀物就是植物的種子，種子是用來萌發、發育成為新生命的，它蘊涵最為旺盛的生機。我們攝取的不僅僅是它的能量，否則，只要用生產好的葡萄糖代替就行了，事實上，這可能嗎？我們可以試試看，每天以適量的葡萄糖代替主食，保證沒幾天就疲憊不堪。

每一種食物裏的營養都是複雜的，現代營養學仍不能完全分析透徹，而我們的祖先則運用他們的智慧，悟到其中玄機。

現在很多人因懼怕肥胖，不敢多吃富含澱粉之物，尤其是愛美的女士，為了減肥，只吃蔬菜、水果和蛋白質，自認為這樣既不會長胖，還不缺乏營養，實際上大錯特錯。

富含蛋白之物多屬厚味，運化這樣的東西，往往給脾胃造成很大的負擔。現代科學認為：蔬菜富含微量元素及纖維素，於是大家拼命大量吃蔬菜，彷彿抓到救命的稻草，卻忘記大多數蔬菜屬性寒涼。現在婦科疾病那麼多，和多吃生菜有很大的關係。

食材小辭典

燕窩

金絲燕或其他雨燕科的燕類，吐出唾液所築的窩巢。分為血燕、官燕、毛燕三種，含豐富膠質、蛋白質和醣類等營養。中醫說法具有養陰、潤肺、益氣等功效。主要產於東南亞和中國福建、廣東。燕窩自古以來即為養生食補佳品，且常築於極高的懸崖峭壁，採擷困難、危險，故價格昂貴。

為什麼粥能提振胃氣？

❶ 粥為穀物，熱量高、能量大，溫暖脾胃。

❷ 粥習性溫和，不寒不火，中和。

❸ 粥為清淡之物，不會對脾胃帶來額外負擔。

五穀粥提振胃氣

《黃帝內經》裏說：「五穀為養，五果為助，五畜為益，五菜為充」，五菜、五果不是不重要，卻不能作為飲食的主宰，捨棄五穀，反客為主。不食五穀，你體內就缺少穀物所升發出來的精氣，這怎麼還說不缺營養呢？

大家應該都知道，病中的人都以食粥為主，為什麼呢？因為這樣可以振作病者的胃氣，脾胃這個後天之本鼓動起來，身體便能快速康復。

粥能振作胃氣，為什麼呢？首先，粥為穀物，熱量高、能量大，溫暖脾胃，此其一；再者，粥習性溫和，不寒不火，中和；其三，粥為清淡之物，沒有複雜的物質成分，不會對脾胃帶來額外負擔。早晨起來後，腹內既空又虛，食熱粥一碗，可以充分地振作胃氣，滋生津液，所以李時珍說：「最為飲食之妙訣」。

不要奢望那些高蛋白、高營養的東西，能給你帶來多少福音。尤其是老人和體質虛弱的人，日常飲食多吃些粥，補益精氣、滋養臟腑，多多益善。

人物列傳

陸游

字放翁，南宋人（西元1125～1210年），有「愛國詞人」之稱。陸游有滿腔愛國的赤誠，但是宋朝廷只求苟安，因此陸游的復國雄心，一直無法實現。陸游的詩中，充滿強烈的愛國情懷，詩風豪放壯闊，晚年則轉為較清淡的田園風格，著有《劍南詩稿》、《放翁詞》、《渭南文集》等。

煮粥小祕訣

煮一鍋好粥，也有一些小技巧：煮粥之前，先將米洗好浸泡一會兒。煮粥用水，要一次添足；熬製過程中，就不要再添水。煮的時候，先用大火；煮沸了，就改用小火，這樣才能使水和米穀融溶。

我在本書中，給大家介紹過「紅豆薏仁湯」，主要是祛濕健脾，可以說是「以藥當飯」。只希望大家多吃些粥，不要等生病了，才知道去補去養。南宋大詩人陸游活至84歲高齡，他也是個極喜粥食的人。他在一首詩裏，寫盡了食粥妙處：

世人個個學長年，不悟長年在目前。
我得宛丘平易法，只將食粥致神仙。

養生學習視窗

煮出美味粥品的技巧

煮粥之前，先將米洗好，浸泡一會兒。煮粥用水，要一次添足，熬製過程中，就不要再添水了。煮的時候，先用大火；煮沸了，就改用小火，這樣才能使水和米穀融溶。

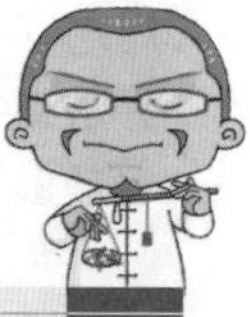

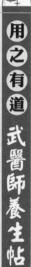

吃粥養生保健法

對於日常養生保健來說，最簡便易行的方法，才算得上是最好的方法。吃粥養生，就是一個簡單易行的好方法。

白米粥（大米粥）

味甘性平，能補脾、養胃、除煩、止渴，尤其是煩熱、口渴的熱性病患者，更宜食用。

小米粥

補中益氣，對脾胃寒虛、中氣不足和失眠諸病症，有治療作用。

若將某些穀麥和蔬菜、魚肉、藥物共烹調，醫療作用則更為廣泛。

穀糧、豆和其他植物種子，可以合煮混熬：

紅豆粥：利小便、消水腫、治腳氣。

綠豆粥：解熱毒、止煩渴。

玉米粥：治反胃、利大腸。

與蔬菜合煮混熬：

蘿蔔粥：寬中下氣。

芹菜粥：去伏熱、利大小腸。

韭菜粥：溫補脾胃。

與中藥材混熬：

茯苓粥：清上實下，對上焦有熱、脾虛患者最宜。

酸棗仁粥：治煩熱、益膽氣。

松子粥：潤心肺、調大腸。

薏仁粥：利尿、祛濕、清肺熱、補脾胃、治腳氣。

與肉類共熬：

羊肉粥：溫補脾胃。

雞肝粥、羊肝粥：補肝虛明目。

雞汁粥：治勞損。

鴨粥、鯉魚粥：消水腫。

熬粥注意事項

熬粥最好用砂鍋，不宜用鐵鍋和鋁鍋，特別是熬製一些有治療作用的藥粥時更要如此。

喝粥最佳時間

喝粥也有最佳時間，一般三餐均可食用，但以晨起空腹食用最佳。年老體弱、消化功能不強的人，早晨喝粥尤為適宜。

食粥小叮嚀

❶ 喝粥時，不宜同食過分油膩、黏滯的食物，以免影響消化吸收。

❷ 不論熬哪種粥，都不宜放鹽，鹽對營養物質破壞極大。

第三篇

婦幼保養篇

女性保養&幼童健康養生方案

老祖宗給我們留下太多的精神財富，只要用心去鑽研關注，我們必能發現取之不盡、用之不竭的寶藏。對於這些寶貴的財富，我都很樂意告訴認識或不認識的朋友，讓他們也能享受到國粹中醫學帶給我們的健康知識。

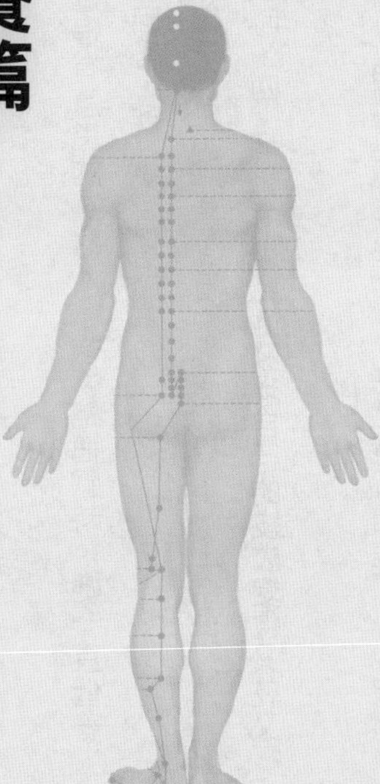

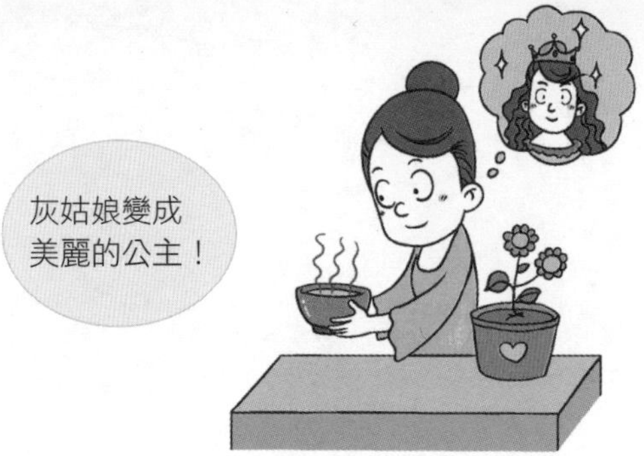

1

三白甘草湯——水嫩白皙美人的養顏祕方

心者，生之本，神之變也，其華在面，其充在血脈。

——《黃帝內經・素問・六節藏象論》

年前我的診室來了一位很有意思的女病人，我給她把脈時，她一直低著頭，問什麼也是簡單扼要地回答，就是不肯抬頭看我。

後來和她慢慢聊天才知道，原來她是某著名外商的員工，工作很努力，每天都在電腦前待十多個小時，四、五年下來，她發現自己的皮膚變得又乾又黯黃，人也像一下子老了十多歲。

「我是個愛美的人，看到自己毫無生氣的臉，忽然就沒自信了，也沒有心思在工作上。我看了好多西醫和中醫，藥吃了一大堆，可是一點都沒有好轉的跡象……」

五臟對應五華

五臟	脾	心	腎	肝	肺
五華	唇	面色	髮	手（爪）	毛

我很理解她的心情，診斷後，對她說：「我給你開一個方子，你可以把它當湯喝，一個月後，你的皮膚肯定會好轉。」

「有這麼神奇的湯嗎？」她一臉狐疑。

三白甘草湯—補氣益血＋潤膚美白

早在16世紀明代醫學著作《醫學入門》裏，就記載這個適用於氣血虛寒導致的皮膚粗糙、乾燥、萎黃、黃褐斑、色素沉著等問題的小經方，我把它叫做「三白甘草湯」。

現代都市上班族，工作、生活壓力大，待在電腦前的時間長，加上熬夜，大多都處於氣血虛寒的狀態，而這個三白甘草湯，正好對症下藥！

「三白甘草湯」顧名思義，就是四味藥的合稱，「三白」指的是白芍、白朮、白茯苓，加炙甘草，正好四味。在做這個三白甘草湯時，白芍、白朮、白茯苓各3克，炙甘草1.5克，水煎，溫服，可當茶喝。這幾味藥都很普遍，一般中藥店都能買到。

在中醫理論中，「白芍」味甘、酸，性微寒，有養血的作用，可以治療面色萎黃、面部色斑、皮膚無光澤；「白朮」性溫，味甘、苦，有延緩衰老的功效；「白茯苓」味甘、淡，性平，能祛斑、增白、除痘、治療痤瘡、清熱利濕。「甘草」性平，味甘，有潤膚除臭的功效，用於脾胃虛弱所導致的口臭，以及皮膚龜裂等。

白芍、白朮和白茯苓，是傳統潤澤、美白皮膚的藥物，它們與甘草一起，還可以補氣益血、延緩衰老。

「三白甘草湯」美容速效

中藥材	性味	美容養顏功效
白芍	性微寒，味甘、酸	養血，可以治療面色萎黃、面部色斑、皮膚無光澤
白朮	性溫，味甘、苦	延緩衰老
白茯苓	性平，味甘、淡	祛斑、增白、除痘、治療痤瘡、清熱利濕
甘草	性平，味甘	潤膚、除臭，用於脾胃虛弱所導致的口臭，以及皮膚龜裂等

美白抗老的食療效果

三白甘草湯配伍精當，適用於氣血虛寒導致的皮膚粗糙、萎黃、黃褐斑、色素沉著等。中醫認為：人的皮膚光澤與否，和臟腑功能有密切關係。如果臟腑病變、氣血不和，則皮膚粗糙、面部生斑。因此，三白甘草湯從調和氣血、調理五臟的功能入手，從而美白祛斑。

根據《本草品匯精要》記載：白茯苓，磨成粉末塗在臉上，還能治療痘瘡，以及懷孕後的雀斑，既能祛除黑頭、美白肌膚，還能夠使牙齒堅固、頭髮黑亮。

複診時，這位「女病人」一進診室，就開心地說了很多感謝的話。看著她自信的樣子，我無法將眼前這位皮膚白皙、面色紅潤而神采奕奕的女孩，與初診時的她聯想在一起，變化實在太大了。

「灰姑娘變成公主啦！」我半開玩笑地說。本來想跟她再說說，身體狀態決定精神狀態的道理，但忽然覺得沒必要，對於她來說，能夠找回自信、安心工作生活，就已經足夠了。

老祖宗給我們留下太多的精神財富，只要用心去鑽研關注，我們必能發現取之不盡、用之不竭的寶藏。對於這些寶貴的財富，我都很樂意告訴認識或不認識的朋友，讓他們也能享受到國粹中醫學，帶給我們的健康智慧。

養生料理講堂

三白甘草湯

美白潤膚＋祛斑除痘

材料：白芍、白朮、白茯苓各3克，炙甘草1.5克

作法：上述材料以水煎，溫服，可當茶喝。

療效：適用於氣血虛寒導致的皮膚粗糙、萎黃、黃褐斑、色素沉著等。從調和氣血、調理五臟的功能入手，從而美容祛斑。

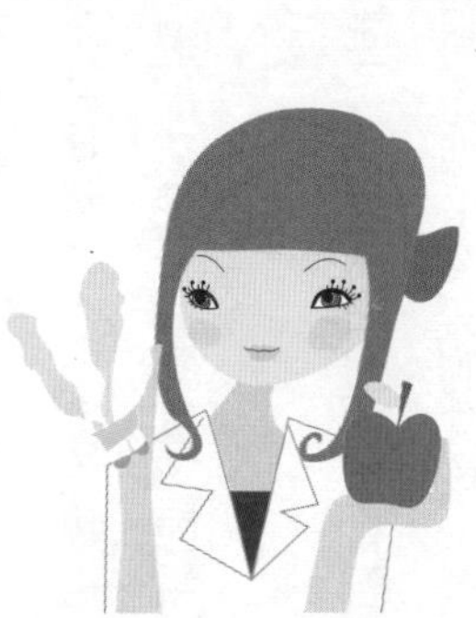

中藥小辭典

白芍

為芍藥的根曬乾後製成，夏、秋時節採挖，色白者為「白芍」，色淡褐者為「赤芍」。味甘、酸，性微寒，有養血的作用，可以治療面色萎黃、面部色斑、皮膚無光澤。現代藥理研究發現：白芍具鎮靜止痛、調節免疫力等功能。選購上以質地堅硬、較重、不易折斷者為佳。

白朮

又名冬朮、夏朮，性溫，味甘、苦，為菊科蒼朮屬，莖直立，根莖肥大，葉呈橢圓形，能健脾益氣、燥濕利水，還有延緩衰老的功效。以形大、外皮細，表面灰黃色，斷面灰白色者佳。現代醫學研究發現：白朮可提高抗病能力，強身健體。

白茯苓

茯苓為多乳菌科植物茯苓的乾燥菌核，依切製部位不同，分成赤茯苓、白茯苓、花苓皮等，功效相近。茯苓皮，用於治水腫效果佳。白茯苓味甘、淡，性平，能祛斑、增白、除痘、治療痤瘡、清熱利濕，還具利尿、安神等功效。以斷面白色細膩、黏牙力強者為佳。

甘草

豆科甘草屬，根和根莖可入藥，性平，味甘，有潤膚除臭的功效，用於脾胃虛弱所導致的口臭、皮膚龜裂等。帶皮的甘草具有香氣，味甜而特別。在方劑中多作為佐使藥。甘草還可應用於食品工業，作為糖果、口香糖等材料之一。

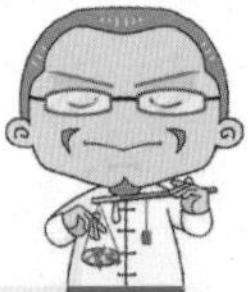

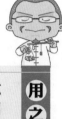

不同膚色的中醫美白調理法

每個人膚色黯沉程度不同，有人是蠟黃，有人是鐵青色肌膚；有人很白，但皮膚卻斑斑點點。中醫認為引發皮膚不同色澤的原因有所不同，因此要針對不同的原因調理體質，才能夠真正解決肌膚不能美白的根源。

慘白：血虛體質

可以從補血下手，選擇四物湯。注意裏面的「地黃」，要選擇熟地黃，才能補血，並讓血產生熱能，血行比較有力。

黯沉：腎氣不足

補腎食物包括黑芝麻糊、桂圓等，藥材則以何首烏最常見。

鐵青：子宮寒涼

簡單的食療，可飲用熱的生薑紅糖水，而利用艾葉薰臍，也具有溫經散寒的效用，給你好臉色。

皮膚粗糙：陰血不足

美白得從滋陰及清內熱做起，可請中醫開一些這方面的中藥。

中醫改善氣色的方法

膚色狀況	原因	中醫養顏調理法
❶ 慘白	血虛體質	從補血下手，選擇四物湯
❷ 黯沉	腎氣不足	補腎食物包括黑芝麻糊、桂圓等
❸ 鐵青	子宮寒涼	❶ 飲用熱的生薑紅糖水 ❷ 艾葉薰臍，具有溫經散寒的效用
❹ 粗糙	陰血不足	從滋陰及清內熱做起

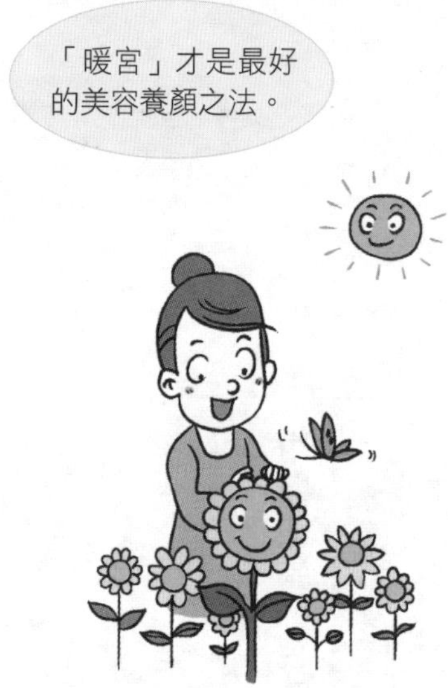

2

如何有效祛除黑頭粉刺？

暖宮，不僅能祛除黑頭，同樣也能祛除面部雀斑、黃褐斑、蝴蝶斑等皮膚問題。光潔柔嫩的肌膚，是每個女人的最愛，其實做到這一點並不難，只要使「胞宮常暖」就可以，比什麼名貴的化妝品都管用。

現在很多年輕女孩美容做臉，有一項很重要的步驟，是祛除鼻子上的黑頭粉刺。

祛黑頭的方法很多，比如鼻貼、鼻膜等，這些方法只是當時見效，過兩、三天黑頭又長出來了。

◈為什麼會長黑頭粉刺？

女人為什麼會長黑頭粉刺？按照西醫的解釋，黑頭就是硬化油脂阻塞物，平時鼻頭和周圍部分出油很厲害，油脂氧化後就變成黑頭粉刺。但是中醫的看法，卻截然不同。

很多女孩來門診時，基本上不用把脈，我就能斷定：妳患有痛經。病人往往會很驚奇地問：「您還沒把脈，怎麼知道的？」其實是她的「鼻子」告訴我的。

臨床上，我通常用溫補下元的藥物，調理痛經。患者吃上一段時間以後，回來說：「大夫，吃了您開的藥，不但痛經解除了，您看我這個鼻子，黑頭粉刺也消失了，還幫我省去做臉美容的費用。」

醫學小辭典

黑頭粉刺

當肌膚的油脂腺，受到過度刺激時，毛細孔中多餘的油脂，就會形成阻塞，在鼻頭和額頭上會出現油膩的感覺。這些部位多餘的油脂最後經過硬化、氧化作用後，會形成黑色的小點，也就是俗稱的「黑頭粉刺」。

經典檔案

金匱要略

漢代張仲景著，西晉王叔和重新編撰，「金匱」表示十分珍貴的意思，「要略」是簡明扼要之意。本書是治療各種雜病的經典著作，以臟腑經絡學說作為依據。醫家奉其為經典，還被推崇為「方書之祖」。

女人養顏要祛寒，從溫暖腹部（子宮）開始

漢代醫學家張仲景有一部著作《金匱要略》，其中有一句著名的論斷：「鼻頭色青，腹中痛。」受這句話啟發，我認為黑頭粉刺也是腹部寒淤引起的，祛除黑頭粉刺，應該從溫暖下元開始。

中醫認為，鼻子在面部正中，中宮主脾，青色主淤，黑色主陰寒，如果鼻子顏色發青了，或長了很多黑頭粉刺，說明小腹的寒淤過重，因而會引起腹部疼痛。

「子宮」在古代醫學中叫「胞宮」，意思是孕育生命的宮殿，這個宮殿要時時保持溫暖，才能孕育新的生命。

胞宮一旦受到寒涼，宮內的溫度降低，其生理功能就會嚴重降低，導致經期錯後，經血顏色黯黑，有血塊不能正常排出，不能正常排卵，引起痛經，造成不孕不育，這種情況中醫叫「宮寒」。

中醫對由寒涼引起的痛經，通常會用回陽的方法來治療，如「艾付暖宮丸」配「血腑逐淤湯」合用，會發揮溫暖子宮、活血化淤的作用。

保暖子宮少喝冷飲

體質偏寒的女性，平時一定要注意保暖。腹部、膝蓋、肩背，都是容易進入寒氣的部位。尤其夏天，在有冷氣的環境裏，最好加件外套，防止寒氣侵入人體。天生怕冷的女性朋友，可以多吃補氣暖身的食物。

情緒不好或感覺寒涼的時候，喝一些玫瑰花茶、月季花茶，可舒肝解鬱、調經養血。月季花是月月開，和女人的生理週期一樣，對調理月經有益。

時下很多女孩子愛喝涼茶，美其名曰是祛火、祛痘，從醫生的角度來說，建議最好少喝這類寒涼性的飲料。臉上長黑頭粉刺、痘痘，並不是真的上火了，而是陽氣虧損，導致虛火上升，此時再用寒涼，就是雪上加霜。

應該喝一些溫補性質的飲品，如「當歸羊肉湯」，溫暖一下子宮。腹部的寒氣祛除了，黑頭粉刺自然消失不見了。

這種養顏方法，同樣適用於面部容易長雀斑、黃褐斑、蝴蝶斑的女性朋友。光潔柔嫩的肌膚，是每個女人的最愛，其實做到這一點並不難，只要使子宮常暖就可以，比什麼名貴的化妝品都管用。對於女人來說，「暖宮」才是最好的美容養顏之法。

玫瑰檸檬茶

養顏美容＋調經活血

材料

玫瑰花15克、薰衣草7克、檸檬5片、綠茶5克、蜂蜜或枸杞少許

作法

❶ 玫瑰花、薰衣草用棉布袋包起來（也可以不包），用水過濾。

❷ 所有芳香花草和檸檬片、綠茶，用450c.c.的熱開水，沖泡約10～20分鐘後，即可飲用。

注意事項

❶ 若要增加甜度，可酌量添加蜂蜜或少許枸杞。

❷ 可當開水喝，可回沖。

茶療功效

玫瑰花能強肝養胃、調經活血、潤腸通便、淨化美白，還可以消除疲勞。薰衣草也有助於排毒及皮膚美容。

玫瑰參茶

潤色補血＋幫助代謝

材料

玫瑰花14克、阿膠11克、人參11克

作法

❶ 將玫瑰花用棉布袋包起來，並用水過濾。

❷ 將包花的棉布袋與其他藥材，一起用450 c.c.的熱開水沖泡，約10～20分鐘後，即可飲用。

飲用法

此方為1天的分量，3天服用1 次，10次為一週期。

茶療功效

玫瑰花具行氣活血、養顏美容之效。人參可調元氣、增加免疫力、調節中樞神經，對血虛體質者極有助益。

養生料理講堂

當歸羊肉湯

暖身補氣＋改善氣血循環

材料

羊腿肉600克，當歸3片，老薑一小塊

調味料

A料：米酒1大匙，水3杯

B料：鹽1/2小匙

作法

1. 羊肉洗淨，切大片，放入滾水中汆燙，撈出；老薑洗淨，切成薄片。
2. 全部材料及A料放入鍋中，燉煮約1小時，至羊肉熟爛，再加B料（鹽）調勻，即可盛出。

藥膳功效

當歸性甘，可以補氣、活血；羊肉中含有豐富的蛋白質、脂肪、鈣、鐵等礦物質，對於產後的血虛、腹部疼痛，都有明顯的改善效果。

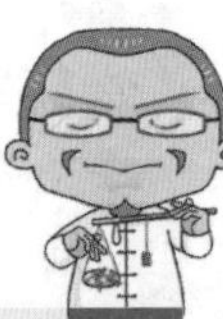

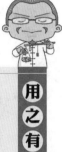

從鼻頭看健康

鼻子的功能主要有兩個：一個是主肺，司呼吸；一個主脾，主運化。在脾胃病的治療中，我們前面講了，如果鼻頭色青，代表腹中痛；如果鼻頭色黃，是什麼問題呢？而鼻頭色紅又是什麼問題呢？大家可以舉一反三，自己推敲一下。

鼻頭色紅

比如說鼻頭發紅，我們說這個患者體內是有熱的。舉一個最常見的例子，很多人經常說，這個人不喝酒，怎麼也有酒糟鼻呢？實際上是他的臟腑有熱。所以，一般鼻頭色紅，或上面有小的斑疹，都會同時伴隨「便祕」發生。

如果一個人有酒糟鼻，並不完全是喝酒引起的，還可能是因為自己的飲食習慣，使體內臟腑積熱，這個時候要清一清臟腑的熱、通一通便，慢慢地他鼻頭的紅色就會降下來，恢復到正常。

想生一個健康、聰明的寶寶，不僅要調整好自己的身體狀況，也要與天地之道相契合。

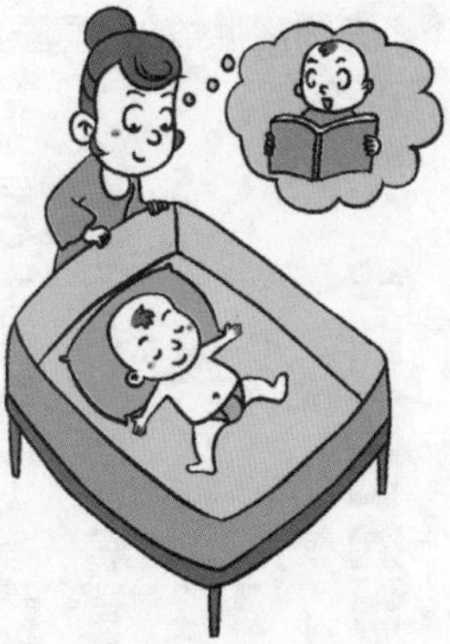

3 受孕最佳時機是什麼時候？

天覆地載，萬物悉備，莫貴於人，人以天地之氣生，四時之法成……夫人生於地，懸命於天，天地合氣，命之曰人。

——《黃帝內經．素問．寶命全形論》

有一位朋友的太太懷孕了，本來他挺高興的，可是沒幾天就來向我求助，說他太太突然感覺肚子不舒服，送她去看醫生，結果醫生告訴他們肚子裏的孩子可能保不住，一家人連續幾天都沒能好好吃飯，心情十分難過。

看到朋友心急如焚的樣子，我趕緊給他太太開了幾服安胎藥，經過一番調養，幾個月後母子平安，足月順產了。

中醫診病的4種方法：望聞問切

診病方法	望	聞	問	切
要義	望而知之謂之神	聞而知之謂之聖	問而知之謂之工	切而知之謂之巧
說明	觀察氣色	診聽聲息	詢問症狀	摸脈象

可憐天下父母心，誰不希望自己能生出一個健康的寶寶呢？在《黃帝內經》裏就有「人秉天地四時之氣而生」的記載，今天看來，其「天人相應」的觀點，仍然閃爍著智慧之光。從中醫的角度，我認為，要想生一個健康、聰明的寶寶，不僅要調整好自己的身體狀況，也要與天地自然之道相契合。

孕前準備的優生學

現在，隨著科學知識普及，大家或多或少都瞭解到「孕前準備」的重要性，但年輕父母什麼時候開始準備呢？究竟該準備些什麼呢？對於這些問題的說法是比較含糊的。

懷一個健康的孩子，最少要在半年以前進行準備，如果條件成熟，提前一年準備更好，這樣身體就會在有計劃的調養中，保持一個最佳狀態。

調理夫妻體質好受孕

怎麼去準備呢？最好還是去有經驗的中醫師那裡看一看。因為中醫師會透過望、聞、問、切等方法，辨別出男方和女方的體質，藉由飲食、運動等方法進行調節，將夫妻雙方的體質，都調節到一個陰陽之氣比較平和的狀態。

懷孕前的準備

1. 半年至一年前開始調理身體
2. 夫妻體質調到陰陽平衡
3. 戒除煙酒
4. 居室清潔安靜、通風

尤其是準媽媽的身體，要達到「陰陽平衡」，這樣才能為寶寶提供良好的生長環境，使孩子形成平和體質，更加健康。

提前安置好寵物

準爸爸和準媽媽還要準備什麼呢？我要特別強調一點，如果家裏養有寵物的話，一定要提前把寵物安排好，因為寵物的毛、蝨子，都有可能成為胎兒先天性的過敏源。

戒煙酒、居室通風

不管是準爸爸或準媽媽，至少在受孕前一個月，把煙酒戒掉，居室應確保清潔安靜、陽光充足。別忘了經常給房間通風換氣，空氣的新鮮與流通，有益健康，才能保持良好的心情。

名詞小辭典

霾

在氣象學上，霾是指飄浮在空氣中的塵埃、煙、鹽類等各種固體微粒，這些微粒極細微，眼睛看不見，但聚集在一起，會形成昏暗現象，減低能見度。霾害還會影響人體健康，造成呼吸道的病症，也會對交通造成影響。

懷孕時機：春節後最佳

什麼時間才是受孕的最佳時機呢？古人認為，在大自然中，有九種災怪之氣要避免，也就是我們日常講的風、雨、雷、電、霧、霾等自然現象，它們都會對懷孕產生一定影響。在這種情況下受孕，會使人血脈紊亂，並且生育的孩子，容易得癲狂、癰腫等疾病。

初春受孕最佳

怎麼給孩子的誕生，定下一個「良辰吉日」呢？我認為：最佳的懷孕時機，是在初春，大概是春節後的這段時間。為什麼要利用這段時間來懷孕呢？有三個原因：一是借助大自然的升發之氣；二是節日長假，夫妻擁有充足的睡眠和精力；三是春節期間氣氛吉祥如意，人的心情也特別好。

選上一個風和日麗的日子受孕，這個時段孕育出的孩子，一定是聰明、健康、活潑、可愛的。我做過一項統計：近代很多偉人，大多是在冬季出生，按照十月懷胎的規律，他們的受孕時間，剛好是在初春。

名詞小辭典

節氣

地球繞著太陽運轉，引起的寒暑氣候變化，共有24節氣。兩個節氣間平均差約15天，因為地球繞太陽的速度，會隨著距離遠近有所改變，因此節氣間距略有不同。由於24節氣是以黃河流域的氣候為主，所以台灣的節氣現象不一定完全符合。

四季及二十四節氣對應表

季節／節氣	春天			夏天			秋天			冬天		
節	立春	驚蟄	清明	立夏	芒種	小暑	立秋	白露	寒露	立冬	大雪	小寒
氣	雨水	春分	穀雨	小滿	夏至	大暑	處暑	秋分	霜降	小雪	冬至	大寒

避開特殊節氣懷孕

有人會問：夏天、秋天、冬天，能不能懷孕呢？當然可以。不過我建議無論什麼時候，都要避開前面所說的「災怪九氣」，盡量選擇風和日麗的天氣。

另外，也要避開一些特殊的節氣，比如冬至、夏至，這是自然界陰陽轉換交接之時。冬至時，陽氣剛剛生長，還很微弱；夏至則相反，是一年中陰氣最虛的時候，這兩個時段最好不要懷孕，以免傷害人的元氣。

初春時節為什麼適宜懷孕？

1. 借助大自然的升發之氣
2. 夫妻擁有充足的睡眠和精力
3. 春節期間人的心情特別好

名詞小辭典

瑜伽

佛教用語。梵語yoga的音譯。有三種意義：

1. 指修行。指控制和運用我們的一切事物和心念，發展直觀的能力，達到解脫或成佛的理想。
2. 狹義僅指某種修行方法。如修定或修行止觀，或修八正道。
3. 指大乘佛教的瑜伽行派。

孕婦飲食：想吃就吃，約七、八分飽

準媽媽懷孕後，便成為全家呵護的重點保護對象，到底吃什麼才能使身體營養更全面呢？方法很簡單。中醫學裏有一句古話，叫「胃以喜者為補」。喜歡吃的，嚴格說起來就是體內缺少的，所以想吃什麼就吃什麼。這一點不單是孕婦，一般人在平時的養生保健中，也應該這樣。

想吃什麼就吃什麼，喜歡吃什麼就吃什麼，在懷孕當中，千萬不要過分計較，只有這樣，才能真正把自己體內的養分，充分供養給胎兒。

雖然「胃以喜者為補」，但在懷孕期間，我也不主張吃過多，很多人按照教科書上教的去吃，一天吃多少水果、一天吃多少肉，吃到最後，都長到自己身上去了。生完小孩以後，體重減不下來也很痛苦，孕婦一般吃到七、八分飽就夠了。

孕婦運動：選擇溫和運動

我看到很多準媽媽，懷孕以後這個運動不敢做、那個運動不能做，否則就覺得自己動了胎氣。懷孕以後，是不是就應該靜靜地去養胎呢？

新手父母生育前的準備

項目	飲食生活保健說明
懷孕時機	❶ 初春（春節後）最佳。 ❷ 要避開「災怪九氣」，盡量選擇風和日麗的天氣。 ❸ 避開一些特殊的節氣，比如冬至、夏至。
孕婦飲食	想吃什麼、就吃什麼，吃到七、八分飽就夠了。
孕婦運動	❶ 避免跳躍、彈跳或大幅度動作的運動。 ❷ 別在太熱或太冷的環境下，進行活動。 ❸ 懷孕超過4個月，不要以仰臥的姿勢運動。

我認為懷孕早期，進行適當溫和的運動，是沒有太大關係的。像現在很多孕婦在懷孕七、八個月的時候，還正常上班，這是沒有問題的。有習慣性流產的孕婦，則不要盲目地運動，盡量靜養安胎。

孕婦不宜的運動

準媽媽做運動，也要考慮到胎兒的安全，要避免跳躍、彈跳或大幅度動作的運動，而應選擇「散步」這類比較溫和的運動。另外別在太熱或太冷的環境下進行活動，懷孕時期體溫過高或過低，會傷害胎兒發育。

如果懷孕超過4個月，則不要以「仰臥」的姿勢進行訓練，比如練瑜伽，因為胎兒的重量，可能會影響氣血運行，提升危險發生的機率。

準媽媽在懷孕期間，如果按照以上規律來調養，就一定能生養一個健康寶寶。

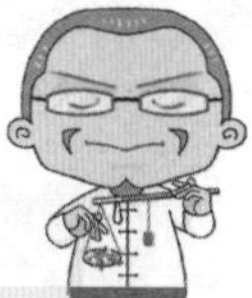

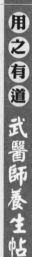

用之有道 武醫師養生帖

妊娠期的飲食宜忌

妊娠一月飲食關鍵：宜稍細熟爛

孕婦在妊娠一個月時，胚胎剛形成，此時飲食應稍細熟爛，主食上可多吃點大麥粉，副食調味方面以酸味為主。中醫認為酸味入肝，能補肝以養胞胎。對於辛辣腥臊的食物，宜少食或不食，以免影響胎氣。

妊娠二月飲食關鍵：清淡可口的食物，防孕吐

妊娠第二個月時，孕婦早孕反應較嚴重，為防止嘔吐，可以在起床前吃些乾食，如烤饅頭片、餅乾等，不要吃湯菜或稀粥，晚餐後一般嘔吐減輕，因此晚餐可吃得豐盛些。另外，少量多餐或吃清淡可口、少油膩的食物，也有益於防止孕吐。

妊娠三月飲食關鍵：宜吃調肝養胎的食物

古人認為，妊娠三月個時孕婦易喜易怒，宜吃一些調肝養胎的食物，並攝取充足的蛋白質（尤其是完全蛋白質），故需要比平時多吃一點瘦肉、魚、蛋和大豆製品。

妊娠四月飲食關鍵：多吃白米

在懷孕四個月時，可多吃些粳米（白米），倘若孕婦想吐又吃不下，應選調和胎氣、清肝養胎的食物。

妊娠五月飲食關鍵：飲食量要大、營養充足

懷孕五個月左右，是胎兒發育生長最迅速的時期，對營養的需求最大，因此，本階段的飲食原則，不僅數量要多，品質也要求較高。古人特別提出，要吃點羊肉、牛肉等營養豐富的食物。

妊娠六月飲食關鍵：少吃寒涼飲食

妊娠六個月時，宜少吃寒涼飲食，可多吃些白米粥，對孕婦有較好補益作用。這樣能使肌肉、皮膚緻密，外邪不易入侵。

妊娠七月至九月飲食關鍵：因人而異

妊娠七至九個月，為妊娠後期，胎兒日趨成熟，飲食原則因人而異。若胎兒發育較好，孕婦又較胖，則應稍稍限制一些飲食，以防胎兒長得過大，造成分娩困難；反之，若孕婦體質較差，胎兒發育又不大好，則應加強營養，吃得更好一些。

孕婦飲食保健重點

月數／項目	調養重點	孕婦飲食建議
1個月	胚胎剛形成，此時飲食應稍細熟爛	在主食上可多吃點大麥粉，副食調味方面，以酸味為主。對於辛辣腥臊的食物，宜少食或不食，以免影響胎氣。
2個月	防止孕吐	吃些乾食，如烤饅頭片、餅乾等，不要吃湯菜或稀粥，晚餐可吃得豐盛些。少量多餐，清淡可口、少油的食物，有益於防止孕吐。
3個月	調肝養胎	應攝取充足的蛋白質（尤其是完全蛋白質），需要比平時多吃一點瘦肉、魚、蛋和大豆製品。
4個月	調和胎氣	在懷孕四個月時，可多吃些白米，倘若孕婦想嘔吐又吃不下，應選調和胎氣、清肝養胎的食物。

5個月	胎兒發育生長最迅速的時期，對營養的需求最大	數量要多，品質也要求較高。古人特別提出，要吃點羊肉、牛肉等營養豐富的食物。
6個月	補益身體	宜少吃寒涼飲食，可多吃些白米粥，對孕婦有較好的補益作用。
7～9個月	因人而異	胎兒發育較好，孕婦又較胖的，應稍稍限制飲食；孕婦體質較差，胎兒發育又不大好，則應加強營養。

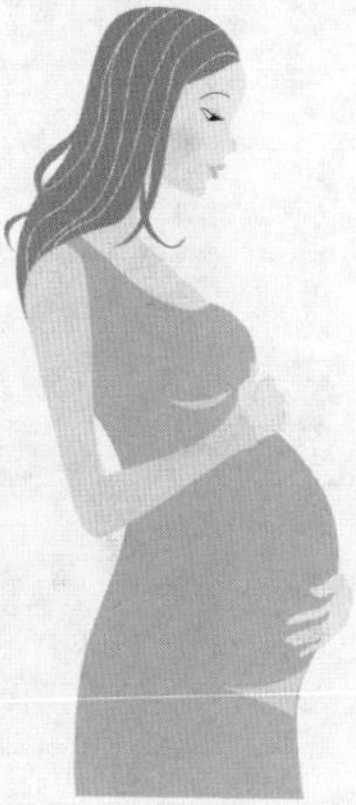

坐好月子的女人，不僅不會得月子病，還能治療很多婦科疾病。

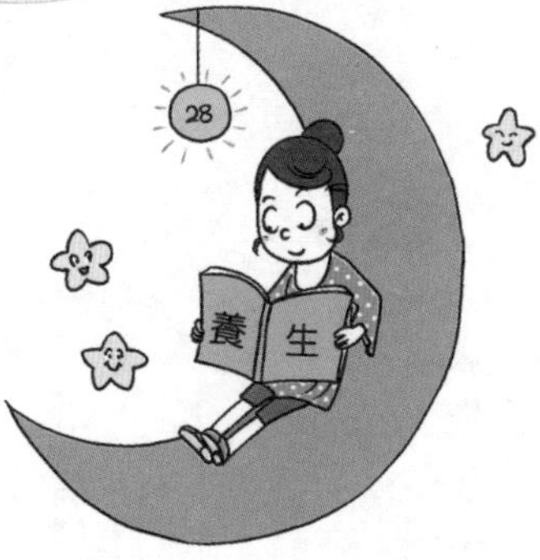

4

坐好月子健康漂亮的關鍵

故風者，百病之始也，清靜則肉腠閉拒，雖有大風苛毒，弗之能害，此因時之序也。

——《黃帝內經・素問・生氣通天論》

很多年輕的女病患經常向我抱怨說：自從生完孩子後，就感覺身體大不如前，經過我問診後，發現她們很多都是生完孩子後，沒有坐好月子，而這些病都是在月子裏埋下的。

女人生孩子，過去叫「過生死關」。分娩過程中，產婦的筋骨腠理大開，同時伴隨著疼痛、創傷、失血，使體能快速下降，稍有不慎，風寒侵入體內，就會導致月子病。

月子病月子治─會坐月子的女人才好命

女性的月經週期是28天，是女人氣血運行的一個週期，產後的調養，至少需要28天左右的時間，一般人把產後期間的調養，具體地稱之為「坐月子」。

女人得了「月子病」怎麼辦？過去的老人總會說：「月子病月子治」。沒辦法，得再生一個，好好再坐一回月子，身體就調過來了。現代社會少子化，很多家庭都生得少，幾乎只生一個獨生子女，這種「補救」機會相對較少，所以我們一定要以「預防」為主，把月子坐好。

名詞小辭典

坐月子

中國傳統習俗，女性產後的第一個月，在家休息調養身體，以恢復身體機能。坐月子尤重食補部分，古代有許多坐月子的禁忌，如不能喝水、不能洗澡等，但有些習慣已不適合現代，應視情況調整。

為什麼西方人生產後仍可喝涼水？

答案：因為東、西方人的體質不同。

東方人體質：以五穀類為主食，體質偏寒，喝涼水會寒上加寒。

西方人體質：以肉類為主食，體質偏熱，喝涼水就沒有問題。

坐月子的關鍵：避寒涼

生完孩子的產婦因為血虛，會覺得燥熱，想喝涼水解渴。這是萬萬要不得的。生完孩子馬上喝涼水，大多會出現「產後風」。有人說在國外，女人生完小孩後，很多人都不忌諱喝涼水，為什麼就沒事呢？

這是因為東、西方人體質有很大差異，西方人攝取的食物，主要以肉類為主，體質偏熱，所以喝涼水沒事。中國人的飲食以五穀為主，體質偏寒，喝涼水就會寒上加寒，戕傷人體陽氣。

產後虛弱的身體，最怕寒涼之物，所以溫性食物最補。溫補可以把體內的陽氣升發起來，同時清理體內垃圾。生完小孩，有很長一段時間都要出血，中醫叫「惡露」，就是「髒血」、「敗血」，要給它清理排除出去。

如果寒涼的東西侵入人體，寒凝氣滯，這些垃圾就排出不來，淤在卵巢和子宮裏形成血塊，長久以後，會導致很嚴重的婦科病。所以坐月子關鍵：要避寒涼。

醫學小辭典

惡露

婦女生產完之後，子宮內膜剝落，從陰道排出的分泌物，像污血、黏液、內膜等，稱為「惡露」。如果惡露增加，或聞起來有惡臭，可能是子宮發炎、胎盤殘留等，要盡速求助醫師。

子宮肌瘤

子宮肌肉細胞形成的良性腫瘤，一般婦女不容易自己發現，需要經由超音波的腹部檢查才能知道。治療子宮肌瘤的方式，依患者情況有所不同，若肌瘤沒有任何症狀，可以不接受治療，但若患者想要懷孕，則切除肌瘤是常見方法。而患者超過40歲，且未有懷孕打算，則子宮切除術是常採用的方法。

卵巢囊腫

婦科常見疾病。卵巢中的卵泡過度發育，形成空心的腫瘤，外有細胞圍著，內部聚集液體。多數囊腫會自己消失，不需治療。有人是在婦科檢查時，才發現自己患有囊腫。如果囊腫變得太大，導致血液阻塞而壞死，可能會引起急性腹膜炎。手術切除囊腫是常見治療方法，但由於囊腫可能復發，仍要定期做追蹤治療。

過去生活居住條件不好，坐月子時有很多禁忌，比如說一個月不能洗澡、刷牙、洗腳，都是為了防止產婦著涼。現在的居住條件和環境跟過去相比明顯改善許多，屋子裏的密閉條件都很好。

既然有熱水、有很好的密閉條件，就應該洗個澡。洗完澡以後把頭髮吹乾，該刷牙的刷牙、該洗腳的洗腳，衛生還是要講究的。但仍然要避風避寒，尤其夏天不能吹冷氣。避開風寒對人身體的侵入，子宮肌瘤和卵巢囊腫這兩種和寒邪有關的婦科病，就不會發生。

坐月子的食補方法

❶ 雞湯補肝養血
❷ 小米粥健脾養胃
❸ 生化湯產後服用

坐月子的食療補法

分娩過程中因疼痛失血會出很多汗，一下子把人體的陰傷了。汗、血是同源的，損耗的都是人的元氣。在過去不論農村、城市，生完小孩後，都會先燉點雞湯補身，補充失去的體液。

❶ 雞湯補肝養血

雞湯酸性入肝，肝藏血，肝為女子的先天之本，女人補身子要先補肝。熬雞湯時，可以放一些黃芪、黨參、桂圓等有溫補功效的藥物。

❷ 小米粥健脾養胃

無論是順產或剖腹產，產婦都會失血陰虧，身體虛弱。老一輩的人都知道，生完小孩後，先不讓產婦去吃補品，而是熬一點小米粥，裏面加一點紅糖，喝它就可以了。小米健脾養胃，補充後天生化機能；紅糖色赤入心養肝，能迅速補充身體氣血。

從古至今，我們的先人一直沿用的產後補法，這是一種大智慧。

名醫列傳

張景岳

明朝人，字會卿，將各種知識，如天文、術數等應用於醫學中，成為當時名醫。著有《類經》、《類經附翼》、《景岳全書》等。在醫學思想上，注重溫補，被歸為溫補學派的中心人物。所研製的方劑，如「大補元煎」、「溫胃飲」應用至今。

傅青主

本名傅山，著名的學者、醫家、書法家。在婦科的成就突出，著有《傅青主女科》、《傅青主男科》等。傅青主曾從事反清活動，後滿清皇帝授予官職，也拒絕接受，是極具氣節的俠醫。

3 生化湯產後服用

明清時期，張景岳、傅青主等名醫根據女人的生理特點，研製出一個產後的調養方，即「生化湯」。把當歸、川芎、桃仁、炮薑等藥放在一起熬，喝完以後，對恢復體力很有幫助。

現在藥店裏可以買到配好的生化湯，也不貴，幾十塊錢一包，效果非常好。建議即將生產的女性，可提前準備幾包生化湯，於產後服用，這樣對自己的一生都非常有益。

母乳餵養寶寶最好

現在很多年輕產婦，擔心餵母乳會影響身材，遂用奶粉來替代母乳，這樣其實對大人、小孩都不好。俗話說：「人生的第一口奶，不能吃錯了」。時下很多廣告，都推銷進口、國產的各種優質奶粉，但不管什麼奶粉，都比不上媽媽的這一口奶。

病症小辭典

乳腺炎

常見於產後哺育母乳的產婦。乳腺炎是大量乳汁積聚在乳腺裡，此時若乳頭受傷，造成細菌入侵，乳房就很容易感染細菌而生瘡。症狀為乳房紅腫、痛、硬等，經常發生在哺乳期的前二週。

嬰兒一定要用母乳餵養，才能長得健康聰明。母乳裏面含有大量的天然抗生素，能幫助嬰兒增強免疫力，抵抗外邪，充分地促進嬰兒的生長發育。

很多產婦生完小孩以後乳汁不足，這時可以煲一些鱸魚湯、鯽魚湯、花生豬腳湯來喝，會促進乳汁分泌。餵母乳對產婦健康很有益處，乳房透過嬰兒的吸吮，使經脈暢通，可減少乳腺炎、乳腺增生的發生率。

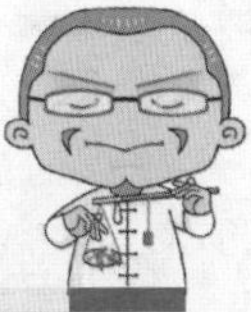

用之有道 武醫師養生帖

坐月子食補三寶：紅糖、雞蛋、小米粥

坐月子期間，如果想吃水果，可以把水果先放在溫水裏泡一泡，祛除水果本身的寒涼之氣再食用，就不會著涼了。

媽媽也用不著大啖高營養、高熱量的東西，看看中國古代女性生小孩都吃什麼？她們吃小米粥、紅糖、雞蛋，這些就足夠了。

養生料理講堂

生化湯

排除瘀血＋去除惡露

材料：當歸30克，川芎10克，桃仁、炮薑、炙草各5克，水4又1/2杯

作法：

❶ 材料洗淨放入鍋中，加2杯半的水，以小火熬煮到湯汁只剩下1杯，過濾藥渣，藥湯盛起備用。

❷ 藥渣放入鍋中，加2杯水，煮至剩八分滿，瀝出湯汁。

❸ 將上述作法1及2的藥湯，混合調勻後，即可飲用。

參棗鱸魚湯

強身健體＋益氣養血

材料：鱸魚一條（約1斤）、參鬚15克、紅棗適量、薑2片、熱水4杯

調味料：麻油、米酒各1大匙，鹽1小匙

作法：

❶ 鱸魚去鰓、鱗片、內臟，洗淨切塊。

❷ 麻油入鍋燒熱，放薑片煎香；放入鱸魚，煎至兩面表皮金黃後起鍋。

❸ 鱸魚、薑片放入鍋中，加參鬚、紅棗、米酒和熱水，以小火燉煮1 小時。最後加鹽調味。

花生豬腳湯

有效催乳＋膠質豐富

材料：花生100克、豬前腳1隻（約3斤）、老薑5片、蔥3支、水8杯

調味料：米酒1大匙、鹽1小匙

作法：

❶ 豬前腳挑去雜毛，切塊，用滾水汆燙，撈出後洗淨。蔥洗淨、切段。

❷ 所有材料、水和米酒放入鍋中，燉煮約80分鐘至豬腳軟爛。

❸ 最後加入鹽調味，拌勻即可。

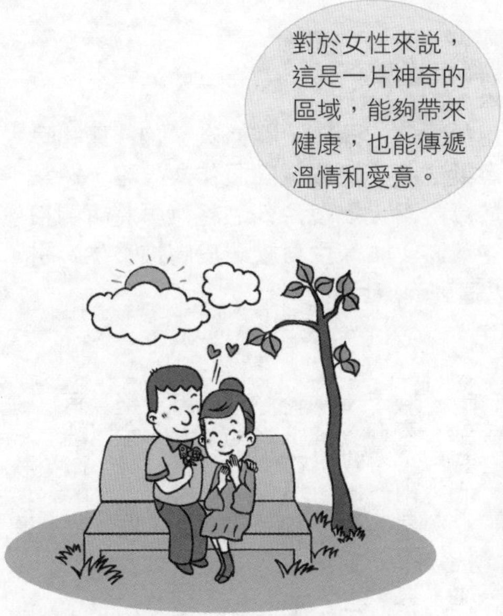
對於女性來說，這是一片神奇的區域，能夠帶來健康，也能傳遞溫情和愛意。

5 八髎─通治婦科病的神奇大法

腰痛不可以轉搖，急引陰卵，刺八髎與痛上，八髎在腰尻分間。

──《黃帝內經・素問・骨空論》

幾年前，我治療過一位20多歲的女患者，自稱得了「子宮頸炎」。我問她有什麼症狀，她說：「沒有什麼症狀。是體檢的時候發現的，不然我根本不知道。」

她不知道那次體檢的結果到底對不對，又不願意再去做檢查，更不願意一邊治療、還要三天兩頭跑醫院再做婦科檢查，便來找中醫，想要找個一勞永逸的方法。

中醫小辭典

拔罐

一種中醫治療方法，通常用於腰痛、頭痛、關節炎、神經痛和哮喘等病症。以竹筒、陶瓷等製成的小罈或寬口瓶作為火罐，將點燃的酒精棉或油紙條，置於罐內點火燃燒片刻，趁熱再將罐倒扣在皮膚上，罐內燃燒因而空氣減少，產生負壓，皮膚被吸住，引起局部充血或瘀血現象，以達到治療目的。

我按照望、聞、問、切，仔細診斷一番，並沒有發現多大問題，只是有輕微的濕熱下注之症。按常規療法，我給她開湯藥，為她利濕清熱，調整全身氣機。我的方子剛開出來，她就睜大眼睛，說：「吃完藥怎麼辦？再去做檢查？我說過了，我不喜歡做婦科檢查！」

「八髎」柔軟，婦科病全消

我也傻了，不做婦科檢查，怎麼能證明我的療效？而且如果不讓她做檢查，也是不負責任的行為。就在那時，我腦子裏靈光一閃，想起多年前老師教的一招絕活，便用手捏了捏她腰部下方、臀部上方的一片區域，然後從容地對她說：「我開的藥你必須吃。吃完後不用檢查了，但你必須持續做婦科保健。」

「什麼婦科保健？」她問。

我說：「就是我剛才捏的這一塊區域，在醫學上叫『八髎』（髎讀聊，如左圖），是婦科保健的重要區域。瞧！你這塊區域捏上去很死板、很硬，你自己應該也會感覺很疼。而正常人這裡捏上去應該是柔軟的。你

中醫小辭典

八髎

指八個穴位：上髎、次髎、中髎、下髎各一對，所以叫做「八髎」（髎讀聊）。這是一個區域，也就是骨盆腔所在之處，鄰近子宮。八髎，也是支配骨盆腔內臟器官的神經血管會聚之處。

回去就在這個地方下工夫，或者揉這個地方，或者拔罐；如果感覺這一塊發冷，還可以艾灸。總之，把這裡弄得軟軟的，你就沒有任何毛病了。根本用不著檢查，聽我的沒錯！」

她聽說不用檢查了，很高興，回去就照著我說的做了，效果非常不錯，後來她回診說：「自從懂得利用『八髎』後，我的月經正常了，不再痛經了；白帶也明顯減少；睡眠也變好了，不再時常失眠；大便也有規律了，不再時常便祕……」

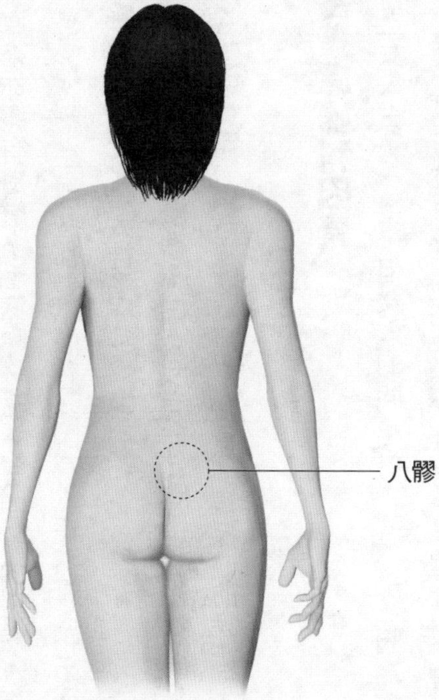

我問：「原來你還有這麼多毛病啊？那次我問診的時候，你怎麼不說呢？」她不好意思地說：「那些都是小問題，因為工作太忙，也沒空去管。沒想到被您統統解決了。你真是太神了。」

當然神啊！為什麼能這麼神？因為我有「法」。任何人只要有「法」他就是神！使用八髎就是通治婦科病的大法，也是婦科保健的大法！

婦女病需考慮婦科因素

這個世界上女人占了一半，但女人的問題占了一大半。因為女人在生理上有其特殊性，除了人所共有的生理和疾病之外，還存在「經、帶、胎、產」四大問題，這些問題與身體的其他問題結合，往往會把問題弄得更為複雜。

比如，很多的女子失眠、便祕等，都是由婦科問題所導致的，醫生如果不考慮婦科因素，用常規的方法去治療，往往會沒有療效，或者不能根治，病情容易反覆。所以古代很多醫生總是說：「寧醫十男子，不醫一婦人。」中醫裏也單列婦科。一般來說，女子月事初潮以後，其治病養生，就要考慮到婦科因素。

現代社會更是如此。大多數女人需要和男人一樣上班，擔負著和男人一樣繁重的工作，回家後還需要照顧家庭，所以，女人的問題變得前所未有的多。在我遇到的女性病人當中，帶有各種婦科問題的人，占了九成以上。

她們大多是忙裏偷閒來的，很多人在診室裏還在不停地接電話，一會兒是家裏的事情、一會兒是公司裏的業務，無不讓人操心。而她們自己身上的疾病和痛苦，卻很少有人去關心、在意。

尤其是那些婦科病，即使有人關心探問，也是難言之隱，有苦說不出。這讓我深深感嘆：在這個社會上，做女人真辛苦！

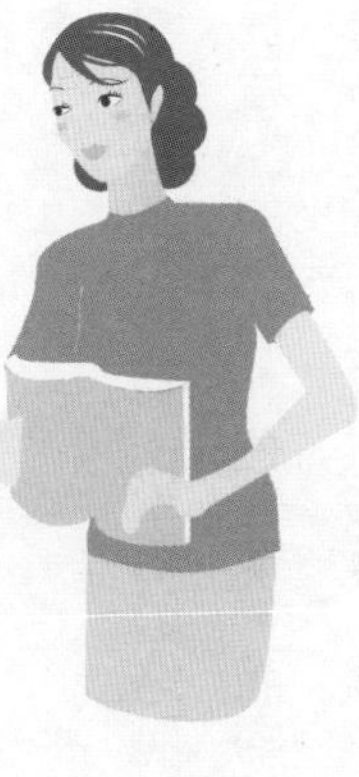

「八髎」是調節氣血的總開關

對於形形色色婦科的問題，完美的解決方法就是「使用八髎」。「八髎」就是指八個穴位：上髎、次髎、中髎、下髎各一對，所以叫做「八髎」。這是一塊區域，也就是骨盆腔所在之處，鄰近子宮。

這塊區域的皮肉應該是很鬆軟，能捏起來的，如果不鬆軟，說明經絡肌膚之間有粘連，這種粘連，正是體內（尤其是子宮有毛病）的外在表現，而婦科的一切疾病，都和子宮緊密相連。在八個區域進行提捏、推拿、按揉、拔罐或艾灸，正是從外而內、調理子宮。

沖脈、任脈和督脈，也都起於子宮。督脈，主一身陽氣；任脈，主一身之血；沖脈，則為經脈之海：五臟六腑都要靠它們支配。所以，八髎乃支配骨盆腔內臟器官的神經血管會聚之處，是調節人一身氣血的總開關，務必暢達無阻。子宮健康了，婦科問題沒有了，困擾女性的很多雜症，比如失眠、便祕、愛生氣、急躁、慵懶等，都會自然消失。

行文至此，忽然想起初戀的時候，第一次鼓起勇氣，輕輕地把手放在女友的腰上，她報之以甜美的回眸，那種感覺令人終身難忘。現在想起來，我的手不就是放在她的「八髎」上嗎？對於女性來說，這是一片神奇的區域，能帶來健康，也能傳遞溫情和愛意！

中醫小辭典

督脈

督脈的「督」有總督、都統的意思，因為所有的陽脈，都在督脈交會，所以是「陽脈之海」。督脈起於胞中（即小腹下方恥骨中央），下出會陰。患有督脈疾病的症狀，主要是腰痛、白帶、月經不調、不孕症等。

沖脈

奇經八脈之一，在十二經絡之內，沖是街道的意思。沖脈是五臟六腑之海，起於腎下，出於氣街。患有沖脈疾病的症狀，主要是腹部脹痛。

任脈

中醫奇經八脈之一，任是任受之意，所有的陰脈都在任脈交會，所以任脈為「陰脈之海」。任脈與督脈同起於胞中，同出於會陰。患有任脈疾病的症狀，主要是疝氣、月經不調等。

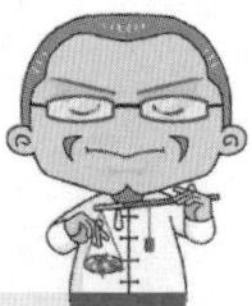

用之有道 武醫師養生帖

「八髎」是什麼？

「八髎」是經穴上髎、次髎、中髎、下髎的合稱。出自《黃帝內經・素問・骨空論》。位於第一、二、三、四骶後孔中，左右共八穴，故名。主治下腰痛、月經不調、小腹脹痛、骨盆腔炎、腰骶部疾病等婦科病症。

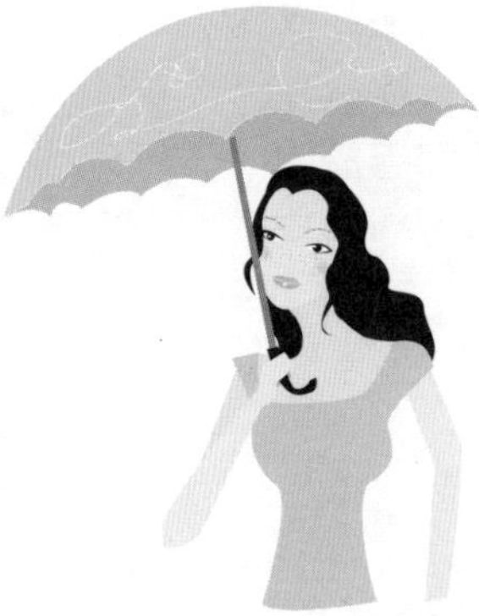

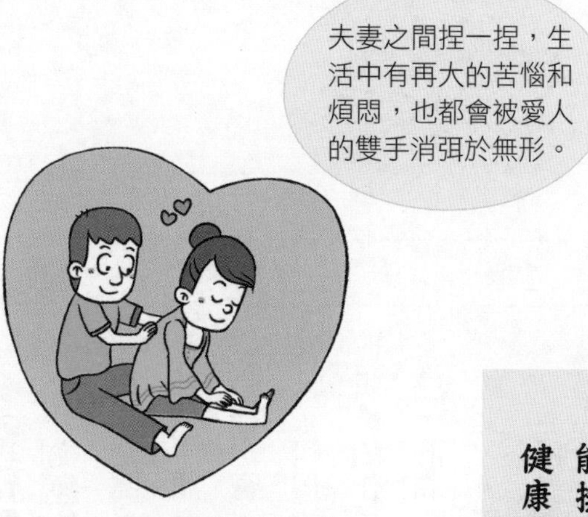
夫妻之間捏一捏，生活中有再大的苦惱和煩悶，也都會被愛人的雙手消弭於無形。

6

捏脊—促進夫妻感情的良藥

其實，捏脊豈止只是增加夫妻間的感情？兒女給父母捏一捏，能撫平父母一生的「積勞」；父母有了子女的這份孝心，自然健康長壽。

宋美齡是著名的長壽老人，活了106歲。我在讀她的傳記時，發現了一件很有意思的事。她每天都要找自己的專職按摩師，給她按摩後背，而且她對按摩師說不用做手法，給她抓一抓就可以。很多長壽的老人，也有經常按摩後背的習慣。這種方法，其實就是「捏脊」。

脊背是養生保健的一個重要部位。從生理解剖看，脊柱中有脊髓，這是大腦的延伸，神經從脊髓分支出來，散布到全身各處，大腦透過脊髓和神經網路，指揮全身的活動。

五臟對應五腑

五臟	脾	心	腎	肝	肺
五腑	胃	小腸	膀胱	膽	大腸

背脊是氣血運行的樞紐

從經絡方面看，脊背正中間是督脈，督就是「都督」、「總督」的意思；督脈，就是總督全身陽氣的一條經脈。脊背兩旁，是足太陽膀胱經循行的部位；膀胱經，是人體循行部位最廣的一條經脈，陽氣最盛而又怕寒。膀胱是州都之官，與腎相表裏，統攝全身的水液代謝。

可以說，脊背是全身氣血運行的大樞紐。更重要的是，膀胱經還有一個特殊的作用：它聯繫著其他的腑臟。肺俞、厥陰俞（就是心包俞）、心俞、膈俞、肝俞、膽俞、脾俞、胃俞、三焦俞、大腸俞、小腸俞、膀胱俞，都在膀胱經上，分布於督脈兩側。

所謂「俞」，就是「輸」，比如肺俞就是肺臟的轉輸、輸注之穴，對於保養肺部和治療肺臟疾病，都有重要作用。其他腑臟的「俞」穴，也是如此。捏脊，疏通全身氣血的大樞紐，同時把五臟六腑的氣機疏通一遍。

● 中醫對病因的觀點

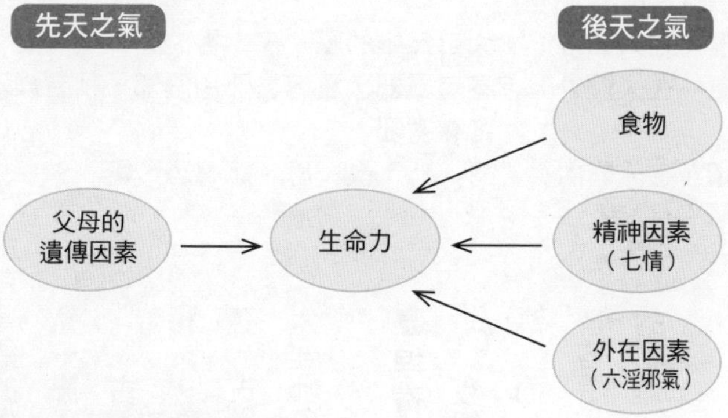

捏脊有益身心健康

「捏脊」，其手法最早見於晉代葛洪《肘後方．治卒腹痛方》：「拈取其脊骨皮，深取痛引之，從龜尾至頂乃止，未癒更為之。」「捏脊」就是用手指捏起脊背上的皮肉，用力往上提，從尾椎骨一直捏到頸椎骨。

前面講了：脊背是人體陽氣運行的重要通道，在脊背上稍微擺弄擺弄，哪怕只是自己把手伸到背後去撓一撓、掐一掐、捶一捶、拍一拍，或把脊背在牆上輕輕撞一撞，對健康都有益無害。

名醫列傳

葛洪

晉朝人（約西元250～330年），自號抱朴子，著名道士、道教理論家。曾隱居山中採藥煉丹，建立長生理論。著有《抱朴子》、《夢林玄解》等書。他所著的醫學著作中，記錄許多常用的治病方法，或藥用植物的特性等，對於中國的醫藥學有著深遠的影響。

產生疾病的原因

六淫（在人體外）：大自然中的風、寒、暑、濕、燥、火

邪氣（在人體外）：春有風邪，夏有暑邪、濕邪，秋有燥邪，冬有寒邪

七情（在人體內）：喜、怒、憂、思、悲、恐、驚

當然，如果在脊背上捏一捏，連皮帶肉捏起來，效果則更好。如果只是普通的保健「捏脊」，不管沿什麼方向，都是捏不壞的，只有高血壓患者要注意一點：須從上往下捏。

古時候，「脊」是通「積」的，也就是說「捏脊」實際上就是「捏積」。為什麼這麼說呢？其實老祖宗是很有智慧的。這裡面有更深一層的含義。古人講「息者為積」，人體的氣血在運行的過程中，由於內感七情、外感六淫邪氣，勢必出現淤積、堵塞。哪裏堵塞得最多呢？背部。

捏脊目的：將背部粘連組織捏開

我們捏一個健康人的脊背，會發現他脊背上的皮肉很鬆軟，一提就可拉高。而一個身體肥碩，明顯有濕熱壅滯或寒濕壅滯的成年人的脊背，就不是那麼容易提起來了。並不是因為他肌肉結實，而是因為他體內的淤積，造成皮肉的粘連。我們捏積，就是要把這些粘連捏散，把淤積在背部的粘連組織捏開。

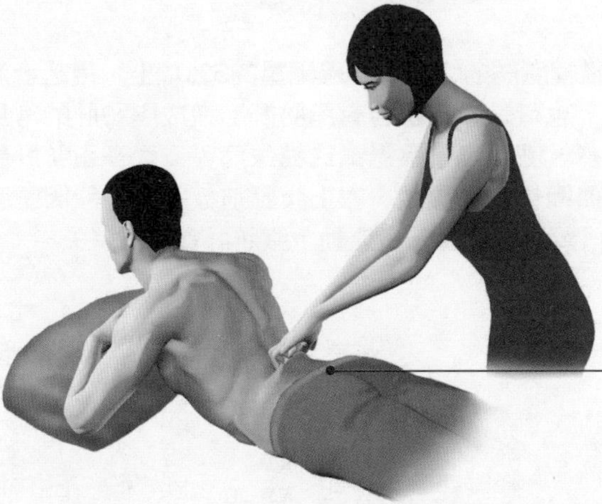

捏脊手法：捏三提一

脊背這個人體大樞紐的氣血通了，自然百病不生，而我們身體上一些或大或小的毛病，也會消失。我所用的「捏脊」的方法，跟普通的「捏脊」也有些不同，我是用雙手同時捏起脊背兩邊的皮肉，沿著一個方向捏，每捏三下，就要使勁往上提一下，這叫「捏三提一」。

如果手法到位，且被捏著體內粘連比較重的話，往往到了往上提的時候，被捏者皮肉都會有「啪」的一聲聲響。

捏脊方向：趴下之後，由上往下捏

現代人的生活條件普遍都提高，成人很多都有著「食積」的情況。臨床上，是藉由看脂肪厚度，來判斷是否有積食的情形。

病症小辭典

脂肪肝

脂肪肝是指肝臟裡脂肪的含量，超過總重的5%以上，用超音波掃描檢查腹部時，也可診斷出是否有脂肪肝。造成脂肪肝的常見原因，有喝酒過多、肥胖、營養過剩或糖尿病等。大多脂肪肝患者無特別症狀，偶爾會覺得腹脹、右上腹壓迫感等。一般因肥胖造成的脂肪肝，只要注意飲食、多運動，脂肪肝會自然消失。

當身體只需要吃二、三兩米飯就飽了時，我們非得吃半斤，結果呢？脂肪只好堆積到腰腹部了，甚至不光堆積在我們的腹部，像脂肪肝、高血脂等病，在中醫看來，統統都是脂肪積聚起來的。

當人體的五臟六腑出現積聚時，後背會形成一個反射區。所以給成人捏脊的時候，我們要趴下來，從上到下捏。

捏脊時間：沒有時間限制

有一句話叫「人過四十氣變虛，陽氣由下往上欺」，氣的運行方向開始發生變化，氣是向下順著走的。

我們要把氣降下來，這個時候就需要在後背捏一捏，不僅能消耗脂肪，還能降火。捏脊的時間，全天任何時候都可以，不必拘泥。

捏脊次數：每次以5次為宜

至於次數，一般以5次為宜，如果感覺舒服，非常想再捏捏，再多捏3、5次也無妨，養成一個定時捏積的好習慣，久久行之，自會有意想不到的效果出現。夫妻之間捏一捏，生活中有再大的苦惱和煩悶，也都會被愛人的雙手，消弭於無形，不僅對身心很有益處，還能增加夫妻感情。

其實，捏脊豈止只是增加夫妻間的感情呢？兒女給父母捏一捏，能撫平父母一生的「積勞」，很多慢性病，不知不覺間也會被捏跑了。父母有了子女的這份孝心，自然能健康長壽地安享天倫之樂。

捏脊小檔案

❶目的：捏開背部粘連組織，使氣血暢通。
❷方法：捏三提一（用雙手同時捏起脊背兩邊的皮肉，沿著一個方向捏，每捏三下，就要使勁往上提一下）。
❸時間：全天任何時間都可以。
❹姿勢：成人捏脊的時候，要趴下來，從上到下捏。
❺次數：以5次為宜，如果感覺舒服，再多捏3、5次也無妨。

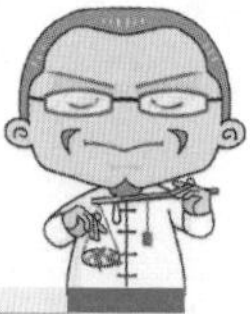

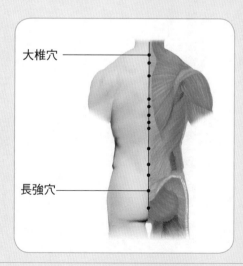

捏脊—從大椎穴捏到長強穴

有人會問：「武醫生，你讓我從上向下捏，那我從哪兒捏到哪兒呢？」實際上，如果你功力深厚，你可以從風池穴向下捏。一般我建議大家從大椎穴開始，向下一直捏到長強穴。長強穴在哪兒？就是我們俗稱「尾巴骨」的那個部位。

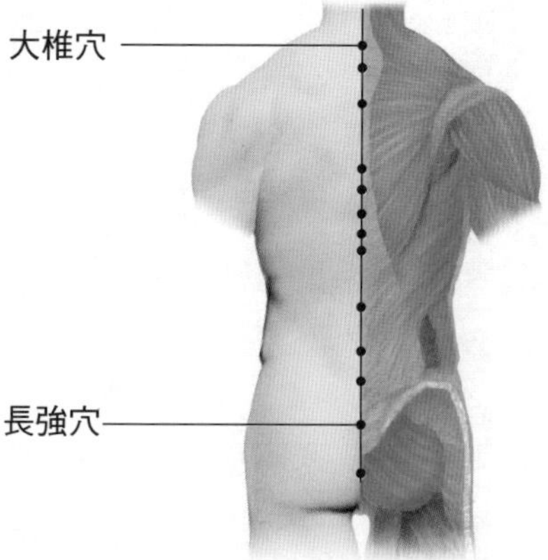

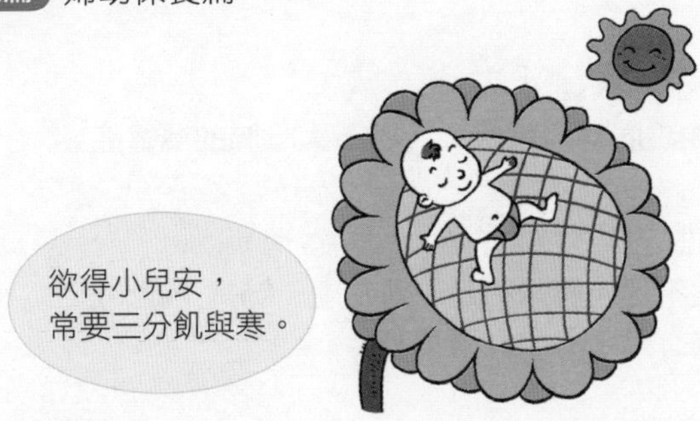

7

三分飢與寒，孩子就能健康成長

人生十歲，五臟始定，血氣已通，其氣在下，故好走。

——《黃帝內經·靈樞·天年篇》

女兒出生的時候，我在家帶孩子，同時潛心研究丹道中醫。去老師家的時候，有時也帶著女兒一起去。老師告訴我「欲得小兒安，常要三分飢與寒」，不要嬌生慣養，這樣帶大的孩子，身體不會出毛病。按照老師教的方法，女兒一天天茁壯成長，讓我帶孩子的同時，還有精力去研究中醫學。

老師說的方法，也沒有什麼特別之處，換句話說，就是別嬌生慣養。別讓孩子吃得太多、穿得太暖，適當地凍著一點和適當地餓著一點，對孩子一定是有好處的。

小兒病就是「二太」病

❶ 太陰脾的消化病　❷ 太陰肺的風寒症

小兒先天三臟不足，兩臟有餘

三臟不足：脾常不足、腎常虛、肺常不足

兩臟有餘：心、肝兩臟有餘

三分飢：吃到七分飽

「欲得小兒安，常要三分飢與寒」。是宋代兒科名家錢乙所言，其稍後的元代著名兒科醫生曾世榮，在《活幼心書》裏，又加了一句很多人不知道的話：「忍一分飢，勝服調脾之劑；耐一分寒，不須發表之功」。

中醫的兒科理論認為：小兒先天三臟不足、兩臟有餘，也就是脾常不足、腎常虛、肺常不足，心、肝兩臟有餘。過去的老前輩講：小兒病就是「二太病」。即「太」陰脾的消化病和「太」陰肺的風寒症。小兒「三分飢」原則，是要使小兒吃到七分飽，留有三分餘地。

名醫列傳

錢乙

字仲陽（西元1032～1113年），北宋人，為著名的兒科專家，為中國小兒科醫學建立堅實基礎，著有《小兒藥證直訣》，記載許多嬰兒疾病和兒童發育方面的病症，還有多種方劑，是我國第一本以原始型態保存下來的兒科專門著作。

欲得小兒安，常要三分飢與寒

三分飢：使小兒吃到七分飽，留有三分餘地。

三分寒：不是讓小兒受凍，而是處於七分暖的環境中。

嬰幼兒「臟腑嬌嫩，形氣未充」，消化吸收功能還不健全。保持七分飽，臟腑就不容易損傷，不易患肚子脹、肚子疼、腹瀉等腸胃病，自然用不著服什麼調理脾胃的藥物。小兒元陽充足、天性好動，如果衣服過暖，容易出汗受涼，導致傷風感冒。

◈三分寒：處於七分暖的狀態

「三分寒」的本義，並不是讓小兒去受凍，而是讓小兒處於七分暖的環境中，也就不易患咳嗽、哮喘、發燒等肺部疾病，因而用不著服什麼「解表發汗」的藥物。

家裏養過寵物的朋友，可以觀察到這個現象：小動物吃飽了以後，多一口牠都不吃，如果你再給牠，牠拿爪子蓋上，好像在說：「別動，這東西是我的，雖然我現在不餓，但我可以把它藏起來明天吃！」這是動物的一種先天本能，吃飽後，多一口也不吃。

對於小孩來說，他不想吃，也是一種先天表現。孩子不想吃飯時，父母不要追著餵飯，等他喊餓的時候，再餵他吃。

早在唐代，著名醫學家孫思邈在《備急千金要方》一書中也告誡我們：「小兒始生，肌膚未成，不可暖衣；暖衣，則令筋骨緩弱。……凡小兒不易太飽，飽則嘔吐。」

有節制的飲食、適時的衣著，才能使小兒健康成長發育。父母是孩子最好的醫生，讓天下的父母，都成為孩子的健康守護神，讓寶寶快樂茁壯成長。

名醫列傳

孫思邈

唐代華原人（生年不詳～西元682年），據說他活了120歲，也有一說他活了140歲。隱居於世，知識淵博，通百家之學，醫學方面也非常擅長，民間奉他為「藥王」。著有《備急千金要方》。

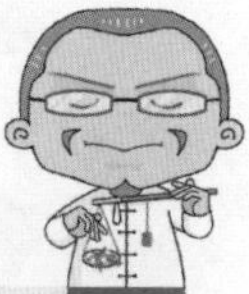

用之有道 武醫師養生帖

抱嬰兒的正確方式

2～3個月的嬰兒：以托扶為主

寶寶頸部肌肉功能尚未發展，一般情況下，以托扶為主。一手扶著寶寶的頭部和頸部，另一隻手扶在他的背部和臀部之間，以使寶寶感覺穩妥、舒適和安全。

4～5個月的嬰兒：抱腰為主，逐漸過度到豎直抱

當寶寶長到4～5個月時，能自己支撐頭部了，可以抱腰為主，逐漸向豎直抱方向發展。這樣可以為寶寶提供身體和頭部自由轉動的餘地，有更為廣闊的視野和自主活動的可能。

6個月後的嬰兒：摟抱的時間可適當減少

這時候，摟抱寶寶的時間，就要適當減少一些。如果還是一味摟在懷裏疼愛，會使寶寶產生依賴性，影響他的獨立性、自主性和堅韌性的發展。

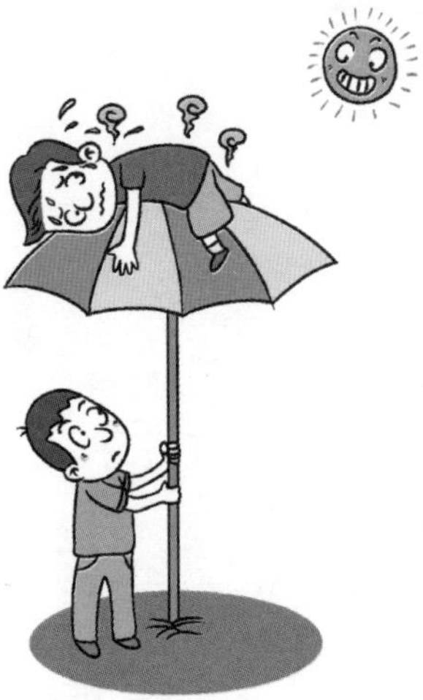

8

小兒發燒是正常的生長變化？

熱無犯熱，寒無犯寒；從者和，逆者病，不可不敬畏而遠之。

——《黃帝內經・素問・六元正紀大論》

很多小孩出生100天後，突然間發燒了，家長往往看得心急如焚，趕緊抱去醫院，打一針把熱退下來了，結果沒兩天小孩起了一身疹子。我在臨床上，看到過很多這樣的例子。

從中醫學的角度來看，孩子發燒，在臨床上往往不一定是「病理性」的反應，它還存在著一種「生理性」的發熱反應。出現這種情況，是因為醫生分不清這兩種發熱，盲目用藥造成的。

名醫列傳

巢元方

隋代醫學家、太醫博士，著有《諸病源侯論》，是中國第一本病因、病理及證候學的專論。全書專門論述疾病的病源和症候，還包含養生、診斷及導引等，但沒有治療的藥方。此書是中國醫學重要的文獻，在許多疾病的臨床診斷上，有獨到見解。

變蒸—成長變化期的正常發熱

隋唐時期有個醫家叫巢元方，他寫了部醫學著作《諸病源候論》，其中談到一個很重要的學術觀點—「變蒸」。

什麼叫「變蒸」？「變」就是變化，「蒸」實際上就是「發熱」，用通俗的語言來解釋，就是「成長變化當中的發熱」。在古人的描述中，有32天一蒸的、有64天一蒸的、有72天一蒸的，不盡相同。

很早以前聽老前輩們講過：說小孩發一次燒，是長一次腦子。不單是長腦子，還長個兒，不發燒、長不大。

說者無心，聽者有意。我曾經仔細觀察過自己的孩子，確實像老前輩們所言，變蒸發燒後，馬上覺得她有不一樣的變化。前兩天還不會叫爸爸、媽媽，發完燒以後，就會叫了。看著孩子真的長大了，心裏非常高興！

實際上這種變蒸發熱的過程，就像孵豆芽。一把豆子放在水裏，天天用涼水泡它，它永遠也長不成豆芽，要想它發芽，一定要有適當的溫度，溫度升高後，它才開始生長、開始發芽。

中醫小辭典

變蒸

由隋唐時期的醫家巢元方提出，「變」就是變化，「蒸」實際上就是發熱，用通俗的語言來解釋，就是「成長變化當中的發熱」，也是一種正常的生理性發熱，對孩子的身體並沒有害處，反而有利生長發育。不過此說法，在目前醫學界仍有爭議。

小孩在生長發育當中，有著類似的過程。嬰幼兒的「變蒸」，是一種正常的生理性發熱，對孩子的身體並沒有害處，反而有利孩子的生長發育。

「變蒸」這一學說，在今天的醫學界仍有很大的爭議。有的醫生認為，只要發熱就是病理性的，不承認有生理性的發熱，然而，以我自身帶孩子的經驗，以及多年來的臨床實踐，證實古人「變蒸」的說法，確實是有道理的。

生理性發燒的特點

生理性發熱有幾個特點：一是孩子發熱後（以低燒為主，偶爾出現高燒），給他個玩具還能抓、能玩，還能咿呀學語，跟你交流溝通，依然有精神；二是耳朵發涼、屁股發涼；三是上唇內側出現「變蒸珠子」，即粟粒（小米粒）大小的白色泡珠。

這種情況下，孩子的發燒是正在「變蒸」的表現，建議家長不要著急，別輕易給孩子服退燒藥。此時如果用藥物來治療，反而會影響他的生長發育。最好用毛巾浸溫水擰乾後，擦孩子的腋下、大腿根、後背、前胸等部位，用物理方法幫他降溫。

生理性發燒的特點

❶ 孩子發熱後（以低燒為主，偶爾出現高燒），依然有精神。
❷ 耳朵發涼、屁股發涼。
❸ 上唇內側出現「變蒸珠子」，即粟粒大小的白色泡珠。

在飲食上，讓孩子吃清淡一些。如果孩子正在吃奶，做媽媽的飲食也要清淡一些。同時要隨時觀察孩子的發熱程度。注意給他補充水分，幫助孩子把這一關度過去。一般情況下，此時體溫就可以降下來了。

病理性發燒的特點

病理性發熱的判斷方法，也很簡單。如果孩子發燒的時候，沒有精神、昏昏欲睡、一摸耳朵也發熱、手腳冰涼，這個時候一定要去醫院，此時的發熱，基本上屬於病理性發熱。

病理性發熱的原因有兩點：一是風寒、二是食積，就是我前文所說的「二太病」（小兒病就是「二太病」。即「太」陰脾的消化病和「太」陰肺的風寒症）。

病理性發燒的特點

1. 沒有精神、昏昏欲睡
2. 耳朵發熱
3. 手腳冰涼

成長痛—變蒸的另一種表現

變蒸的另一種表現，就是學齡前兒童的「成長痛」（生長痛）。有些學齡前的兒童，常常向家長訴說：「媽媽，我的腿痛。」輕的，說說就沒事了；重的，則痛得整晚睡不著，需要父母不斷用手去撫摸雙腿。家長擔心孩子腿受傷或生病，到醫院檢查後又都正常，沒有任何問題。這是什麼原因呢？

原來，人體的生長發育是有規律的，某一個時期體重增加佔優勢，另一個時期身高增長佔優勢，二者交替出現。當身高增長速度太快時，就會出現小腿肌肉腱牽拉感或疼痛感。這種疼痛，多發生在晚上睡覺或白天午休時，一般不需要治療，就可以自行緩解，家長不用擔心。

病症小辭典

成長痛（生長痛）

生長痛常見於4～10歲的小朋友，發作時間常在傍晚或晚上睡覺時，以大小腿的肌肉疼痛為最多，疼痛的部位沒有紅腫等異狀。生長痛的原因仍不明，但是一種良性的生理疼痛，通常不需治療，父母也可稍微熱敷或按摩孩子疼痛部位，以緩解症狀。

小孩發燒的種類

項目／發燒種類	生理性的發燒（變蒸）	病理性的發燒
特點	❶以低燒為主，偶爾出現高燒 ❷依然有精神，不會無精打采 ❸耳朵發涼、屁股發涼 ❹上唇內側粟粒大小的白色泡珠	❶發燒的時候沒有精神、昏昏欲睡 ❷耳朵發熱、手腳冰涼
發熱原因	處在「變蒸」的表現，成長變化中的發熱	風寒或食積
處理方式	❶用溫毛巾擦孩子的腋下、大腿根、後背、前胸等部位 ❷讓孩子飲食清淡 ❸補充水分	❶去醫院接受治療 ❷讓哺乳的母親吃清熱解毒的藥，再透過乳汁給孩子治療

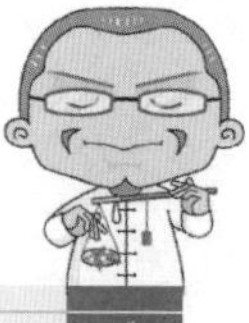

用之有道 武醫師養生帖

母嬰同治—小兒病理性發燒的治療法

當孩子出現病理性發熱時，要採取什麼措施呢？很多有經驗的老前輩，提出一個治療方法，叫「母嬰同治」。

這個方法在國際上也被應用，對於正在吃母乳的嬰兒，讓媽媽吃一些清熱解毒的藥，再透過乳汁傳導給孩子進行治療，非常有效。

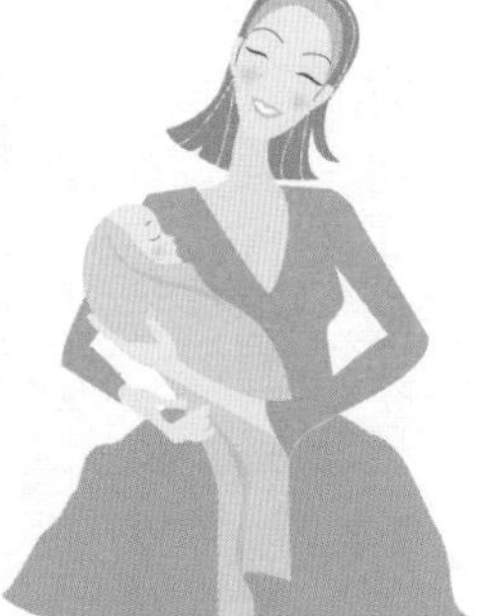

只有當過父母的人，才能理解父母的辛苦與幸福。

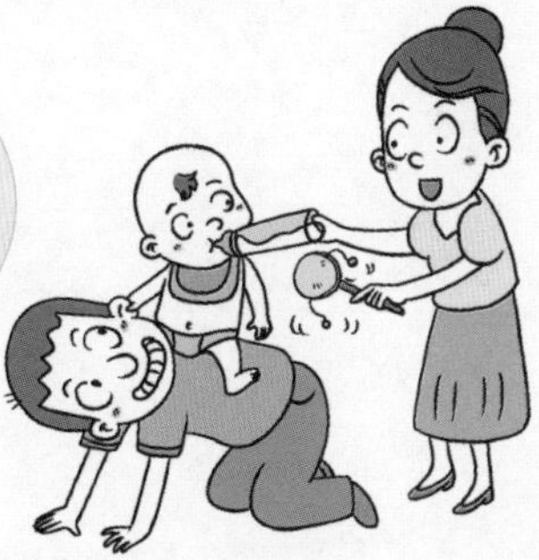

9

輕鬆治癒兒科病—中醫偏方專治兒童哮喘、濕疹

陰爭於內，陽擾於外，魄汗未藏，四逆而起，起則熏肺，使人喘鳴。

——《黃帝內經・素問・陰陽別論》

下面這兩篇小短文，是我過去在中醫門診時，門診主任在我的指導下親身經歷的真實案例，而這個實例的主角，又恰好是他當時年僅3歲的女兒。也正是從那次治療後，他開始學習傳統中醫，現在正有系統地學習經方，為自己和家人解除病痛，療效還是很不錯的。

文章寫得雖然有點過於褒獎我本人，現在放在這裡，又有點老王賣瓜之嫌，然而我真實的意圖，在於給大家一些啟示，希望大家能從中獲益，這才是我的初衷本意。

【看診實例❶】中醫治咳喘勝西醫

這是我親身的體驗。女兒從一歲半上幼稚園以後，容易上感（上呼吸道感染），一上感就咳嗽，咳嗽以後咳著咳著，就喘起來了，每次都是去小兒科看，吃些消炎藥，慢慢就好了，但女兒上感越來越頻繁，咳喘越來越嚴重。

小兒科的醫生讓我們看哮喘科，讓女兒吃「順爾寧」。女兒吃了一個月，但藥沒有停，女兒的咳喘就又發作了，而且咳喘得更厲害。

女兒快三歲時，有一次咳嗽非常重，咳了一夜，幾乎沒怎麼睡，心急的我只好打電話給武大夫。我記得特別清楚，就告訴武大夫三個症狀：咳嗽劇烈、流點清鼻涕、似乎有些發低燒。

武大夫在電話裏告訴我一個小方子，方子我現在還清楚地記在腦裏：炙麻黃、甜杏仁、石膏、甘草、荊芥、金銀花、連翹、乾薑、五味子，一共九味藥，共兩服，我給女兒抓的是免煎中藥。

中午12點半，女兒喝了半服藥，簡直神了，30分鐘後，女兒就不喘了，安然入睡。這對我的震撼太大了。武大夫電話裏告訴我的方子，竟然有這樣的神效，大家可以想像當時我有多興奮。

晚上女兒在喝完半劑藥後，基本上就不喘了，第二天我就讓女兒喝完藥後，上幼稚園去了。真是一劑藥下去就見效，兩劑藥就藥到病除了。

希望更多的家長，在孩子咳喘時來看中醫，體驗真正中醫的神奇療效，來體驗「一劑知，二劑已」，來體驗我們老祖宗的中醫中藥，在治療咳喘上，也許比西醫的抗生素、類固醇的藥效快，藥效還要更強。

陽光 書於2007年6月23日

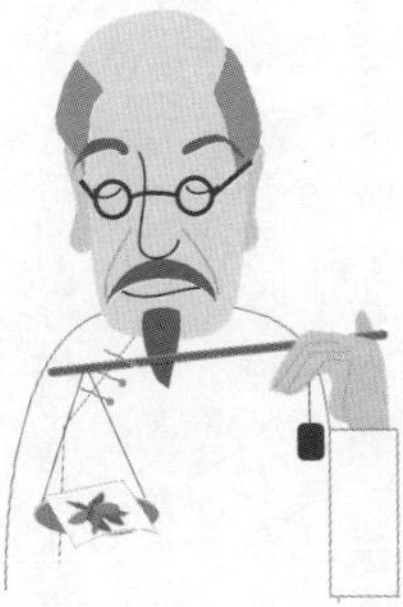

【看診實例❷】薏仁紅豆湯治濕疹有神效

兒童濕疹是常見病。記得因為女兒濕疹，跑過兩次醫院。第一次看到女兒臉上、手上、耳朵上，出現像癬一樣的皮屑，圓圓的一塊一塊，我緊張得要命。到皮膚科就診，等了兩個多小時，醫生看病時，特別輕描淡寫地說：「哦，是乾性濕疹。」開了「膚樂霜」兩支。

我想諮詢病因，醫生簡單一句：「原因不明」。沒有兩分鐘，不容我多問，就讓下一個病人來就診了。第二次就診情形也差不多。「膚樂霜」還真管用，一塗上，女兒的濕疹馬上就好了；但不塗，濕疹就老犯。最後女兒的濕疹，變成了經常爛耳根。

武大夫告訴我一個小偏方，治小兒濕疹特有效，基本就不用「膚樂霜」了。治濕疹方子非常簡單：抓一把薏仁、一把紅豆，煮開30分鐘，讓孩子喝湯，能吃豆更好。

結果，薏仁紅豆湯對女兒的濕疹真特效，女兒一喝，一、兩天濕疹就全部消失了。大家要注意，因紅豆薏仁湯利尿，小孩會30分鐘左右尿一泡尿，會尿3～4次，注意較小的孩子，別尿濕了褲子。

這個小方，讓我知道中醫的高明，簡單的薏仁、紅豆，比西醫的類固醇還要靈。抑制濕疹出來，薏仁、紅豆祛濕，讓孩子將體內濕氣尿出去，都可以達到治療濕疹的作用。但類固醇有副作用，不能長期用，薏仁、紅豆是食品，就沒有這種擔憂。

薏仁紅豆湯是治標的藥物，不能保證小兒濕疹的復發。要治本，只有健脾，因為脾是運化水濕的臟器，小兒脾臟的功能強大了，水濕能正常代謝，自然就不會出濕疹。

陽光 書於２００７年９月27日

以上陽光先生將自己的感悟，寫出來與大家一起分享，其精神十分可嘉。此文在部落格轉貼後，很多讀者留言詢問咳喘和濕疹的具體細節。我在此作一些補充說明。

經典檔案

傷寒論

由東漢名醫張機（仲景）所著，為中醫經典著作，共十六卷。張仲景死後，此書也隨著戰爭紛亂而散失不全，後由晉代王叔和重新蒐集、整理，取其傷寒部分重新編纂，名為《傷寒論》。

麻杏石甘湯治溫病

第一個事例中，我雖然是透過電話開的方子，但抓住了三個要點：劇烈咳嗽、鼻流清涕、伴隨低燒。低燒，說明體內陽氣不足；咳嗽、清涕，表明體內有寒濕的表現，這個方子在《傷寒論》中叫「麻杏石甘湯」，是治療溫病的主要方劑。

此方是在「麻杏石甘湯」的基礎上加減而成，乾薑、五味子是醫聖張仲景先賢治療咳喘的聖藥。加上銀花、連翹和荊芥，可以把體內的寒濕之邪表散出去。

很多人看到這個小方後，懷著急切的心情給我留言：「這個藥方實在太好了，可是為什麼不說明一下這藥方劑量呢？」對於這個問題，不是我不回答，也不是我保守，而是中醫一般要講究「辨證論治」，抓住主症後，才能開具處方。

如果大家對這個驗方感興趣，可找當地有經驗的中醫，按患者的具體情況開方，這樣才能收到好的效果。我想他們一定很樂意幫忙的。

辨證論治、辨因論治

中醫在臨床上講究「辨證論治」、「辨因論治」，就是說：把病人的病因找出來，改變造成疾病的原因，祛掉疾病的病根子。辨因，則又往往會把疾病的原因追溯到：吃多了。「辨證論治」是中醫學認識疾病和治病的基本原則，也是診斷及治療疾病的基本方法。

辛溫藥物祛除體內寒濕

第二個事例，是關於兒童濕疹的問題。現代醫學認為濕疹是人的一種變態反應，也就是俗話說的「過敏」。像上文陽光所使用的「膚樂霜」，是類固醇類的藥物，只能發揮緩解病情的作用，不能徹底根治。

中醫認為，濕疹不論是乾性、濕性的，皆以濕邪為主，是體內濕邪向外散發的一個過程。這個病例中哮喘、咳嗽加濕疹，實際上是同屬一個病因。用辛溫的藥物，來祛除體內的寒濕，能很快緩解症狀。薏仁紅豆湯主要以祛濕為主，如果他當時能夠配合「扶陽解表」的藥物一起使用，濕疹應該就可以根除。

病症小辭典

濕疹

濕疹是常見的皮膚科疾病，一般症狀是劇烈搔癢，起紅疹，可能會脫屑，且會反覆發作。發作的原因，可分成內在的遺傳過敏、內分泌失調等；外在因素，則有各種過敏源等誘發濕疹。治療方面，西醫通常開外用藥等塗抹患部，嚴重時會開口服藥；中醫則依病患體質，分別開清熱利濕、祛風止癢等不同的藥方。

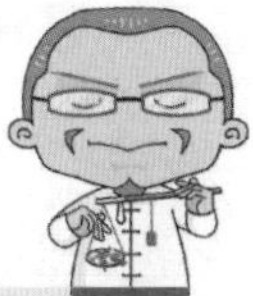

用之有道 武醫師養生帖

幼兒不可濫用抗生素或補藥

小孩在生長發育階段，體內陽氣是充裕的。偶感風寒，也能透過自身抵抗力抵禦病邪。千萬不要濫用抗生素和補藥，否則會破壞孩子的免疫機能，導致疾病叢生。

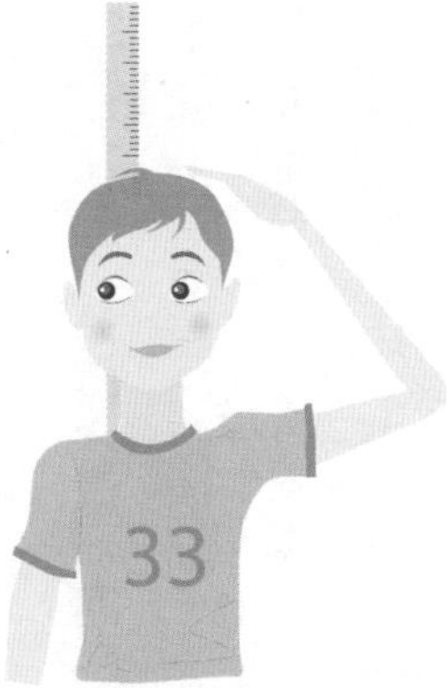

第四篇

常見病自療篇

世間最好的藥都在自己身上

倘若有朋友再問我：「如何能不生病？」「如何能長生？」我唯有送你一句話：「體質先天注定，那是『命』；但你可以決定怎麼調理養護，那是『運』！『命』是無法改變的，『運』卻可以自我控制。」

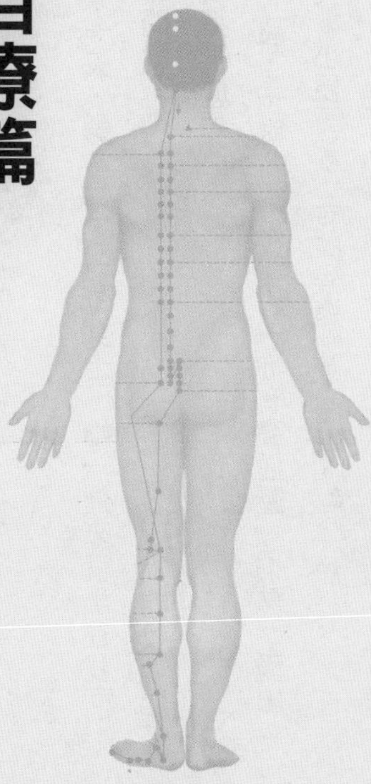

1

如何掌握自己的體質養生密碼？

天地之間，六合之內，不離於五，人亦應之……

——《黃帝內經・靈樞・陰陽二十五人》

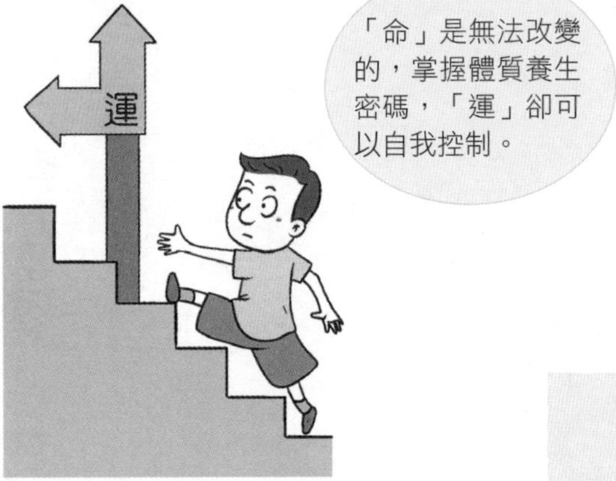

運
「命」是無法改變的，掌握體質養生密碼，「運」卻可以自我控制。

一年前的某一天，診室來了一位女士。她一進來就坐在我面前，我剛要開口問診，她就帶著一副不耐的語氣說：「別問我哪兒不舒服，先給我把把脈再說！」

我笑了笑，看了一眼，對她說：「你有高血壓、怕熱？愛出汗、喜歡吃涼食、小便澀黃，有時候還睡不著覺。」

「還真行，這才是真正的中醫，不把脈就把病全看出來了，挺神的！」

其實，不是我神，只是遇到了一個「偏陽體質」的病人，只有用這種「未卜先知」的望診方法，才能讓她安靜地坐下來，給她看病。從體質學的角度來講，她的病也是體質病，因為都在臉上寫著呢！

養生的最大祕密？──辨別自己的體質

為什麼有的孩子出生後很好養，連小病也不怎麼生；而有的孩子卻很嬌氣，動不動就生病？為什麼有的人天生苗條，而有的人卻體態臃腫？為什麼有的人怕熱，有的人怕冷？這些都是「體質」所決定的。

《黃帝內經》把人分為25種體質，每個人生來就分屬於不同的體質，但是辨別起來很複雜，不適合普通人作為指導養生。

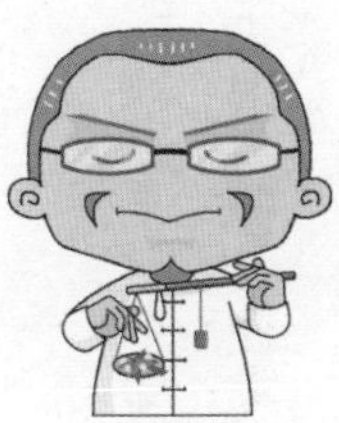

人的3種體質

在此基礎上，我按照道家的觀點，把人的體質簡約歸納為三類：即偏陰體質、偏陽體質、陰陽平和體質。在養生治病中，應用起來很方便，使《黃帝內經》的體質學説，對普通人也有切實可行的指導意義。

人的體質，其實説起來很簡單，它就像老天安排給你要過一輩子的親密伴侶。而保養生命的最大玄機，是明白自己屬哪種體質？只有明白自己體質的特徵，才會有效運用養生和祛病方法，才能防患於未然，讓我們少生病，甚至不生病。這才是養生治病的大智慧。

要辨別自己屬於哪一類型體質？得從不同體質表現出的特徵入手。

❶偏陽體質

偏陽體質的人體型較瘦、結實，好動、易急躁，性格外向，自制力差，食量較大，消化吸收功能強。皮膚易長瘡，大便乾燥，易眩暈、頭痛、失眠。

這類體質的人怕熱、喜冷，或體溫偏高，動則易出汗，喜歡喝冷水。面色多蒼黑或偏紅，或油性皮膚。精力、性慾旺盛，動作敏捷，反應快。

在《黃帝內經．靈樞》裏，黃帝又把偏陽體質，分為「太陽體質」和「少陽體質」，也就是「火型人」和「木型人」。

偏陽體質的種類
❶ 火型人（太陽人）
❷ 木型人（少陽人）

火型人（太陽人）

火型人，即太陽人。一般體型銳隆，面色赤黃或赤白。頭小、銳面、肩形好，手足也小。這類人大多熱情、敢於冒險，但喜誇張、好虛榮、驕傲好鬥，且隨意自得而不拘謹，喜歡高談闊論，無能虛説，志向遠大但往往都不切實際，常過於自信而意氣用事，雖遭失敗也不知悔改。

木型人（少陽人）

木型人，即少陽人。一般體型修長，面色蒼白，頭小，長臉形，肩背大，身子直，手足小。這類人大多個子高但很瘦，站立時頭高仰，行走時則左右搖擺，站立時雙手多放於背後。一般慷慨公正，能與人合作，善於人際交往，但不喜歡埋頭工作，反抗心強，不服人，容易頂撞，善變不穩定。

像來我診所的這位女士，就是偏陽體質裏的「火型人」，這樣的人對風、暑、熱易感性較強，受邪後多傷陰、耗陰，易得高血壓、心臟病等。

偏陽體質的人養生：以靜養抑陽為主

偏陽體質的人，也就是說「火型人」和「木型人」，在養生時要以靜養抑陽為主。心態要平和，不要做太劇烈的運動。平時要多吃偏陰涼的食物，如白菜、西瓜、苦瓜、冬瓜、黃花菜、馬齒莧、海帶、紫菜，水果中多吃梨、香蕉等。

偏陽體質者的特徵

項目	偏陽體質特徵說明
外貌	瘦而結實，面色多蒼黑或偏紅，或油性皮膚。
性格	外向，自制力較差，動作敏捷，反應快。
常見症狀	皮膚易長瘡，大便乾燥，易眩暈、頭痛、失眠等。
養生法	❶靜養抑陽為主。 ❷心態要平和，不要做太劇烈的運動。 ❸平時多吃偏陰涼的食物。

❷ 偏陰體質

一般來說，偏陰體質是指有「偏寒多靜」等特徵的體質。具有這種體質的人，多見於體型較胖但較弱，體溫較正常稍低，怕冷，喜熱，面色偏白而少光澤，精力偏弱，容易疲勞，動作遲緩，反應較慢。性格內向，喜靜少動，膽小易驚，食量較小，消化吸收功能一般。

我有位病人得了結核性腹膜炎，病到腹水了，才來找我看病。我說：「你這病都半年了，再拖兩個月，可能我也救不了你，這個病有很多前期症狀，你為什麼現在才來看病呢？」

這個病人很委屈地說：「武大夫，我這半年真的是一點症狀都沒有，吃喝拉撒，什麼都正常，您說這是炎症，總要發燒才對，可是我這半年，就是連感冒都沒得過，所以才耽誤了……」

聽他這麼說，我也就沒怪他了。這位病人，就是「典型的偏陰體質」，因為偏陰體質的人，對寒、濕之邪易感性強，受邪後，多表現為不發熱或發熱不高，容易傳裏或直中內臟。這樣體質的人，多陽氣不足，腑臟功能偏弱。所以這位病人在得了炎症後，也沒有發燒症狀。

在《黃帝內經・靈樞》裏，偏陰體質，還分為「太陰體質」和「少陰體質」，就是「水型人」和「金型人」。

偏陰體質的種類
❶ 水型人（太陰人）
❷ 金型人（少陰人）

水型人（太陰人）

水型人，即太陰人。這類體質的人一般體型豐滿，皮膚較黑，頭較大，面不平，肩窄或小，腹部大，手足喜歡動。水型人柔弱，不好動，不好爭，有利於他人，適應能力強，比較內斂，能適應萬物。

這類人，具有很強的調和性和妥協性，具有說服力，為人有同情心，敏感、謙虛、順從、性情柔和，心靈手巧、精善藝術，肯屈就低下，沉靜安靜，溫柔婉約，在熟悉的領域可塑性強，但這類人容易自卑，愛哭，消沉抑鬱，優柔寡斷等。

金型人（少陰人）

金型人，即少陰人。這類人一般體型方正，皮膚白，頭小，臉形圓中帶方，肩背小，肚子平，手足也小。這種體質的人，多具有較強的支配力和控制力，有創意，有想法，具有上進心，目標力很強，常有威嚴的氣質。

偏陰體質者的特徵

項目	偏陰體質特徵說明
外貌	體型較胖但較弱，面色偏白而少光澤。
性格	性格內向，喜靜少動，膽小易驚，動作遲緩，反應較慢。
常見症狀	容易疲勞，陽氣不足，腑臟功能偏弱。
養生法	❶ 養生時，要以精神上的調養為主。 ❷ 讓偏陰體質者動起來，活躍起來。 ❸ 多吃偏陽性食物。

金型人一般堅定、堅毅，仗義疏財，穩重自恃，高瞻遠矚，有遠見，做事獨立而不願妥協。但這類人通常也固執、好比較，喜歡以自我為中心。

偏陰體質的人養生：以精神調養為主

偏陰體質，也就是水型人和金型人，在養生時，要以精神上的調養為主，即要讓這種體質的人動起來，活躍起來，心裏有這個準備，往往就真的能達到想要的效果。

偏陰體質的人，平時可多吃偏陽性食物，如辣椒、乾薑、香菜、芥菜、南瓜、大蒜、荔枝、桂圓、柳橙、羊肉等。如此結合調節之後，偏陰體質的人，也可以慢慢變成陰陽平和之人。

❸ 陰陽平和體質

可能有朋友會問：「我看前面的偏陽體質和偏陰體質裏，我都有點像又不全像，那我到底是哪種體質？」如果前面講的兩種體質，好像都有又好像都沒有，你就是「陰陽平和體質」。

陰陽平和體質─最健康、較長壽

陰陽平和體質，是最健康的體質。這類人通常胖瘦適度，膚色較好，目光有神，性格隨和開朗，這類人不易受外邪，不易生病，即使生病，也會好得很快。精力充沛，睡眠好，工作效率高。如果調養得好，這類「陰陽平和體質」的人，一般較長壽。

土型人

陰陽平和體質的人，就屬於五行裏的土型人，是陰陽最和諧平衡的人。這類人大多長得很敦厚，皮膚黃、頭較大，圓臉型，肚子大，手足小。這類人往往居中不偏激，比較中和，敦厚、誠信，但思想不夠活躍，沉悶保守，反應遲鈍，開創性不強。

陰陽平和體質的人，在養生方面要注意的地方，我就不贅述了，取偏陽體質和偏陰體質的中間即可。

陰陽平和體質者的特徵

項目	陰陽平和體質特徵說明
外貌	胖瘦適度，膚色較好，皮膚黃、肚子大，手足小。
性格	目光有神，性格隨和開朗，思想不夠活躍，沉悶保守。
養生法	取偏陽體質和偏陰體質的中間就可以。

肺腑之言，不吐不快。倘若有朋友再來問我說：如何能不生病？如何能長生？

我唯有送你一句話：體質先天注定，那是「命」；但你可以決定怎麼面對，那是「運」！「命」是無法改變的，掌握體質養生密碼，「運」卻可以自我控制。

人的3種體質

體質	細項分類	特徵說明	體質飲食養生法
❶ **偏陽體質**	火型人（太陽人）	**外形：**頭小、銳面 **性格：**熱情，常過於自信而意氣用事。	多吃偏陰涼的食物，如白菜、西瓜、苦瓜、冬瓜、黃花菜、海帶、紫菜、馬齒莧，水果中多吃梨、香蕉等。
	木型人（少陽人）	**外形：**個子高但很瘦 **性格：**一般慷慨公正，能夠與人合作，善於人際交往。	
❷ **偏陰體質**	水型人（太陰人）	**外形：**體型豐滿，皮膚較黑 **性格：**柔弱，不好爭，適應能力強，比較內斂。	多吃偏陽性的食物，例如辣椒、乾薑、香菜、芥菜、南瓜、大蒜、荔枝、桂圓、柳橙和羊肉等。
	金型人（少陰人）	**外形：**體型方正，皮膚白，頭小 **性格：**堅毅，有遠見，固執，以自我為中心。	
❸ **陰陽平和體質**	土型人	**外形：**長得很敦厚，皮膚黃 **性格：**居中不偏激，誠信，但是思想不夠活躍。	取偏陽體質和偏陰體質的中間來養生即可。

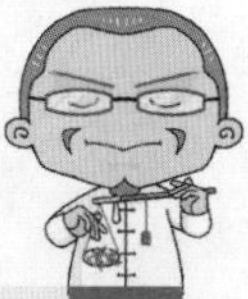

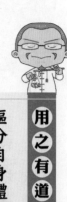

用之有道 武醫師養生帖

區分自身體質以養生

我們在區分自己的體質時，不能鑽牛角尖，非得和特徵完全吻合，才認為自己是某種體質。比如說一般偏瘦的人，都是偏陽體質；胖的人都是偏陰體質。

其實也不然，胖瘦和後天身體狀況、家庭遺傳，也有很大關係；而且南方人和北方人，因為氣候、食物不同，胖瘦也不同。

並且人的體質，是會隨著身體的健康狀況變化而改變的，我們在區分自己體質時要綜合辨證地看，不能斷章取義，否則就不是我講「體質養生」的初衷。

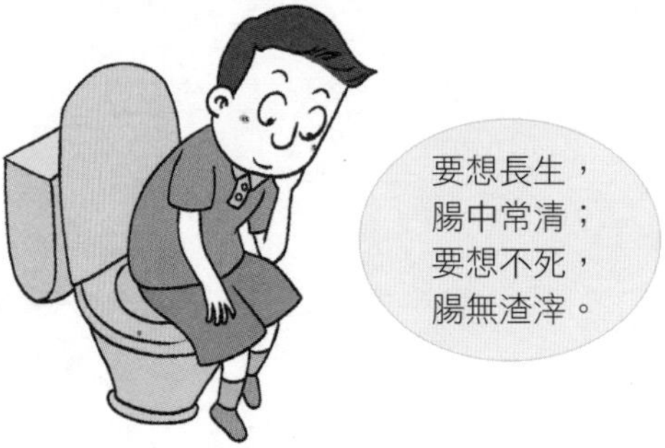

2

要想長生不老，腸中必須常清

大腸者，傳道之官，變化出焉。小腸者，受盛之官，化物出焉。

——《黃帝內經・素問・靈蘭祕典論》

初冬的一次門診，第一位病人剛進門，就焦急地跟我說：「武大夫，我十多天沒有大便了，現在腹脹難受，您看這該怎麼辦啊？」

診斷後，我給她開了一服中成藥「羚羊清肺丸」，按說明服用。沒過一會兒，她拿著藥上樓問我：「武大夫，您是不是開錯藥了？「羚羊清肺丸」是清肺熱、治感冒的藥，我現在是便祕，沒感冒啊！」病人非常困惑。

「對，你的便祕就是要治肺。」

初診時我發現這位病人有乾咳、氣粗、舌苔偏黃的體徵，是典型的肺燥熱症狀。中醫認為，肺和大腸是互為表裏的，肺燥熱就會耗傷大腸的津液，久之大腸津虧，形成便祕。

五臟對應五腑

五臟	五腑
脾	胃
心	小腸
腎	膀胱
肝	膽
肺	大腸

病症小辭典

便祕

便祕一般的定義，是指在一星期之內，排便的次數少於3次，且排出的便是硬的，以及排便困難，這種狀況持續六週以上，就稱為「便祕」。

便祕可分為「習慣性便祕」及「器質性便祕」，「習慣性便祕」主要是水分、膳食纖維攝取不足、缺乏運動等。「器質性便祕」則是由疾病引起的。持續便祕，或伴隨腹痛、沒有排氣、發燒等症狀時，應詢問專科醫師治療。

◈「提壺揭蓋法」治便祕

有經驗的老中醫治便祕，往往從清肺熱開始，此法謂之「提壺揭蓋法」。肺主肅降，大腸是擔任傳導功能，正常情況下，肺要肅降，腸道才能收到下傳的命令，大便也才能正常排出，若不排出，就會讓糞便滯留腸內，形成便祕。同樣，大腸不正常工作，也會引起肺部的問題，比如哮喘、口臭。

正常情況下，人一天大便一到兩次，但兩、三天一次，甚至更長時間，往往就會造成便祕。宿便長時間在體內排不出去，就會導致腸道發生病變，還會引起其他疾病。

很多人認為，便祕是因為腸道出現問題，治起來只管腸道，其實這是很武斷的，治標不治本。

食材小辭典

白蘿蔔

性質：微涼

別名：菜頭、大根、萊菔、蘿白

功效：殺菌、助消化、提振食慾、防癌、預防高血壓與冠心病

適用者：一般人、傷風感冒者、消化不良者、心血管疾病以及癌症患者

不適用者：身體虛弱者、有吃人參或西洋參者

便祕的種類

當然，便祕也不全然都是肺的問題。還有以下幾種原因，也會造成便祕：

❶ 胃腸積熱便祕（熱祕）

此種便祕，中醫認為是過食辛辣味重，或過服溫補之品等，導致陽盛灼陰；或熱病之後，餘熱留於腸胃，耗傷津液；或濕熱下注大腸，使腸道燥熱，傷津而便祕。

主要症狀：屁臭、大便乾結、小便赤黃、口唇生瘡等，這是多發生於體實者。

對症下藥：可以按說明，服用「牛黃清胃丸」，同時吃點蘿蔔。蘿蔔是通氣的，把胃腸裏的濁氣排出去，大便也就通暢了。

❷ **脾腎虛寒便祕型（冷祕）**

脾腎陽虛時，人體怕冷，腰膝痠軟，四肢發涼，導致體內寒凝氣滯，腸道傳導無力，所以大便困難。多見於老年人或久病未癒的人。

對症下藥：可遵醫囑服用「附子理中丸」。

❸ **津液不足便祕型（虛祕）**

簡單來說，由於中氣虛弱，造成津液不足，導致的便祕叫做「虛祕」。

主要症狀：便乾、食少或面色蒼白、指甲淡白、齒齦白或是心慌氣短、乏力困倦，多見於老年人，體虛、失血過多或慢性貧血者。

對症下藥：可遵醫囑服用「補中益氣丸」。

❹ **肝鬱氣滯便祕型（氣祕）**

肝主疏泄條達，肝鬱氣滯，氣內滯而物不行，也會導致「氣祕」。主要症狀是腹脹、兩脅脹、情志不舒、急躁易怒、唉聲歎氣、不思飲食、排出困難。常見於性格內向的人或更年期患者。

對症下藥：可遵醫囑服用「舒肝丸」或「加味逍遙丸」。

便祕的種類

種類＼項目	原因	主要症狀	易罹患族群	方劑
胃腸積熱型（熱祕）	●陽盛灼陰 ●腸道燥熱 ●耗傷津液	●屁臭 ●大便乾結 ●小便赤黃 ●口唇生瘡	●體實者	牛黃清胃丸
脾腎虛寒型（冷祕）	●脾腎陽虛 ●體內寒凝氣滯	●怕冷 ●腰膝痠軟 ●四肢發涼 ●大便困難	●老年人 ●久病未癒的人	附子理中丸
津液不足型（虛祕）	●中氣虛弱	●便乾、食少 ●面色蒼白 ●指甲淡白 ●齒齦白 ●心慌氣短 ●乏力困倦	●老年人 ●體虛 ●失血過多者 ●慢性貧血者	補中益氣丸
肝鬱氣滯型（氣祕）	●肝鬱氣滯 ●氣內滯而物不行	●腹脹、兩脅脹 ●情志不舒 ●急躁易怒 ●唉聲歎氣 ●不思飲食 ●排出困難	●性格內向的人 ●更年期患者	舒肝丸 加味逍遙丸

經典檔案

論衡

書名，王充著。保存許多漢代的民俗資料，是一本著名的無神論作品，批判東漢當時的世俗迷信、占卜等思想，在中國思想史上具有崇高的地位。《論衡》現存85篇，「招致」一篇遺失。

久服瀉藥傷陽氣

現在很多人普遍認為，便祕是腸道出了問題，而去買清腸通便的瀉藥來服用，此類藥物多是寒涼之品，久服傷人陽氣。

撰寫此文的目的，也是希望大家能用最簡單的方法，來自我診斷，找對了病因，才能對症施治。盲目採用清腸洗腸的方法，是治標不治本，長期下去，還會形成對藥物的依賴，反而引起其他病變。

漢代王充《論衡》中說：「要想長生，腸中常清；要想不死，腸無渣滓。」解除便祕的困擾，保持腸道的通暢，腸中常清，人人都能做個世間的長生不老仙。

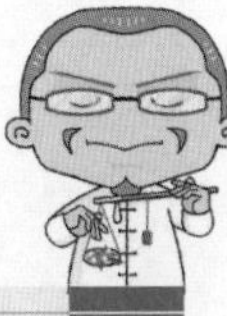

用之有道 武醫師養生帖

「龜行氣法」治便祕

治療便祕還有一個導引法，《諸病源候論》記載：「數日大便不下者，可以採用龜行氣法」。

具體方法：仰臥床上，將被子蓋到頸部，兩手拉著被頭，意念在腹部，用鼻深吸一口氣，要細、慢、勻、長，然後閉氣，並用被子蓋住頭部，頭往被中縮。閉氣到最大限度時，輕輕將頭伸出被外，緩緩將氣呼出。反覆數次，對便祕有奇效。

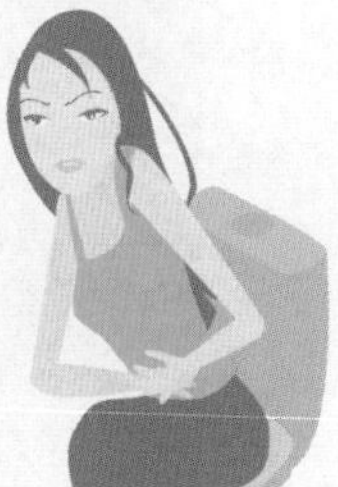

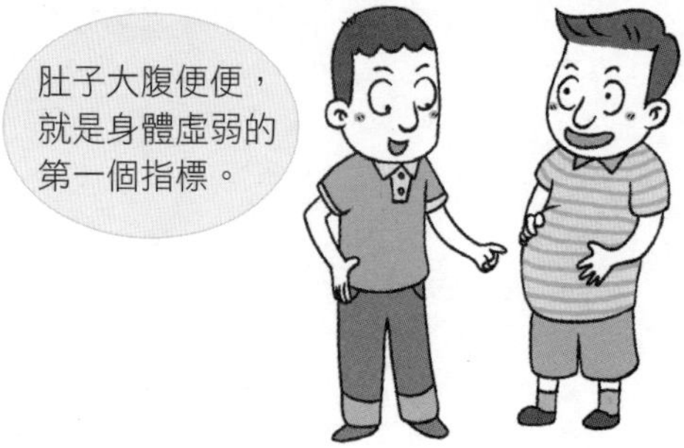

3

消除腹部脂肪速效法

脾主身之肌肉，腎主身之骨髓。

——《黃帝內經・素問・痿論》

幾個月前，我有一個學生從海外歸來，帶著妻兒來看望我。開門第一眼看到的就是他的大腹便便，與他出國前清秀瘦弱的樣子，很難聯想起來，這讓我小吃了一驚。

這位學生自我解嘲地說：「還是娶了老婆好啊！您看我結婚兩、三年什麼事都不用操心，生活安逸，心寬體胖。哪像沒有結婚前，天天惦記著娶老婆，怎麼吃都長不胖。」他用寬厚的手摸著自己的大肚子，一臉幸福地說：「這身材，才叫男人啊！」

成語小辭典

大腹便便

便，讀胼。大腹便便，是形容肚子肥胖凸出的樣子。用於形容人的體態臃腫。

「男子身體壯實，能給女子安全感，像個男人，是有道理的，但渾身脂肪，還挺著個大肚子的這種『壯實』，不僅不像個男人，長此下去還會成為一個病人。」我的一番話，這回輪到我的學生吃驚了。

◈脾腎陽虛造成「鮪魚肚」（啤酒肚）

不是因為病理原因，引起的大腹便便，我們都有一種說法，叫「鮪魚肚」或「啤酒肚」、「將軍肚」。目前，國際上對鮪魚肚的成因，有好幾種說法。有人說「鮪魚肚」是營養過剩導致的，也有人說是營養不均衡造成的。其實這都不是真正原因，從中醫的角度來說，脾腎陽虛，才是導致「鮪魚肚」的罪魁禍首。

有很多人就不理解了，「鮪魚肚」、「啤酒肚」分明就是肥胖造成的，怎麼和人的內臟脾、腎扯上關係了呢？

回答這個問題前，我還是拿我一個學生為例。他結婚前孤家寡人，不近女色，體型雖瘦，但身體健康。有了老婆後，有一股新鮮勁在那兒，無形中房事過多，造成腎虛。

五行對應五臟

五行	土	火	水	木	金
五臟	脾	心	腎	肝	肺

腎主水，脾主土，房事過多，水就少了，水帶動剋制不了土，加上現代人喜歡喝冰鎮啤酒，啤酒性涼，直接入脾臟（翻譯「啤酒」這詞的人真是天才，知道「啤酒」就是入「脾」的，一語道破天機），這時脾也就虛了。

《黃帝內經》裏講「兩虛相得，乃克其型」，講的就是腎和脾都虛了，才會造成「鮪魚肚」、「啤酒肚」。而腎脾一虛，肚子就大了，肚子大腹便便了，就是身體虛弱的第一個指標。

脾和腎的相生相剋關係

脾腎雙虛，造成「鮪魚肚」、「啤酒肚」，也許還有人覺得很玄，不太懂。我再作個簡單的比喻。那就是「腎」和「脾」既是親家，也是冤家。因為腎主水、脾主土。腎和脾的關係，就是土和水的關係。這兩者的關係要好，合在一塊兒，你才可以捏出泥來。

但水和土又是相剋的，在講到生剋制化的時候，千萬不要以為剋你的就不好。比如說金剋木，在正常的情況下，金是為了讓木來成材。比如我們的桌子、椅子、板凳，只要是木製的東西，它都要靠鋸、鉋子、鑿子等金屬的東西來剋制它，才能讓它成材。

代表水的腎和代表土的脾，人健康時兩者是相助相剋的，一旦哪一方先虛了，另一方隨之也會虛了。腎和脾好比武功相當的成年人，兩者時常試試功夫，這樣既鍛鍊身體，也增加武功技藝。

但如果腎虧了，總是不想動，長此下去，腎的功能減退，此時的功力，可能就不如一個6歲的孩童。試想：當6歲的腎去找成年的脾比武，脾是沒有興趣的，長此下去，脾也懈怠、荒廢了。

醫學小辭典

腰臀比

腰圍值÷臀圍值=腰臀比

例如A男腰圍36公分，臀圍40公分，則腰臀比為36÷40＝0.9

將腰部與臀部量出的數值相除，若男性的腰臀比值大於0.9，女性的腰臀比值大於0.8時，代表腹腔裡存在一定程度的內臟脂肪。

「鮪魚肚」造成心血管疾病

這就是我們說的：當房事過多，水就少了，而土不來相剋一下的話，水就自我膨脹，土自身的能量消耗不掉，它就開始虛了。這就是《黃帝內經》裏為什麼說腎、脾都虛，才會造成「鮪魚肚」、「啤酒肚」的原因。這個大肚子一出來，如果不及時保養身體，改掉壞習慣，可能隨著大肚子帶來的，還有其他大問題。

以色列總理沙龍，我們以前經常在電視裏看到他。他螢幕前的形象，就是挺著一個大肚子，這不是福氣的表現，這個大肚子裏，藏著諸多隱憂，結果不出我所料，他現在中風了。原因在哪兒呢？

「鮪魚肚」、「啤酒肚」，首先會造成腹部肌肉鬆弛、腹部脂肪層過厚。現代醫學研究發現：腹部脂肪分子，很容易以游離脂肪酸的形式，進入血液，並隨血流直接進入肝臟。當肝臟游離脂肪酸分子過多時，會轉成低密度脂蛋白，並隨血液流往心臟、肺和動脈。

其中，一部分低密度脂蛋白，轉化為有害的膽固醇，誘發心腦血管疾病。而冠心病、心肌梗塞、腦栓塞、中風、心臟病、肝腎衰竭、糖尿病等，均

醫學小辭典

心腦血管疾病

冠心病、心肌梗塞、腦栓塞、中風、心臟病等，皆屬於常見的心腦血管疾病。以中老年人為好發族群，四季皆可發生，但通常以冬、夏季為高發作期。預防心腦血管病，以生活作息正常、飲食均衡、少吃動物性脂肪為保健重點。

為心腦血管疾病。

這裡有個小竅門，來讓你對自己身體的膽固醇，做一個自我檢測，方法就是男性腰圍與臀圍的比值高於0.9，表明體內可能有膽固醇過高的潛在危險。假如腰圍等於或超過臀圍，危險性就更大了。

拒絕「鮪魚肚」上身的方法

拒絕「鮪魚肚」的方法有很多，日常生活中應該注意的，比如睡好覺、多吃醋、吃葷食後別立即喝茶、補充維生素等。別處都或多或少講了一點，我這裡只從一個中醫大夫的角度，介紹幾個行之有效的方法：

❶ 盡量不喝啤酒

少喝或盡量不喝啤酒，特別是冰鎮啤酒。

啤酒營養成分高，人體易吸收，經常大量喝啤酒的人，心肌組織中就會出現脂肪細胞，造成心室體積擴大、心肌肥厚、心臟肥大等問題。特別是冰鎮過的啤酒，寒涼入脾，便會出現「啤酒肚」。已經有了「啤酒肚」的男子，只要3個月不喝冰鎮啤酒，「啤酒肚」就會自行消失。

預防「鮪魚肚」的方法

❶ 盡量不喝啤酒
❷ 節制房事
❸ 吃南瓜山藥粥
❹ 吃參苓白數丸

❷ 節制房事

房事注意節制、有規律，不可太過。

這個不用多說，房事節制，才能為你打敗「鮪魚肚」助上一臂之力。

❸ 吃南瓜山藥粥

吃什麼消除「鮪魚肚」？最方便有效的食物─南瓜山藥粥。

南瓜一定不要削皮，而山藥一定不要帶皮。南瓜帶皮、山藥不帶皮，都是為了這些營養入脾胃。不同的吃法，會滋養不同的器官，這個需要注意。

當然，除了南瓜山藥粥之外，我們還可以吃一些紅豆、黑豆、紫米等，都對消除「鮪魚肚」有好處。

❹ 吃參苓白數丸

消除「鮪魚肚」，最便宜的有效中成藥─參苓白數丸。

如何判斷自己的腰圍正常？
依衛生署公布符合國人健康標準的腰圍：
男：腰圍≦90公分（35腰）
女：腰圍≦80公分（31腰）

◈拒當大腹翁、小腹婆

我的學生當時聽完我的講解後，有些鬱悶地回家了。不久後，他再次帶著妻兒來看我，與三個月前相比，他並沒有瘦，但身體看起來反而更壯，而且以前顯眼的大肚腩，已經消失不見了。

我正感欣喜，忽然見他拍拍頭，狡黠地說：「老師，我有一個同學，結了婚，吃喝都沒有禁忌，但他也沒有大肚子，這是怎麼回事啊？」

「那他就是個火型人，吃什麼化什麼，這就和人的體質有關係，是特例啊……」

「火型人真讓人嫉妒啊！」

「凡事都有一體兩面，有利就有弊。火型人能化，也不能有恃無恐地吃喝，吃喝無度還是會出問題的。」

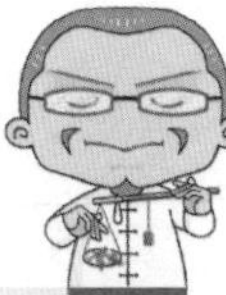

控制體重妙招：多喝果醋少喝酒

很多三、四十歲的男人和我說，減肥十分不容易，儘管又是節食又是運動，好不容易才能減去一點體重。其實，控制體重的方法沒有那麼複雜，只要在吃飯的時候注意點就可以了。

飯後喝果醋或白醋

你不妨在午飯和晚飯後半個小時內，喝點果醋，一杯水的量，300毫升左右。果醋最大的好處，就是可以促進消化，讓多攝取的食物，盡快從體內分解排泄出去，這樣就可以在一定程度上，減少小肚腩出現的機率。喝白醋也可以，10毫升左右即可。

控制酒量

如果需要應酬，喝白酒不能超過二兩，啤酒一天不超過半瓶，因為飲酒會增加體重，酒中所含的熱量，是正常食物的很多倍。只要控制飲酒量，小肚子就不會找上你。

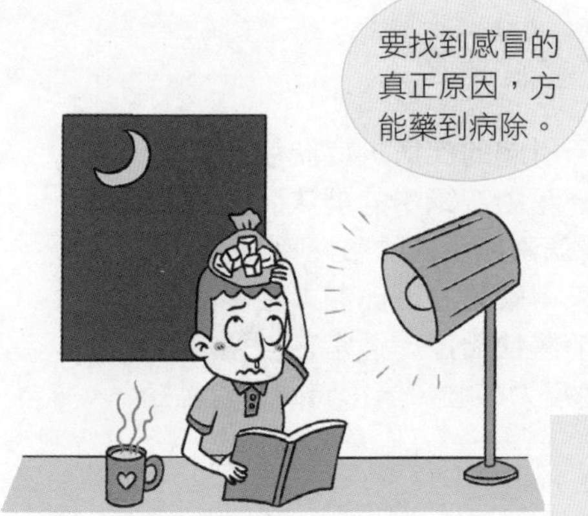

4

感冒可說是百病之源

因於露風，乃生寒熱。是以春傷於風，邪氣留連，乃為洞泄，夏傷於暑，秋為瘧。秋傷於濕，上逆而咳，發為痿厥。冬傷於寒，春必溫病。

——《黃帝內經・素問・生氣通天論》

有些人認為：「感冒去醫院治療是七天治癒，不治也是七天能自癒，還不如不治呢！」這是非常錯誤的觀點。

如果一周內感冒沒有自癒，有可能引發其他併發性疾病，如咽喉炎、鼻竇炎、中耳炎、支氣管炎和肺炎等慢性病，甚至引發其他重大疾病。感冒，可以說是百病之源。

病症小辭典

感冒

一般感冒，是指由濾過性病毒所引起的疾病，症狀包括高燒、流鼻涕、鼻塞、頭痛、咳嗽等，會藉由空氣中的飛沫而傳染。流行性感冒，則是專指由流行性感冒病毒所引起的急性呼吸道疾病。流行性感冒比一般的感冒症狀來得嚴重。因此體力較弱的嬰兒或老年人，需要在症狀還未惡化前盡快治療。通常在一週之內，感冒症狀就會緩解，若患者本身免疫力較強，康復時間也會縮短。

風寒、風熱、暑濕感冒的判斷與治療竅門

感冒時，身體難免有點不舒服，怎樣快速地在一、兩天之內，把感冒治好呢？古人描述感冒為「一劑已」，就是說一服湯藥，就可以把這個病治好。

在這裡，我教大家幾個簡單判斷和處理感冒的方法。

❶ 風寒感冒—喝薑糖水

風寒感冒症狀：頭痛鼻塞、流清鼻涕、不發熱、後腦勺僵緊。

如果頭痛鼻塞，還有一點流清鼻涕的症狀，也不發熱，這是因為風邪帶著寒氣，侵襲到你的體內，屬於風寒感冒。

當然，在臨床上還有一個更專業的判斷方法。就是在患者來了以後，伸手一搭脈，脈有浮象，然後問他：「你後脖頸是不是僵硬、發緊？」有的患者會說：「你這個大夫真行，還能摸出我頸椎有問題來。」其實這也是感冒的症狀。人的腦後有個「風府穴」，這是人體最容易受到風寒的地方，所以才會僵硬緊繃。

中醫小辭典

桂枝湯

在《傷寒論》裏，有一個藥方叫「桂枝湯」。它是《傷寒論》的第一方，也叫「群方之首」。當感冒發燒剛開始時，就可以喝這副湯藥。

桂枝湯是由五味藥組成的：桂枝（去皮）、白芍、生薑、紅棗（切開）、炙甘草。桂枝湯若用對了，感冒可一劑而癒。

桂枝湯治風寒

風寒感冒起因，通常是因過度勞累，沒休息好，再加上吹風或受涼，可以找醫生開些辛溫解表的中藥，一、兩天就會治好。中醫大家岳美中對風寒感冒的治療，常使用《傷寒論》的「桂枝湯」，將桂枝、白芍、紅棗、生薑、炙甘草，五味藥熬在一起，就是一碗治風寒感冒的「酸辣湯」。喝完後，蓋上被子一發汗，就舒服了。

如果天氣驟然降溫，穿的衣服單薄一點，或突然被雨淋了，晚上回家以後覺得有點著涼、打噴嚏，這種情況下，有經驗的老人馬上就會告訴你，煮一碗薑糖水趁熱服下。

經典檔案

傷寒論

由東漢名醫張仲景所著，為中醫經典著作，共十六卷，但張仲景死後，此書也隨著戰爭紛亂而散失不全，後由晉代王叔和重新蒐集、整理，取其傷寒部分重新編纂，名為《傷寒論》。

薑糖水解除感冒症狀

「生薑」入肺、脾、胃經，可祛濕利水、止嘔祛痰、健胃進食，具有發汗解表作用；「紅糖」有益氣緩中、健脾暖胃、化食止疼、活血化瘀、祛寒的功效。這一碗薑糖水，微辣之中帶著甘甜，喝下去以後暖暖的，蓋上被子發發汗，症狀便解除了，十分舒服。

遺憾的是，這麼好的方法，現在的年輕人已經不相信了，好像感冒了吃感冒藥是天經地義的事。

養生料理講堂

紅糖薑母湯

祛寒暖胃＋活血祛濕

材料：老薑一大塊、紅糖一大匙

作法：

1. 老薑洗淨，整塊用刀拍散。
2. 鍋中倒入約800c.c.水煮沸，放入老薑。
3. 大火煲滾後改小火，續煮約20～40分鐘。
4. 最後加入紅糖調味，煮至糖融化，即可食用。

中藥小辭典

桂枝

味辛甘，性溫，是樟科植物肉桂樹的乾燥嫩枝。桂枝最擅於解表治感冒，適用於感冒、外感風寒、風濕性關節炎等。以色棕紅、有香氣者為佳。桂枝與白芍合用，能治外感風寒感冒。孕婦及月經多者，需小心使用。

白芍

為芍藥的根曬乾後製成，夏、秋時節採挖，色白者為白芍，色淡褐者為赤芍。味甘、酸，性微寒，有養血的作用，可以治療面色萎黃、面部色斑、皮膚無光澤。現代藥理研究，發現白芍具鎮靜止痛、調節免疫力等功能。選購上，以質地堅硬、較重、不易折斷者為佳。

甘草

豆科甘草屬，根和根莖可入藥，性平，味甘，有潤膚除臭的功效，用於脾胃虛弱所導致的口臭、皮膚龜裂等。帶皮的甘草具有香氣，味甜而特別。在方劑中多作為佐使藥。甘草還可應用於食品工業，作為糖果、口香糖等的材料之一。

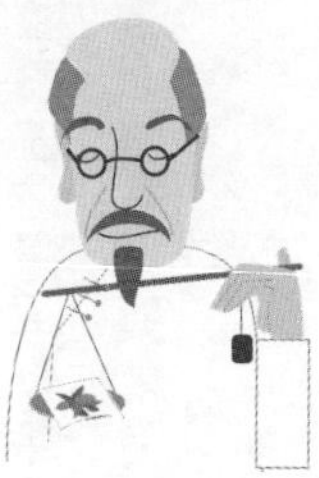

❷ 風熱感冒—以辛涼解表藥治療

風熱感冒症狀：發熱、咳嗽、流鼻涕。

還有一種感冒叫風熱感冒，風夾著熱邪侵襲到體內造成的，身體處於一個熱盛的狀態，也會流鼻涕，但流出來的鼻涕是很黃、很黏稠的，這種情況就是風熱感冒。

風熱感冒什麼季節出現得比較多呢？有人會覺得是夏天，其實不是，往往是秋季一直到立冬之前。這個時段雖然氣候漸涼，但人體內往往還留有熱邪，感受風邪之後，就會得風熱感冒。風熱感冒，可以用辛涼解表之藥來治療，如「羚羊感冒片」、「桑菊感冒片」，效果會很好。

❸ 暑濕感冒（中暑）—藿香正氣水可改善

暑濕感冒症狀：頭部悶痛、四肢痠懶、食慾不振、嘔吐腹瀉。

如果夏季身體出現頭部悶痛、身體沉重、四肢痠懶、食慾不振、嘔吐腹瀉等症狀，這既不是風寒感冒，也不是風濕感冒，中醫稱之為「暑濕感冒」，是夏天特有的，也叫「中暑」。

病症小辭典

中暑

受陽光或高溫照射過久，使人體無法散熱，導致體溫調節失常的現象。可能產生的症狀：體溫升高、痙攣、皮膚乾燥等。嚴重時，可能使多種器官失去功能。治療的方式為立即冷卻、打點滴（輸液）等。想預防中暑，應隨時補充水分，不要長時間在大太陽下照射、確保通風良好等。

由於夏季暑濕之邪重，人體出汗多，毛孔舒張，再加上人貪涼露宿或經常使用電風扇、冷氣等，風寒、暑濕之邪，會趁虛而入引起感冒。治療暑濕感冒，既要祛暑濕，還要疏解表邪。可以用藿香正氣軟膠囊或口服液等，兩、三天病情便能好轉。

感冒是一種疾病，同時也是一種「排毒」現象。感冒的時候，是身體在提醒我們：該關注自己的健康。有些人因為工作太忙，沒有時間照顧自己，總是硬撐著，無論是對自己、還是對家人，都非常不好。

感冒了，就應該停下來休息一下。給身體一份關愛，身體會加倍地回饋您，生命最可貴，健康才是人生最大的收穫。

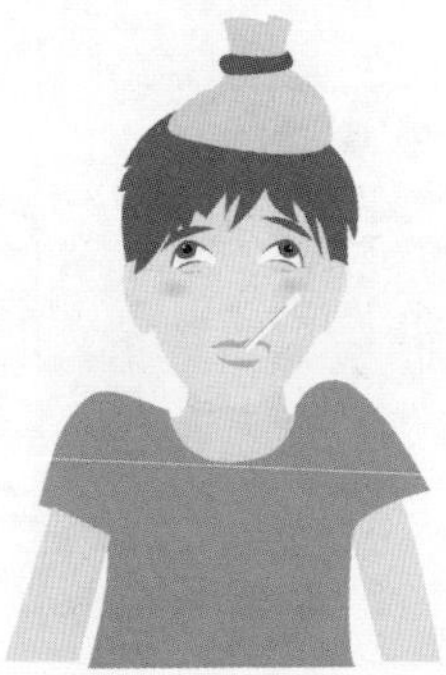

感冒種類與治療方法

種類＼項目	症狀	感冒原因	治療方法
風寒感冒	●頭痛鼻塞 ●流清鼻涕 ●不發熱 ●後腦勺僵緊	過度勞累，沒休息好，再加上吹風或是受涼，造成「風寒感冒」。	飲用桂枝湯或者是薑糖水。
風熱感冒	●發熱 ●咳嗽 ●流鼻涕	秋季到立冬前，人體內往往還留有熱邪，感受風邪之後，就會得「風熱感冒」。	用辛涼解表之藥來治療，例如： 「羚羊感冒片」 「桑菊感冒片」
暑濕感冒	●頭部悶痛 ●四肢疲懶 ●食慾不振 ●嘔吐腹瀉	暑濕之邪重，人體出汗多，毛孔舒張。再加上經常使用電風扇、冷氣等。	袪除暑濕，還要疏解表邪。可以用藿香正氣軟膠囊或口服液。

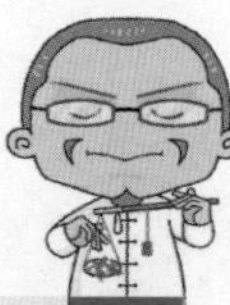

用之有道 武醫師養生帖

預防感冒小祕訣—搓手

有一種方法可以預防感冒，就是搓手。由於手拇指根部（醫學上稱為「大魚際」）肌肉豐富，伸開手掌時會明顯突起，占手掌很大面積。大魚際與呼吸器官關係密切。每日搓搓，可以改善易感冒的體質。

保健應用方法：對搓兩手大魚際，直到搓熱為止。搓法是一隻手固定，轉另一隻手的大魚際，兩手上下交替。兩個大魚際向相反方向對搓，搓一到兩分鐘，整個手掌便會發熱。這樣做可促進血液循環，強化身體新陳代謝，增強體質，人就不容易感冒。

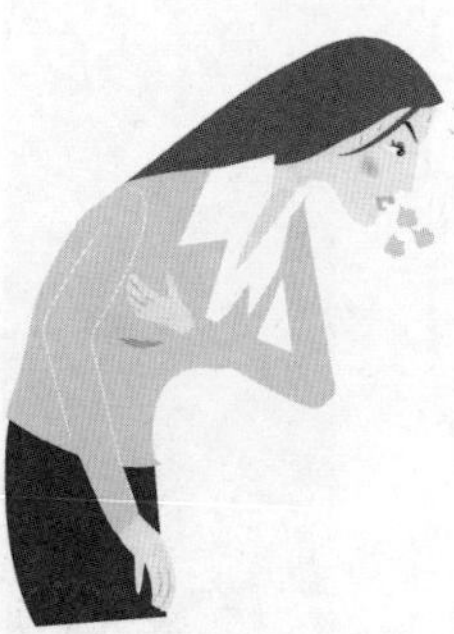

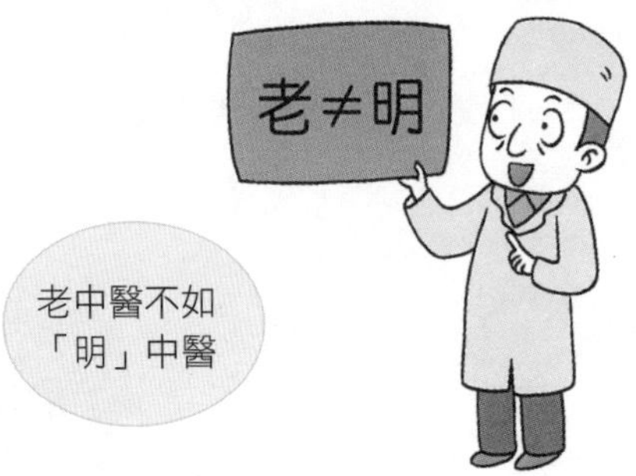

5

如何根治過敏性鼻炎？

膽移熱於腦，則辛頞鼻淵，鼻淵者，濁涕下不止也……

——《黃帝內經・素問・咳論》

得過敏性鼻炎的朋友都知道，這種病最大的苦惱就在於：如果你治療，症狀就會緩解，但是一旦不治療，很快又會復發；如果用了類固醇類的藥物，則是越治療效果越差；如果不治，又可能引發可怕的併發症，如哮喘、鼻甲增大引起呼吸不暢等，十分令人煩惱。

如何遠離鼻炎的煩惱？

在西方醫學裏，將過敏性鼻炎歸入免疫系統疾病，稱為「一型變態反應性疾病」，與遺傳密切相關，認為過敏性鼻炎是無法根治的，其實不然。

我們可以回想一個小細節，鼻子過敏後第一個反應是什麼？就是打噴嚏！噴嚏又是從哪來的呢？它正是我們體內的肺臟和脾臟氣機虛弱的反映，中醫理論認為過敏性鼻炎的主要病機，為肺脾氣虛，元陽虛衰，無力抵禦外邪侵襲，所以鼻子才會失去往日的溫煦與貼心，噴嚏一個接著一個。明白這個道理，我們治療鼻子過敏，就一點也不難。

病症小辭典

過敏性鼻炎

當季節交替，或遇到某些過敏原，如塵蟎、花粉等，就會開始出現鼻子發癢、打噴嚏、流鼻水等症狀。過敏性鼻炎，通常與先天體質有關，嚴重者可能睡不好、產生黑眼圈等。過敏性鼻炎，分成全年性及季節性過敏，台灣較常見的是全年性。基本的治療方法是找出過敏原，並盡量避免處在過敏環境。強化體質、增強免疫力，也是改善過敏性鼻炎的方法。

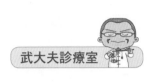

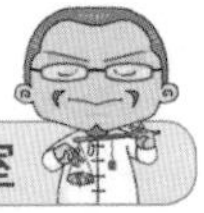

案例1：寒性體質引發的過敏性鼻炎

記得有一次，一位女士聽別人介紹，來我的門診看病，憂心忡忡地說：

「武大夫，只要天氣一冷，我的鼻子就不舒服，醫院診斷我是過敏性鼻炎，已經服用西藥多年了，效果不是很理想，我不想用西藥治療了，不知您對這種病有好辦法嗎？」

「您是不是經常會感覺頸部發緊、發僵？」我在對她進行整體的診斷後問道。

「對，總是後面脖子發緊。」

「您是不是喜歡晚上洗頭，頭髮還沒完全乾就睡覺了？」

「嗯，我習慣晚上洗頭，早上要上班，時間來不及。」

「您是不是脖子越不舒服，過敏性鼻炎症狀就越重，脖子舒服了，過敏性鼻炎症狀就減輕了？」

「啊，您怎麼會知道的？以前從來沒有人給我看病時，將我的過敏性鼻炎與脖子發緊聯想在一起。」這小小的三個問題一針見血，讓這位女士非常地吃驚。

「這沒有什麼，有經驗的中醫都知道。」我笑了笑。

肺、脾虛弱—過敏性鼻炎主因

前面已說過，過敏性鼻炎的發病原因，就在於肺臟和脾臟氣機虛弱，肺主氣、脾主血，氣血是貫穿全身很重要的一個物質，過敏實際上是一個全身性疾病，可以發生於全身的任何一個部位（過敏性鼻炎，僅是過敏性疾病中的一種）。中醫恰好是從人的整體入手，並對局部進行對症治療，因此便能夠藥到病除。

祛除過敏性鼻炎的病根

根據這一特點，我在臨床上按照「辨因論治」的原則，根據人體的不同體質，將過敏性鼻炎，從總體上分為兩類進行治療。一類是「寒性體質」引發的寒性過敏性鼻炎，另一類是「熱性體質」引發的熱性過敏性鼻炎。

很顯然，這位女士晚上經常洗頭後沒吹乾就睡覺，屬於受寒引起的寒性過敏性鼻炎，發病的原因是外感風寒，寒邪阻塞在頸部的風池穴和風府穴上，所以她就會感到脖子緊。

洗頭後一定要將頭髮吹乾

由於風池穴和風府穴阻塞，導致機體的陽氣不能上行，無法滋潤肺臟，使肺的宣發和肅降功能下降，引起肺臟虛弱，在外邪的侵襲下，導致打噴嚏、流鼻涕、鼻塞、鼻癢等症狀。很多患者感冒後誘發的過敏性鼻炎，往往也屬於「寒性過敏性鼻炎」。

我們要怎麼治療呢？除了開具一些祛寒的藥方，更重要的是在日常生活中多加注意。

比如說，洗頭後一定要將頭髮吹乾，尤其是頸部，以免頭髮上面的水氣滴在風池穴和風府穴周圍，導致局部張開的毛孔感受外邪；此外，寒性體質所導致的鼻炎，要盡量少吃寒性的水果與食物，如梨、黃瓜、李子等。

四性蔬果的功效

蔬果四性	食物功效	代表蔬果	宜食的體質
寒	消炎、解暑 清熱、改善熱症	**水果：**西瓜、水梨 李子 **蔬菜：**小黃瓜 苦瓜 蘆筍 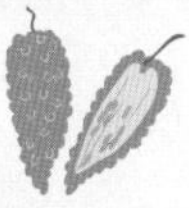	**熱性體質：**身體代謝良好，常感燥熱 **實性體質：**中氣足、身強體壯
涼		**水果：**橘子 蘋果 火龍果 **蔬菜：**萵苣、菠菜 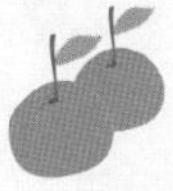	
溫	祛寒、補虛 消除或減輕寒症	**水果：**櫻桃、番石榴 木瓜 **蔬菜：**洋蔥 胡蘿蔔 核桃 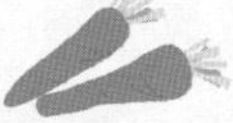	**寒性體質：**常感四肢冰冷，身體循環較差 **虛性體質：**身體虛弱、體力不好、常覺得有氣無力
熱		**水果：**榴槤 **蔬菜：**辣椒	

案例2：熱性體質引發的過敏性鼻炎

還有一種過敏性鼻炎，是由於熱性體質引起的，治法當然有所不同。

曾有一位先生，也是患有過敏性鼻炎多年。來門診時，我對他進行整體的診斷，發現他的中脘穴（如左圖），有一個很強的壓痛點，初步判斷病因在胃腑。

「你對飲食有什麼特別偏好嗎？」我問他。

「沒有呀。」他一臉不解。

「那你是不是愛吃羊肉和辛辣食品？」我繼續問診。

「是啊，我是見了肉就不要命，一頓也離不開肉。」兩個小問題，就把他深藏多年的病根給診斷出來了。

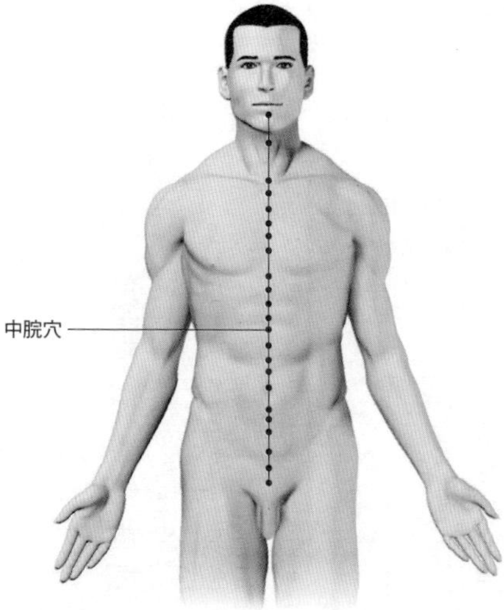

少肉多菜—減少鼻炎復發機率

在臨床上我發現，很多人之所以老是說鼻子不舒服，最根本的原因還在於魚和肉吃多了。為什麼呢？魚生火、肉生痰。肉吃得太多，就會引起肺胃之火偏盛，導致肺胃之邪火上行，總是不斷薰蒸鼻竅，這是導致過敏性鼻炎的誘因之一。

對於熱性體質引起的過敏性鼻炎，一般我會讓病人服用「芩連二陳湯」與「小承氣湯合方」，這兩種藥可以降肺胃之火，服藥一、兩週，鼻子過敏的症狀就能很快控制。多吃蔬菜、水果，少吃肉，慢性鼻炎一般就不會復發，或減少復發的機率。

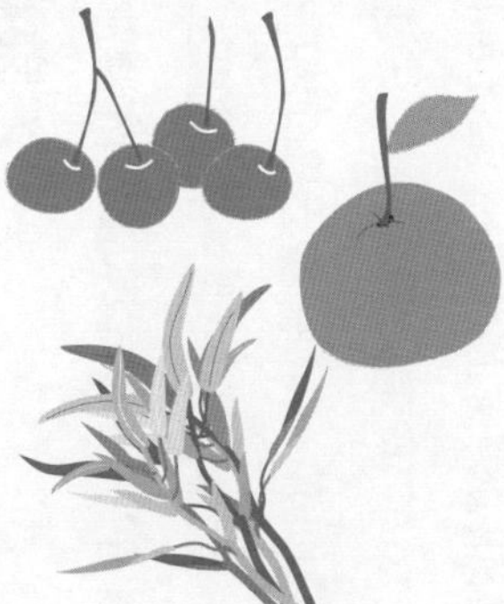

治好疾病的三條件

❶ 明醫 ❷ 真藥

❸ 好病人

治癒疾病3條件：明醫真藥好病人

好在無論是寒性的過敏性鼻炎，還是熱性的過敏性鼻炎，中藥的整體治療效果，都是非常不錯的。可是讓我遺憾的是，往往我治好一個病人，不出一個月他又找來了，為什麼？因為病人管不住自己的嘴、管不住自己的心。

我們總是向患者強調，要想治好疾病，必須滿足三個條件：「明醫、真藥、好病人」。倘若你沒有改變自己的生活習慣，沒有消除誘發疾病的因素，什麼病都是很難根治的。

做個好病人，其實也是做自己的好大夫，病可以說都是自己「慣」出來的，改掉不良習慣，這難道不是最高明的治病大法嗎？

過敏性鼻炎的分類比較

鼻炎分類	病症特色
「常年性」的過敏性鼻炎	不分季節，隨時發作，長期反覆發作不休。
「季節性」的過敏性鼻炎	定期發作或季節性發作。有的發作僅在一年中的某一個季節或節氣，到一定的時間發作，也在一定的時間內消失。

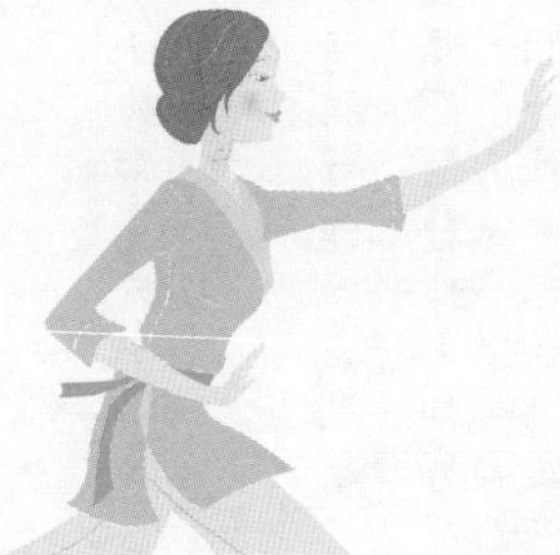

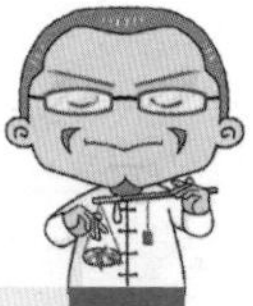

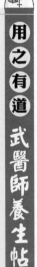

過敏性鼻炎的居家保健

一般來說，過敏性鼻炎可能發生於任何年齡，但比較常見於中年、青年，可分為「常年性」與「季節性」兩種。

其中「常年性」的過敏性鼻炎，不分季節，可以隨時發作，長期反覆發作不休。「季節性」的過敏性鼻炎為定期發作或季節性發作。如有的發作僅在一年中的某一個季節或節氣，到一定的時間發作，也在一定的時間內消失。

除了積極配合中醫進行治療，我建議有過敏性鼻炎的朋友，還要在家進行如下護理，對病情的控制十分有好處。

❶ 經常運動

過敏性鼻炎患者，要經常進行運動。如站養生樁、練太極拳等。運動量以微微出汗為佳，以增加人體的抵抗力。

❷清洗鼻腔

洗臉時，要學會用冷水清洗鼻腔。具體方法為：先用手接少量涼水，從鼻孔輕輕吸入冷水，然後噴出，反覆10次，以達到清洗鼻腔的目的。一般早晚一次，持續一個月左右，就會有很好的效果。

❸按摩穴位

經常按摩鼻部的迎香穴、印堂穴及腦後的風池穴與風府穴（如下圖）。按摩至微微發熱為度。

❹少吹冷氣

最好不要吹冷氣，使人體的汗腺充分發揮作用。擴張的汗腺，會對肺竅的宣發和肅降，發揮很好的協調，以利於鼻炎的恢復。

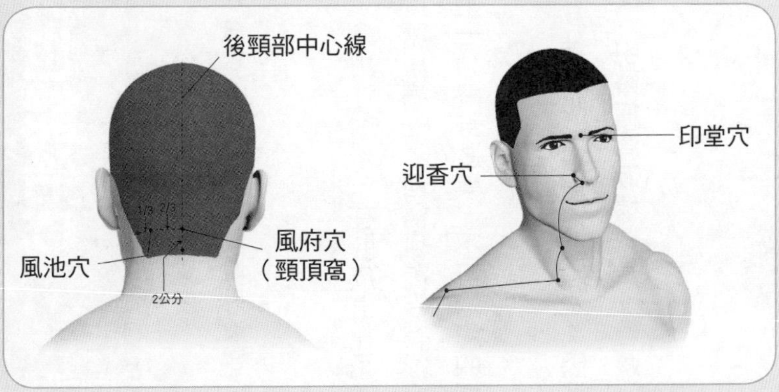

6

養好胃和腎，糖尿病也能治癒

高粱之變，足生大丁，受如持虛。
——《黃帝內經．素問．生氣通天論》

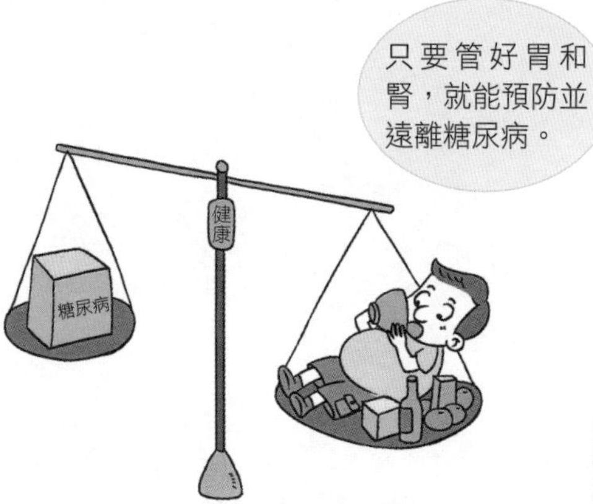
只要管好胃和腎，就能預防並遠離糖尿病。
健康
糖尿病

一次參加宴會，有位客人吃飯前，拿出注射器，在肚皮上扎了一針，注射胰島素。這是「胰島素依賴型糖尿病」，西醫目前沒有很好的治療方法，一旦患上了，就會被扣上一頂終身服藥、不可治癒的帽子，為患者的生活帶來極大的不便。

中醫把糖尿病稱為「消渴症」，為什麼叫「消渴症」呢？因為脾腎功能不好，不能產生足夠的津液，中醫把津液稱做是「瓊漿、甘露」。

《黃帝內經》裏說：「脾為涎，腎為唾」，腎是先天之本，脾是後天之本，而津液就是源於人的這兩個根本，是由人體精氣上升而形成，它處於不斷變化之中，像自然界的雨露一樣，升降循環，滋潤人的五臟六腑。臟腑得不到灌溉和滋潤，虛火上升，人會經常感到口乾口渴。

名詞小辭典

津液

❶ 水滴、液汁。

❷ 津和液，合稱津液。中醫對人體內所有液體的總稱。

病症小辭典

糖尿病

糖尿病就是血液中葡萄糖的數值過高，主要是因為胰島素分泌不足，或作用缺陷而造成。不當的生活習慣、肥胖、有糖尿病家族史、患有胰臟疾病者，都是糖尿病的高危險群。吃多、喝多、尿多，是典型的糖尿病特徵，高危險群及40歲以上中年人，可進行血糖檢測，以確定自己是否罹患糖尿病。

糖尿病易併發血管病變、視網膜病變、神經病變等，嚴重可能造成下肢壞疽、失明、手腳失去痛覺等。治療方法以胰島素治療及口服降血糖藥物為主。雖然糖尿病無法完全根治，但若配合治療，控制飲食，在生活方面不會受到太大影響。

醫學小辭典

胰臟

胰臟在胃的後面，在脾臟和十二指腸之間，所分泌的胰島素，是一種荷爾蒙，可以幫助人體消化、吸收、燃燒食物。胰島素主要的功能，是降低血糖，調節葡萄糖的新陳代謝。如果因為某些原因，導致胰島素分泌不足，便會導致「糖尿病」。

糖尿病和胃、胰臟的關係

我跟老師學醫的時候，他很具體地作了一個比喻，胃和胰臟好比鄰居，鄰里之間是不能跨過界的。長期暴飲暴食，胃的重量增大，就會擠壓胰臟，侵占胰臟的位置，進而影響胰臟的正常分泌，這是導致糖尿病的重要原因之一。

胃相當於一個口袋，先把吃的東西裝進去，透過研磨運化輸入小腸，慢慢把食物轉化成能量。油膩的東西、高蛋白的食物，都是不易消化的，吃得多了，就會滯留在胃裏。胃裏面的食物，不能完全燃燒、消化的時候，它的重量就落在胰臟上，長時間的壓迫，會導致胰臟功能的失常。

胰臟是分泌胰島素的，可以幫助人體消化、吸收、燃燒食物，這個時候胰臟被壓住，應該分泌胰島素的時候不分泌、不應該分泌的時候亂分泌，導致整個分泌消化系統功能紊亂。

◈糖尿病和腎的親密關係

我們看到了：胃和糖尿病的關係十分的密切，其實它和腎，也有很大的關係。

按照道家的觀點，「脾」就是我們現在所說的「胰臟」。脾主土，腎主水。土剋水，是正常的生剋制化。現在生活條件變好了，臨床上反而見到很多虛症。

俗話說：「飽暖生閒事」。房事過度，會導致腎水的大量消耗，造成腎虛。如果水少了，土的制化功能就無用了；反過來，土得不到水的滋潤，又變成燥了，虛火自然就上來了，自身的機能亢進，引起口乾口渴、多飢善食，就形成消渴。

五行對應五臟

五行	土	火	水	木	金
五臟	脾	心	腎	肝	肺

糖尿病的預防方法
❶ 飲食有節，不暴飲暴食
❷ 適當增加運動量
❸ 節制房事，作息有規律

糖尿病的預防方法

糖尿病在臨床上預防主要有三點：

❶ 飲食有節

飲食有節，不能暴飲暴食。少吃膏粱厚味、油膩寒涼的食物，減輕胃腑負擔，同時可以配合食療，比如多吃南瓜、山藥，甚至可以天天拿來當飯菜吃，能起到「健脾」的作用。

❷ 適度運動

要適當增加運動量，升發脾陽之氣。

❸ 節制房事

節制房事，生活作息要有規律，避免傷精耗氣。

經過近年的臨床，我發現：只要管好胃和腎，就能預防和遠離糖尿病，第二型糖尿病甚至可以停掉降糖藥物，恢復正常健康。

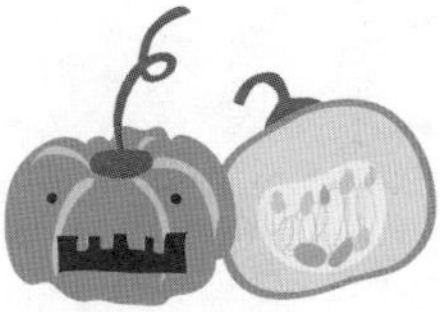

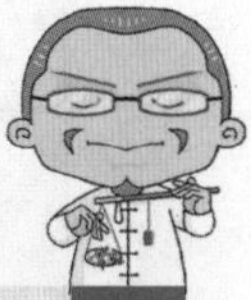

用之有道 武醫師養生帖

糖尿病人應多吃山藥、南瓜

藥食同源，食物是最好的藥，有兩種「藥」，糖尿病人可以多吃，一個是「山藥」，二是「南瓜」。

❶ 山藥

山藥外皮入脾胃，內肉入肺，味甘淡，有補氣的作用。它在道家醫學裏有一個很好的名字，叫「氣死小人參」，是非常好的食物，蒸熟後帶皮吃。

❷ 南瓜

南瓜色黃，直接入脾。按照道家醫學來說，是直接入我們胰臟的，能夠保護胰臟、預防糖尿病，也是非常好的東西，最好和皮一起吃。

南瓜在蔬菜裏自身的防腐功能是最好的，保存放一年多也不會腐爛，裏面還不會乾。

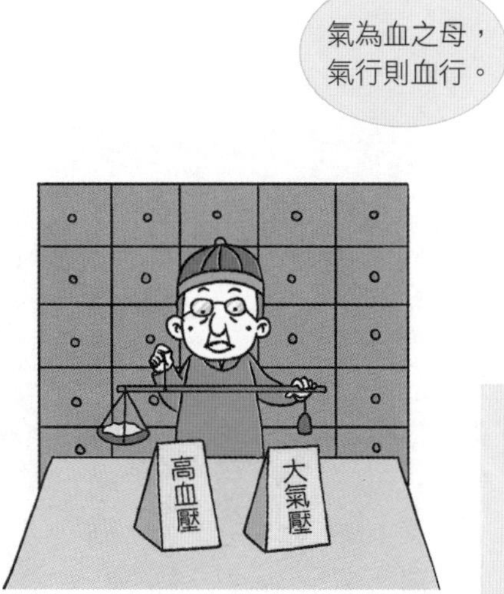

7

能降血壓的人體特效大藥

天氣通於肺，地氣通於嗌，風氣通於肝，雷氣通於心，谷氣通於脾，雨氣通於腎。

——《黃帝內經・素問・陰陽應象大論》

高血壓是我們現代生活中的一個常見病，很多人甚至才三十幾歲，體檢就發現血壓偏高了。

按照西方醫學的理論，得了高血壓要終身服藥的。然而，從中醫學的角度來講，是藥三分毒，什麼藥我們都不主張長期使用。

病症小辭典

高血壓

高血壓就是動脈血壓持續偏高，收縮壓≧140mmHg或舒張壓≧90mmHg，就是高血壓。患者初期無明顯症狀，肥胖、遺傳、壓力過大，或攝取過多鈉、鉀等，是高血壓的危險群。

長期血壓高，會使心壁厚度增加，血管破裂或血流阻塞等。飲食限鹽，是預防高血壓的重點。在家定期量血壓，可以觀察高血壓藥物的控制情形。

中醫的高血壓類型分法

❶肝陽上亢型

臨床上，經常看到有的患者來就診時，面色發紅、說話聲音宏亮、鏗鏘有力、脾氣大、容易發怒，一量收縮壓一百六、一百七，甚至更高，這種症狀的高血壓，我們稱之為「肝陽上亢型」。它的治療方法，是用一些常規「滋陰潛陽」的藥，把血壓降下來。

❷肝腎陽虛型

另外一種人，跟它恰好相反，來的時候有氣無力、臉色晦暗、發青、發灰、沒有光澤，他也是血壓高，這種症狀的高血壓，我們稱之為「肝腎陽虛型」。治療這種類型的高血壓，一般中醫會用「溫補腎陽」的方法來治療。

中醫的高血壓患者分法

項目／患者種類	外貌特徵	治療方式
肝陽上亢型	面色發紅、説話聲音宏亮、有力，脾氣大、容易發怒	用常規「滋陰潛陽」的藥
肝腎陽虛型	有氣無力，臉色晦暗、發青、發灰，臉上沒有光澤	用「溫補腎陽」的方法

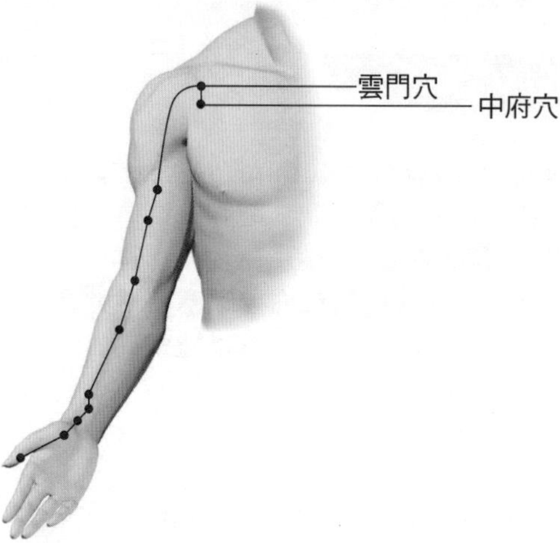

血壓高其實是人體的氣壓高

透過多年的臨床經驗摸索，我認為治療高血壓還有另外的思路，血壓高，其實是人體的氣壓高，中府、雲門（如上圖）這兩大穴，是降血壓最方便、最有效的人體大藥。

為什麼揉中府、雲門這兩個穴，就能輕易地把血壓降下來？

我們每次量血壓的時候，不管是傳統的水銀血壓計，還是現代先進的戴在手上的血壓計，都有一個氣囊進行充氣，如果沒有氣壓，是量不出血壓的。所以不妨回顧一下，人身上的氣血，是如何運行的？

經典檔案

素問

書名，《黃帝內經》的一部分，《素問》與《靈樞》合稱為《黃帝內經》，內文記載黃帝與岐伯的對話，是現存最早的中醫理論著作，影響之後的中醫經典，如張仲景的《傷寒雜病論》、孫思邈的《備急千金要方》等。

肺主一身之氣

中醫認為：「氣為血之母」，氣行則血行。氣是人體賴以維持生命活動的重要物質。按照氣血運行的規律來說，「氣行則血行」，氣的推動和牽引，才可以帶動血的運行。氣是無形的，血是有形的，血壓升高的時候，準確地說是無形的氣壓首先升高了。想從根本上解決「高血壓」的問題，還得首先解決「氣」的問題。

我們身上哪個部位是主「人的一身之氣」的呢？答案是肺。《素問・五臟生成篇》中就有「諸氣者，皆屬於肺」的記載，在《素問・陰陽應象大論》中也有「天氣通於肺」一說。肺有規律地一呼一吸，是維持和調節全身氣機正常升降出入的重要因素。

有高血壓的朋友，不妨摁一下「中府」和「雲門」這兩個穴位，如果存有壓痛感，基本上就可以斷定，是由肺的功能失調引起的，不管是「肝陽上亢型高血壓」，還是「肝腎陽虛型高血壓」，都應從肺經上去治療。

降血壓的3個穴位
❶ 中府穴
❷ 雲門穴
❸ 三陰交穴

冬季的時候，中國大陸北方地區家裏都有暖氣，暖氣不熱的時候，有經驗的人家都知道，這是暖氣片裏滯留大量的氣體，阻止熱水的循環。暖氣片在設計上，都會在末端設置一個通風口，是為了調節暖氣片裏的氣壓。透過調節銅螺絲的鬆緊，把這個通風口擰開，廢氣「噌」的一下就出來了，再一摸暖氣片，瞬間就熱起來了。

按中府、雲門二穴降血壓

調節高血壓和調節暖氣片是相通的，人體的「通風口」就在中府、雲門兩個穴位區域。中府是肺經的起始穴，主人一身之氣。如果這個區域有壓痛，說明淤滯在這裡的氣壓很大，不把這個人體的通風口打開，血液運行就會受到阻礙，血壓就會居高不下。

明白這個道理，血壓高的患者，就可以自己在家中進行有效調理。中府、雲門的取穴很方便，「中府」在胸壁前之外上部位，在第三、四肋骨之間。「雲門」在鎖骨下部之外端，也就是胸大肌之上緣與鎖骨的凹陷之處。如果「中府」、「雲門」這兩個穴位有一壓就痛的反應，就可以用手法進行點揉治療。

有時一些肺熱的患者，按摩中府、雲門一段時間後，會有一個現象，就是輕度地流鼻血，這對身體有沒有影響呢？

古人講究「熱迫血行」，我們透過刺激這個穴位，正是把他瘀積在體內的熱邪趕出來，血壓相對地就會降下來，所以輕微流鼻血是不要緊的，這是身體康復的訊號。

按壓中府、雲門為何會流鼻血？

有時一些肺熱的患者，按摩中府、雲門一段時間以後，會輕度地流鼻血，這是因為刺激這個穴位，正是把瘀積在體內的熱邪趕出來，血壓相對地就會降下來，所以輕微流鼻血是不要緊的，這是身體康復的訊號。

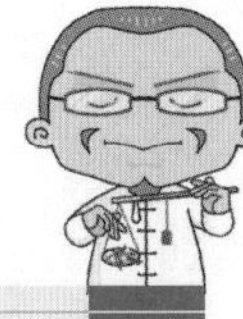

按三陰交穴降血壓

中醫強調從整體上去辨證治療，臨床上還有一個穴位「三陰交」，也可以幫助把血壓降下來，下面來具體介紹。

「三陰交」這個穴位是在內踝上三寸，就是兩到三指這個距離，叫三陰交（如下圖），它可以通調肝脾腎，經常按摩，對脾腎陽虛的高血壓患者，是非常有幫助的。

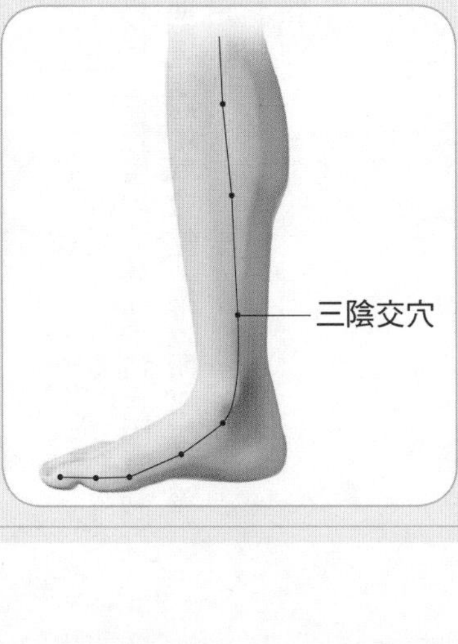

我在臨床上發現一些患者，襪子口正好勒在三陰交上，很緊很緊，勒出一個圈。如果長期穿這種緊口襪，男性會造成肝腎陽虛不足，女性會導致月經不調。日常生活中的每個細節，都和健康息息相關，哪怕小小的一雙襪子穿得不對，也會對我們的身體造成不良影響。

8 失眠、睡不好？丹道中醫教你睡個養生覺

正邪從外襲內，而未有定舍，反淫於臟，不得定處，與營衛俱行，而與魂魄飛揚，使人臥不得安而喜夢；氣淫於腑，則有餘於外，不足於內；氣淫於臟，則有餘於內，不足於外。

——《黃帝內經・靈樞・淫邪發夢篇》

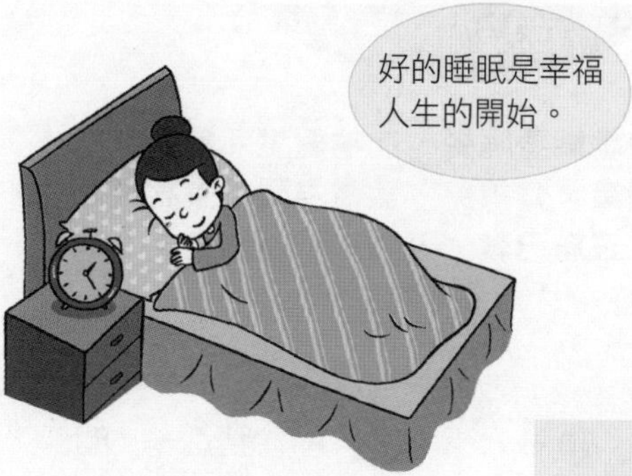

家裏有小孩的人都知道，嬰兒不睡枕頭，也能睡得很香甜，這是因為嬰兒的陽氣旺盛，胸膈裏沒有鬱滯之氣，全身的氣機運行通暢。

人在成年之後，陽氣日益受到損耗，身體裏的濁氣也逐漸增多，清陽之氣常常受濁氣阻隔，升發不上來，所以頭部需要一個枕頭，胸隔裏的濁氣才容易降下去，才能睡個好覺。

成語小辭典

高枕無憂

墊高枕頭，閒適地躺著睡覺，比喻對生活無憂無慮。原出處於《戰國策・齊策》，孟嘗君門下食客馮諼對他所說的話：「三窟已就，君姑高枕為樂矣。」同義詞有「高枕而臥」、「無憂無慮」。

我們常用「高枕無憂」來形容無憂無慮的人生境界，但沒有人知道多高的枕頭才是高枕？更不明白這其中的玄機。古人對枕頭是很有講究的，叫做「神仙枕三寸」，三寸高的枕頭對人體最有益處。現在流行西式的軟枕，頭部整個陷進枕頭裏，睡上去挺舒服，實際上是不利健康。

古人講究的3種睡姿

在睡覺的姿勢上，古人也有講究，叫「側龍臥虎仰攤屍」。

❶ 側龍（側睡）

第一種姿勢是「側睡」。在臨床上，胃不和的時候，臥就不安。側臥的時候，不管是左側臥或右側臥，都是在養肝氣，人一臥，血就歸到肝裏去了，血暢通後就睡著了。

❷ 臥虎（趴睡）

第二種姿勢是「臥睡」，即趴著睡，和老虎睡法一樣。道家比喻龍就是肝，肺就是虎；一個主血，一個主氣，臥睡的時候是養肺氣，增強肺臟機能。

3種睡姿一側龍臥虎仰攤屍

名稱	睡法	說明
❶ 側龍	側睡	龍就是肝，主血。人一臥，血就歸到肝裏去了，血暢通後，就睡著了。
❷ 臥虎	臥睡，也就是趴著睡	肺就是虎，主氣，臥睡的時候是養肺氣，增強肺臟機能。
❸ 仰攤屍	仰睡，人仰面朝天躺在床上	最健康、最自然的睡法。五臟六腑處在很平靜自然的狀態，氣血經脈流通很祥和。

❸ 仰攤屍（仰睡）

第三種姿勢是攤屍睡，就是人仰面朝天躺在床上，無拘無束，這種睡法最舒服。

當人肝氣不足時，喜歡「側臥」；肺氣不足的時候，喜歡「趴臥」。而「攤屍睡」（仰睡）是最健康、最自然的睡法。這種睡姿，後背跟床板密切地接觸，五臟六腑處在一種很平靜自然的狀態，這樣氣血經脈流通就會很祥和。

另外還有一個睡姿是「常坐不臥」。佛道兩家有一定修行的高人，可以「常坐不臥」，也叫「不倒丹」，現代人一般做不到，我們也不提倡。

人睡著時，姿勢是自動調節的，某一種姿勢睡累了，人的潛意識就幫你自動翻個身。

如何擁有高品質的睡眠？

❶ 晚上七點後盡量不吃飯
❷ 冬天睡前泡腳、家人互捏後背
❸ 手放關元穴傾聽呼吸

如何擁有高品質的睡眠？

❶ 晚上七點後盡量不吃飯

臨床保健上，我還有一個建議是「睡前莫食申後飯」。為了有一個高品質的睡眠，晚飯選擇在晚上五點到七點之間（酉時）為佳。晚上七點之後的飯，就盡量少吃或不吃，以免睡覺時，胃裏的食物還消化不完，進而影響睡眠品質。

❷ 冬天睡前泡腳、互捏後背

在冬天睡前最好泡泡腳，泡完腳還要搓搓腳，用手心對腳心搓三百次，起到水火既濟的作用，既能養心又能安眠。或家人之間互相捏捏後背，使氣血充盈起來，人舒服了，就能慢慢入睡了。

呼吸四字要訣
❶細 ❷慢
❸匀 ❹長

❸手放關元穴傾聽呼吸

如果心靜不下來，也是無法入睡的。在這裡我告訴大家一個竅門，就是把雙手重疊放在小腹下關元穴附近（如左圖），傾聽自己的呼吸。

呼吸要訣有四個字：細、慢、匀、長。慢慢地，小腹部位就會發熱，不需刻意追求，心靜了，自然就能出現。這是一種很簡單的補元氣的方法。元氣足了，睡眠自然就好了。

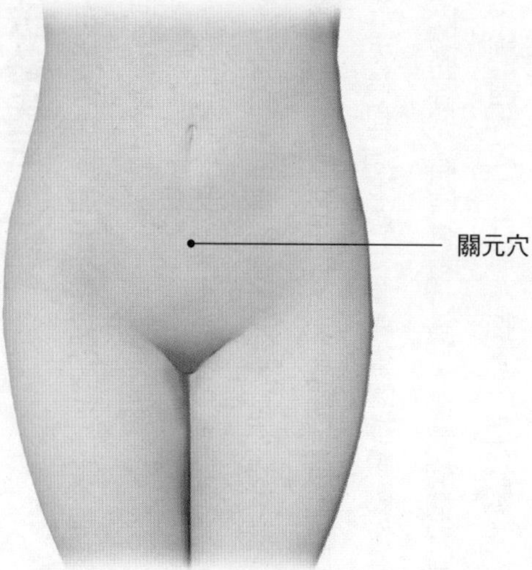

人物列傳

陳摶

五代宋初著名道士（？～西元989年），字圖南，號扶搖子、希夷先生，為道家和儒家所尊崇。相傳陳摶特別能睡，一睡就好幾年不醒，世人說這是因為陳摶討厭當時紛爭政局，所以藉著睡覺逃避。相傳紫微斗術和太極圖，皆由陳摶所創。

「推心置腹法」改善失眠

失眠比較嚴重的，可能還需要加一個輔助的手法來解決。方法也很簡單，我把這種方法叫「推心置腹法」。

睡覺前半臥在床上，左手疊放在右手上，然後從胸口處開始往下推，沿身體中線，也就是任脈運行方向，一直推到腹部，直至臍下。這樣從心一直推到腹部，堆積在胸口的濁氣，就會順著任脈向下散開，自然排出體外。

每日推腹，大約三千次為宜。透過一個簡單的推腹動作，就能把逆行而上的濁氣推散，濁氣外散的時候，有時會有打嗝、排氣的情況發生，那是身體排毒的表現。濁氣外散，則清陽之氣升發，推到一定次數，自然就會兩眼發沉，產生睡意。

推心置腹後的身體氣血暢通，也增強任督二脈的氣機運行。臨床上，很多慢性病、疑難病患者，都是透過此法，得到有效的改善。

人一生有三分之一的時間是在睡眠中度過的，好的睡眠，是幸福人生的開始。「陳摶一睡一千年，彭祖活了八百歲」。可見睡眠對人的健康，有著莫大的益處。

人物列傳

彭祖

彭祖是黃帝後代顓頊的玄孫，據說他活了八百多年，因為封於彭城，所以稱為「彭祖」。劉向的《列仙傳》中，把彭祖列為仙人，因此彭祖漸漸變成神話中的人物。彭祖一生專心致力於研究長壽養生之道，在許多道家的典籍中，都保存著彭祖養生的言論。後世把彭祖比喻作長壽之意。

改善失眠的推心置腹法

項目	功法說明
具體做法	半臥在床上，左手疊放在右手上，然後從胸口處開始往下推，沿身體中線，也就是任脈運行方向，一直推到腹部，直至臍下。
操作次數	一天以三千次為宜。
身體外在表現	濁氣外散的時候，有時會有打嗝、排氣的情況發生。
保健功效	身體氣血暢通，也增強任督二脈的氣機運行。臨床上，很多慢性病、疑難病患者，都是透過此法，得到有效的改善。

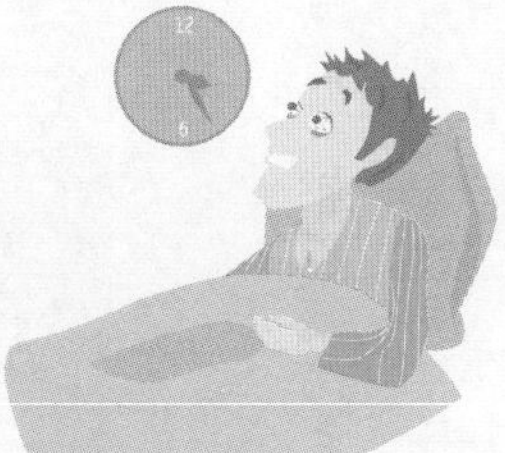

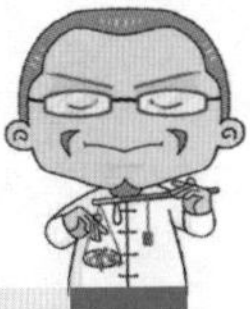

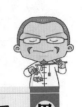

用之有道 武醫師養生帖

不睡回籠覺

很多人晚上能很好地入睡，但是早上四、五點多鐘時，莫名地就會醒來。醒來後大腦很清醒，這時候可以起來看點書，或鍛鍊身體，這樣一天都會精力充沛，千萬不要再睡「回籠覺」。

中醫認為「睡多神昏」，如果睡多了，反而會一整天覺得疲倦，精神不好。

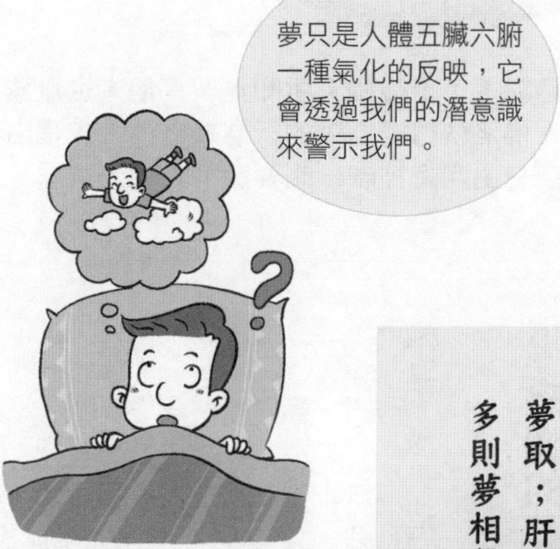
夢只是人體五臟六腑一種氣化的反映，它會透過我們的潛意識來警示我們。

9 夢是人體「病情的預報機」

陰盛，則夢涉大水恐懼；陽盛，則夢大火燔灼；陰陽俱盛，則夢相殺毀傷；上盛則夢飛，下盛則夢墜；甚飽則夢予，甚飢則夢取；肝氣盛則夢怒，肺氣盛則夢哭；短蟲多則夢聚眾，長蟲多則夢相擊毀傷。

——《黃帝內經・素問・脈要精微論》

日常生活中，我們經常聽到有人說：「日有所思，夜有所夢」。事實上，夢不僅僅是意識在睡眠中的反應，也是我們身體健康狀況的預報機。有很多夢境，都因人體五臟六腑的氣血運行不平衡而產生的。

名詞小辭典

潛意識

心理學上指壓抑在思想意識下，不被個人所知覺、其他人也無法直接觀察到的心理狀態。佛洛依德認為人的行為舉止，大多是由潛意識所掌控，只有少部分由意識控制。想要觀察人的潛意識，夢境是最好的途徑。

《黃帝內經》除了講針灸與醫理，有相當多篇幅是講到人的情志活動。夢也是情志活動之一，其中《黃帝內經・靈樞經》專門有一章《淫邪發夢篇》是談夢與健康的。

為什麼叫「淫邪發夢」？「淫」就是太過或不及，邪就是不正之氣，從這一篇的名字當中，我們就能體會到：情志太過或不及，都會導致夢的產生。

夢預報疾病不新奇。在明顯病症出現前，身體內部已有病理性改變。白天我們心思紛亂，難以覺察身體輕微不適，而晚上，敏感的潛意識注意到這種不適，於是把它轉化為夢境，預告給我們。

◈恐懼的夢境：心陰不足

如果我們這幾天血壓升高、火氣上來了，經常夢見什麼呢？很可能是夢到驚心動魄、毛骨悚然的場面，或夢到登到高處又下不來，夢醒之後還心有餘悸。這種情況暗示我們的身體有什麼毛病呢？叫「心陰不足」。也就是說，心陽比較亢進，此時容易發生心室房顫、心悸、早搏等疾病。

成語小辭典

溘然長逝

溘讀客。溘然是突然的意思。溘然長逝，指人過世、死亡。

憤怒的夢境：肝陽上亢

臨床上如果長期生病，體質虛弱的人，則會經常做一些憤怒的夢，如經常夢到和人家打鬥、忿忿不平、怒髮衝冠，或遭到凌辱等，心裏的怒氣出不來。這種情況一般又暗示什麼呢？這叫「肝陽上亢」，肝硬化、膽結石等疾病的患者，一般都會有這種夢境，其中也包括一些把膽囊摘除的患者，會經常夢見被別人追殺，或是他追殺別人。

悲傷的夢境：肝陰不足

還有一種夢境是什麼呢？叫「離愁別怨，傷心悽楚」，也就是說，夢見自己與親人、愛人生死離別，黯然流淚的場景。這種悲傷憂愁的夢境，在臨床上對人的身體警示作用，又在哪兒呢？

中醫裏肺主「悲」、脾主「憂」，人一哭掉眼淚，這是肺氣在動，而憂愁和煩惱則是傷脾的。如果經常做這樣的夢，尤其是夢見親友突然間溘然長逝，多半是由於心肺氣虛，或肝陰不足引起。這會預示哪些疾病的發生呢？比如說肺結核、慢性肝損傷、老年抑鬱症，以及癔病（歇斯底里）。

病症小辭典

癔病

又叫「癔症」，也稱作「歇斯底里」（Hysteria），可能呈現各種不同的臨床症狀，例如自律神經失調、感覺或運動功能有障礙等。較強烈的精神創傷，或精神緊張、恐懼等，通常會是造成發病的重要因素。治療方式有心理治療、催眠治療、暗示治療或物理治療等。

思考的夢境：脾胃不合

另外有一種是思慮過多的夢境，就是說平時我們遇到一件事情，百思不得其解，比如說經常夢見試題解不開，研究的設計方案也行不通了。這種病多屬於脾胃不合，在人身上，它並不預示什麼太嚴重的病，如消化不良、胃潰瘍等，嚴重一點的還見於胃下垂的患者。

爭鬥的夢境：肝陽上亢、心陽上亢

還有一種是夢見爭鬥，在夢裏跟人家打鬥，屬於高血壓，肝陽上亢、心陽上亢的情況比較多。有的時候夢見爭鬥過於激烈，在臨床上會見到是一些膽道蛔蟲，或是蟲疾等。

升騰的夢境：上實下虛

另外一種夢境是升騰，做夢老往高處飛，飛得很高，一覽眾山小，或夢見身生雙翼，在天空中遨遊，中醫認為是「上實下虛」。一般小孩在成長的過程中，這樣的夢會偏多一些，因為他是向上生長的。

下墜的夢境：上虛下實

跟升騰相反的，是下墜的夢。夢見從高處一下子落下來、從一個很高的懸崖上跌落下來、從高樓上跳下來，或從高樹上掉下來。這種病跟上面的病是相反的，是「上虛下實」。一般臨床常見的是腎病導致的水腫，或心陽虛造成的心悸等。

性慾的夢境（春夢）：青春期常見

這種夢是青春期常見的，性慾的夢境，就是「春夢」。隨著年齡的增加，第二性徵的來臨，很多正值青春期的人，會有一些關於性的夢。

尤其是年輕的男孩子，經常會夢見與年輕的美女交合，伴隨著這種夢境的產生，還會有遺精的現象，這是一種正常的現象。男孩、女孩都會發生。

歡喜的夢境：身體氣機平衡和緩

最好的夢境是什麼呢？就是夢見歡喜的事，比如說環境非常優美的夢，或親人團聚、取得功名的夢。遇到這種情況，它預示著什麼呢？預示著身體裏的氣機相對平衡和緩。

如果是久病之人，說明他的病要好了；如果是無病之人，可能這段時間將會有好事發生。若從這種角度來看，夢有一定的預示作用，也有一定的預感能力。

夢遊：肝鬱氣滯

有一種夢最嚴重、最可怕，是什麼呢？夢遊。我曾聽過去的老人講，夢遊能遊到什麼程度呢？睡著睡著，起來穿衣服，接著去井邊打水去，把一缸子水打滿了，脫下衣服接著睡覺。第二天早上起來問，誰把這缸水打滿了？他自己也不知道。這樣的夢遊是很危險的。（當然，現在到井邊打水的機會也不多了。）

夢遊，預示著我們的身體出現什麼問題呢？肝鬱氣滯，肝臟有問題了。有夢遊經歷的朋友，可以自己摸一摸自己的耳殼，應該會有增厚、結節、壓痛的現象，這時就要注意肝臟的保養。

飢餓的夢境：脾弱胃強

夢見自己肚子餓了，飢腸轆轆，想找點吃的找不著，或看人家吃東西垂涎欲滴，這種情況在臨床上一般預示什麼呢？叫「脾弱胃強」，就是能吃不能化。跟上司爭鬥的夢境，也有類似的內容，一般患有胃潰瘍、胃炎、蟲疾的人，容易夢到爭鬥和覓食。

如果有蟲疾的話，蟲子來幫助你消化吸收，肯定總會有飢餓的感覺。早晨起來，可以配合看一下臉上和身上是不是有白斑，或再撥開我們的眼皮看一看，眼珠、白眼珠上有沒有藍顏色的蟲斑，就可以診斷出來是不是體內有蟲，這是非常準確的。

名詞小辭典

夢囈

夢囈是說夢話的意思。同義詞有「囈語」、「夢話」。

如廁的夢境：消化不良

還有一些人在生活中經常睡著睡著，做夢夢見自己內急去找廁所，怎麼找也找不著，這一種情況在病理的形成上，會有一些消化不良性的腹瀉或結腸炎等。

當然，還有一種情況是什麼呢？就是「遺尿」。遺尿這個病也是很常見的，夢中找廁所找不著，突然間夢見找到一間廁所，就趕快尿了，實際上人沒起來上廁所，而是已經尿到床上了。

夢囈：心火過旺

有人會有這種情況，睡覺以後經常做夢，而且在夢中說話、唱歌或哭笑，有時說夢話是連貫的言語，或成段的述說，說夢話時別人插話，他卻與人對答，有的說夢話發音並不清晰，或僅是不成文的隻字片語。這種情形在中醫裏叫「夢囈」。

說夢話的人，嚴格地說來並不算一種病態，但是根據我的臨床經驗，經常說夢話的人，多半心火過旺、肝火過熱及精神緊張。臨床症狀表現是有口氣、喉乾舌燥，吃點清熱的藥便會好轉。

神經衰弱的人也會說夢話。經常晚上說夢話的人，平時要多做運動，同時要注意休息，調節工作、生活所帶來的壓力，就會慢慢好起來。

夢是窺探內心的一面鏡子，又是另一種虛幻卻又真實的人生體驗。無論做什麼夢，都應該學會自我釋懷。夢只是人體五臟六腑一種氣化的反映，它會透過我們的潛意識來警示我們，透過做夢，可以知道身體處在什麼狀態。

但並不是說我做這個夢，就一定會得這個病，它們之間不一定是一一對應的。夢，是一種虛擬的實境，我們也要從這個虛幻導出它的實體來，這恰好也是中醫學的精華所在。

夢境對應身體狀態

夢境	做夢的內容	中醫說法	對應症狀
恐懼的夢	夢到驚心動魄、毛骨悚然的場面，或登到高處又下不來，醒後還心有餘悸。	心陰不足 心陽比較亢進	容易發生心室房顫、心悸、早搏等疾病。
憤怒的夢	跟人家打鬥、忿忿不平、怒髮衝冠，或遭到凌辱等，心裏的怒氣出不來。	肝陽上亢	肝硬化、膽結石、膽囊摘除。
悲傷的夢	與親人、愛人生死離別，黯然淚下的場景。而憂愁和煩惱，則是傷脾的。	心肺氣虛或 肝陰不足引起	肺結核、慢性肝損傷、老年抑鬱症，及癔病（歇斯底里）。
思考的夢	夢見考試時，考題解不開，研究的設計方案也行不通。	多屬脾胃不合	不預示太嚴重的病，如消化不良、胃潰瘍等，嚴重一點的還見於胃下垂患者。
爭鬥的夢	在夢裏跟人家打鬥。	肝陽上亢、心陽上亢的情況較多	在臨床上，是膽道蛔蟲，或蟲疾等。

升騰的夢	做夢老往高處去飛，飛得很高，或是夢見身生雙翼，在天空中自在遨遊。	上實下虛	一般小孩在成長的過程中，這樣的夢會偏多一些。
下墜的夢	夢見從高處落下來；從一個很高的懸崖上跌落下來；從高樓上跳下來；從高樹上掉下來。	上虛下實	腎病導致的水腫，或心陽虛造成的心悸。
性慾的夢（春夢）	指性慾的夢境，就是「春夢」。尤其是年輕的男孩子，經常會夢見自己與年輕的美女交合。	正常的現象	隨著年齡的增加，第二性徵的來臨，很多青春期的人會有一些關於性的夢。男孩、女孩都會發生。
歡喜的夢	環境非常優美的夢，或親人團聚、取得功名的好夢。	身體裏的氣機相對平衡和緩	如果是久病之人，說明他的病快要好了；如果是無病之人，可能這段時間會有好事發生。

夢境對應身體狀態

夢境	做夢的內容	中醫說法	對應症狀
夢遊	在睡夢中無意識的起來，完成許多動作。	肝鬱氣滯，肝臟有問題了	有夢遊經歷的朋友，耳殼應該會有增厚、結節、壓痛的現象，這時就要注意肝臟的保養。
飢餓的夢	夢見自己肚子餓了，想找點吃的找不著，或是看人家吃東西，垂涎欲滴。	脾弱胃強，就是能吃不能化	一般患有胃潰瘍、胃炎、蟲疾的人，容易夢到爭鬥和覓食。
如廁的夢	夢見自己內急，去找廁所，怎麼找也找不著，或夢見找到一個廁所了，就尿了（其實是尿床）。	無	消化不良性的腹瀉、結腸炎等。
夢囈	在夢中說話、唱歌或哭笑，有時說夢話是連貫的言語，或成段的述說。	心火過旺、肝火過熱、精神緊張	臨床的症狀表現有：口臭、喉乾舌燥。

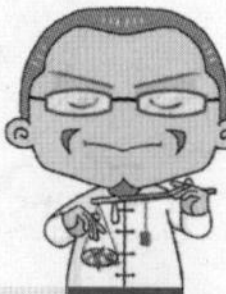

用之有道 武醫師養生帖

夢是怎麼產生的？

神祕莫測的夢境，究竟是怎樣產生的？不同的夢境，是否各自說明些什麼、預兆著什麼？數千年來，各個國家、民族的人，一直試圖用各種學說來解開這個謎。顯然，夢是一個極其複雜的人生現象，它的形成原因，也是極其複雜。

從《黃帝內經．素問》的論述中，人的身體狀態，從陰陽臟氣的盛衰，來說明一些夢的形成，無疑深刻地揭示部分夢境產生的根源。

人若能正確地透過夢境，檢查自身的健康狀況，及時採取必要措施，必對養陽升發有重要的意義。

10

挺起健康的脊樑－整脊就能根除頸腰椎病

督脈為病，脊強反折。

——《黃帝內經・素問・骨空論》

記得學醫之始，老師經常掛在嘴邊的一句話就是，一針二拿三用藥，雖然針灸、推拿都學了，可是總覺得開方用藥的內科大方脈最神氣，逐漸以開方劑為主，漸漸地減少針刺和手法的使用。

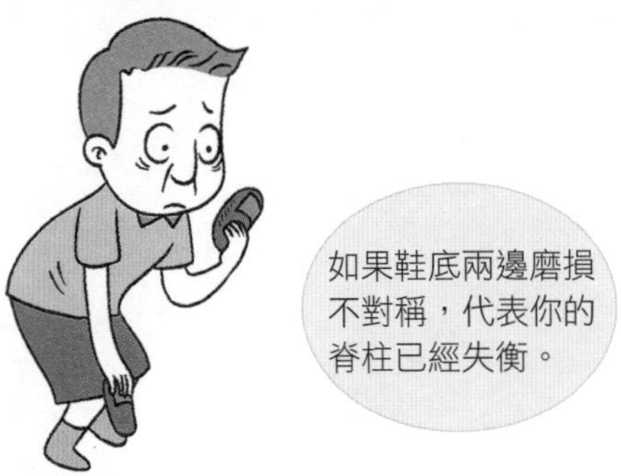
如果鞋底兩邊磨損不對稱，代表你的脊柱已經失衡。

一針二拿三用藥

從醫後，在臨床治療上，可以說是一帆風順，雖然也經常遇到很多棘手、反覆發作的頑疾，使用中藥治療，基本上都能在短時間內，收到很好的療效，但是有些慢性病則不然，容易反覆發作、久治不癒。

成語小辭典

溫故知新

語出《論語・為政》：「子曰：『溫故而知新，可以為師矣。』」意指溫習或複習學過的東西，就能體會到新的涵義與知識。

名詞小辭典

周天

曆法上以三百六十度，為「一周天」；即繞天體一周的時間，為「一周天」。

有時甚至患者的病脈，辨證得準確無誤，依然攻不下來，弄得自己和患者產生一個同樣的想法：「是不是有些病，就真的沒有得治了呢？到底問題出在哪裏了？為什麼辨證準確而療效全無呢？」帶著這諸多的疑問，苦思冥想，但一直不得其解。

子曰：「溫故而知新，可以為師矣。」後來慢慢地靜下心來，反覆研讀過去的學醫筆記，終於悟到老師「一針二拿三用藥」這句話的真諦，解開困擾自己很久的疑惑，原來這麼多年是自己在偷懶，忽略「手法」的使用。

任督二脈對人體的重要性

認識到這種失誤後，我及時調整治療的思路，同時從道家周天修煉方法，參悟到任督二脈在人體中的重要性，特別是督脈，在人身體上對陽氣的作用，有著類似回陽藥物的功效。

中醫小辭典

任脈

中醫奇經八脈之一，「任」是任受之意，所有的陰脈都在任脈交會，所以任脈為「陰脈之海」。任脈與督脈同起於胞中，同出於會陰。患有任脈疾病的症狀，主要是疝氣、月經不調等。

經過長期的臨床摸索，發現有很多慢性疾病，是統督一身陽氣的督脈，在脊柱上運行受阻所致，其受阻的根源，是筋出槽和骨錯縫，這兩種病現代醫學稱之為「軟組織損傷」和「脊柱的小關節錯位」，這種筋出槽、骨錯縫的問題，只能靠手法來整復，不「拿」是不行的。

損傷的軟組織、失衡的脊柱，經過手法的整復後，可以很快地使其復位，還能使五臟六腑的氣血運行更加暢通；可以提高患者的生活品質，預防很多疾病的發生，還能治療許多疾病。

醫學小辭典

軟組織

肌肉、軟骨、韌帶、肌腱等屬於軟組織，人體的動作是藉由軟組織，才能順利進行，而各器官也是由於軟組織才能獲得支撐、保護。軟組織造成傷害的原因，除了運動傷害，還有姿勢不當，或一直進行重複動作等。軟組織損傷的復原期，依嚴重程度大小而定，適當的物理治療，對於急性軟組織的康復，有良好加分效用。

名詞小辭典

頸椎骨

頸椎骨是人體頸部的脊椎骨，共有七塊，環環相扣地上下疊起來，組成頸椎。其中第一、二和第七頸椎，長得較特殊。頸椎不健康，可能帶來許多問題，例如血壓不穩、心腦血管疾病，或五官慢性疾病等。

三管齊下，治病兼壯陽

記得我的一位病人陶先生，第一次到我診室時，是直著脖子、歪著腦袋、斜著肩來的。他告訴我，前些日子經常有頭暈、手麻、背部冒冷汗的毛病，可是一直沒當回事，有一次自己在路上開車時一扭頭，因為脖子疼，轉動不順暢，身子也不由自主地跟著動了，並且帶動方向盤，差點撞到迎面開來的汽車上，當時驚嚇得出了一身冷汗。

後來到某家大醫院檢查，醫生說：「是椎管狹窄、頸椎骨質增生！必須住院手術治療。」一聽到要開刀動手術，陶先生心裏很害怕，決定先找中醫看看再說，經朋友介紹，抱著試一試的心情，來找我看病。

其實有經驗的大夫，一眼便能看出來，他的這種形體姿勢，一定是骨錯縫引起的脊柱小關節紊亂所致，經過仔細診斷後，排除藥物性損害和先天畸形，我為他用手法，對有錯縫的椎體，逐個進行調整，同時針刺緩解局部僵緊的軟組織，並配合內服的補元中藥，及自我鍛鍊。

經過一個療程的治療，他的頸椎基本恢復到原來的正常水準，頭暈、手麻、背部出涼汗等不適症狀，已經完全消失，可以像以往一樣正常工作。

最後一次治療後，陶先生悄悄地問我：「您這套治療方法，是不是還有壯陽的作用呀？」我問他：「怎麼啦？」他小聲地說：「經過您這段時間的治療，不但我的頸椎病好了，連影響我多年夫妻生活的毛病也好了，真是太謝謝您了！」

這樣的病例，在以往單純地使用湯劑來治療，雖然也有療效，但不會有這麼快的效果，嘗到這種「一針二拿三用藥」多兵種聯合作戰的妙處後，以後治病，我是再也不敢偷這個懶了。

要健康，首先形體要端正

《黃帝內經》上說：「粗守形，上守神！」我想，先哲的真實意圖，是要告訴我們：健康的第一道關，首先是要保持我們形體端正，因為形正，氣才會通順。

比如人的脊柱，就像汽車的鋼架大樑，汽車大樑上放著發動機、水箱、變速箱，就像人的五臟六腑，都掛在脊柱上；汽車大樑下掛個輪子，汽車就可以跑了；人的手和腳，也像汽車輪子一樣，支撐點在脊柱上。

名詞小辭典

亞健康

亞健康是指人的身體情況，處在健康與疾病之間的一種狀態。雖然在身體和心理上，沒有顯示出有疾病，但身體上仍有許多不適問題。根據世界衛生組織（WHO）一項調查指出，全球有75%的人處於亞健康狀態。造成亞健康的原因眾多，像是衰老、過度疲累造成精神和體力不濟等。時常留意身體及精神健康狀態，不忽視身體發出的警訊，便可以減少亞健康問題的發生。

大家知道買二手汽車，小心不要買到出過事故的車，出過事故的車，大樑一般都會有些變形，大樑變形後，汽車的耗油就會增加，整體的損耗也會增加。

人的脊柱也一樣，如果出現筋出槽、骨錯縫及椎體發生改變時，就會導致五臟六腑不能再正常地懸掛在原有的解剖位置上，影響相關臟腑的氣血運行，時間長了，也會引起患者臟腑病變。

由於椎體發生改變後，人體的消耗增大，非常容易疲勞，尤其是所謂的「亞健康」狀態，有75％以上的人，都處在這種狀況之中。

如果平時感覺自己的頸腰椎有不舒服，懷疑得了頸椎病或腰椎病的時候，有一個非常簡單的辦法，即可診斷：就是觀察一下自己的鞋底。

如果鞋底兩邊的磨損是對稱的，說明你的脊柱是中正健康的。如果鞋底兩邊的磨損不對稱，則說明你的脊柱已經失衡，應盡快找精通手法的醫生整復，把疾病消滅在萌芽之中，及早獲取本來屬於自己的健康。

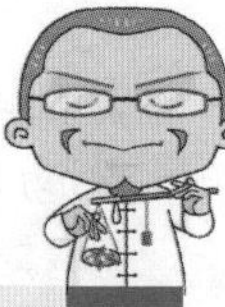

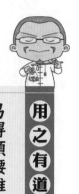

用之有道　武醫師養生帖

易得頸腰椎疾病的族群

長期保持固定姿勢的人群，如辦公室職員、電腦操作員、經常掛在網上的人，更容易得頸腰椎疾病。

另外長期工作或居住在潮濕及寒冷環境中的人，也較易發生。發病特點是：男性明顯多於女性，農村多於城市。

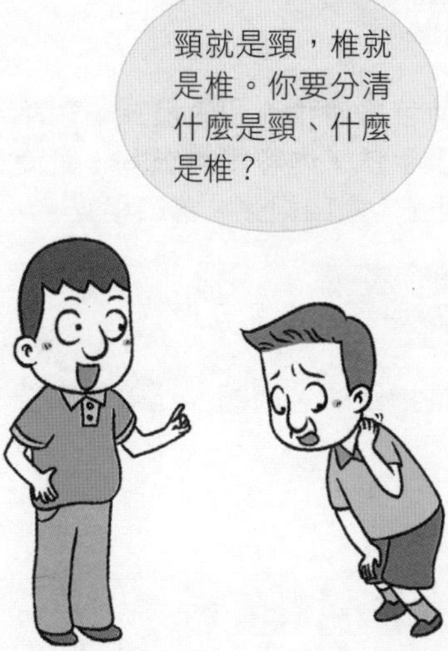
頸就是頸，椎就是椎。你要分清什麼是頸、什麼是椎？

11

勤抓鐵板肩，「擀」掉頸椎病

頸椎病按傳統醫學的劃分，以人的兩個耳朵為中線，脖子的前部叫「頸」，後部叫「項」。「椎」就是頸項內起支撐作用的七節椎骨。

前幾年一次相聲大賽，一位演員說了個段子很有意思，他說雞脖子不應該叫雞脖子，得叫「雞頸椎」，頸就是頸、椎就是椎，你要分清什麼是頸、什麼是椎。

雖然是個相聲段子，但從專業的醫學角度來講，確實應該嚴格區分「頸」和「椎」。

名詞小辭典

相聲

一種曲藝說唱表演。源於北平，其特色是滑稽、引人發笑，對話詼諧逗趣，有說、學、逗、唱等表現手法，內容擅長諷刺、針砭人物時事。表演的形式，分成單口相聲、對口相聲、群口相聲。

成語小辭典

有的放矢

瞄準箭靶的中心，再射箭。「的」是指目的、箭靶。比喻做事要針對目標，才容易成功。

現在很多人把頸和椎的疾病，合稱為「頸椎病」，實際上這個稱呼，本身不怎麼嚴謹。

按傳統醫學的劃分，以人的兩個耳朵為中線，脖子的前部叫「頸」，後部叫「項」。那麼「椎」在哪兒呢？「椎」就是頸項內起支撐作用的七節椎骨。臨床上，只有理清頸、項、椎的定位，治起頸椎病來，才能有的放矢。

大多數人應該還記得體操運動員桑蘭，她在一次體操運動時失誤，把頭戳到脖腔裏面去了，導致全身癱瘓，這種損傷是真正的椎體病。現在臨床上診斷頸椎病，頸、項、椎不分，是一個很大的問題。

被醫生診斷為「頸椎病」的人，並不一定是頸椎本身有問題，往往是項部的軟組織出問題。如果是項部出問題，有兩個方法，在家自己就可以治好所謂的「頸椎病」。

人物小辭典

桑蘭

前中國大陸體操選手，出色的表現，曾入選國家代表隊。1998年，年僅17歲的桑蘭，在一次運動會的跳馬熱身練習時摔倒，頸部著地，因頸椎受傷而造成下半身癱瘓。桑蘭受傷後，仍以樂觀態度面對人生，並於2008年擔任中國申奧形象大使，她永不放棄的精神，讓大家深深敬佩。

頸、項、椎的區別法

部位	分辨頸、項、椎區別法
頸	以人的兩個耳朵為中線，脖子的前部叫「頸」。
項	以人的兩個耳朵為中線，脖子的後部叫「項」。
椎	頸項內起支撐作用的七節椎骨，這是「椎」。

◈擀麵杖「擀」掉頸椎病

我見過一位老太太，治療頸椎病很有辦法。她說不用出廚房，就把這個病治了。聽說老人家有這麼高的招，我們就學一學。只見老太太顫顫悠悠從廚房出來了，手裏拿著一根擀麵杖。

她這個擀麵杖可不一樣，往你肩膀上一放，嚇你一跳。為什麼嚇一跳呢？因為擀麵杖是熱的。她用熱的擀麵杖，在肩膀上來回擀動，既能散寒，又能緩解僵緊的軟組織，效果非常好。

學習了這個方法，我在臨床上，推薦給很多患者使用，他們反應效果確實很好。

如果頸椎病發作，感覺不舒服，手指發麻，或有時早晨起來「落枕」了，脖子向一邊偏、彎過不來時，可以用家裏和麵的擀麵杖，在火上輕輕地烤一烤，不要太燙，然後在肩上墊個毛巾，使勁地滾動。自己不方便的話，讓家裏人幫著擀一擀也可以，會很快緩解這種不舒服的感覺。

病症小辭典

落枕

此病症因睡覺時的姿勢不良，或是受寒，導致脖子疼痛、轉動困難的問題。

每天勤抓「鐵板肩」

道家醫學對頸椎病的成因，有一個專門的稱呼叫「鐵板肩」。什麼叫鐵板肩呢？就是我們的手抓在肩部上，如同抓在鐵板上，又僵又硬又緊，猶如鐵板，這是長期的風寒濕邪聚集所致。鐵板肩的狀態，就像攥緊的拳頭，攥拳時間長了，氣血不流通，手發麻僵緊。

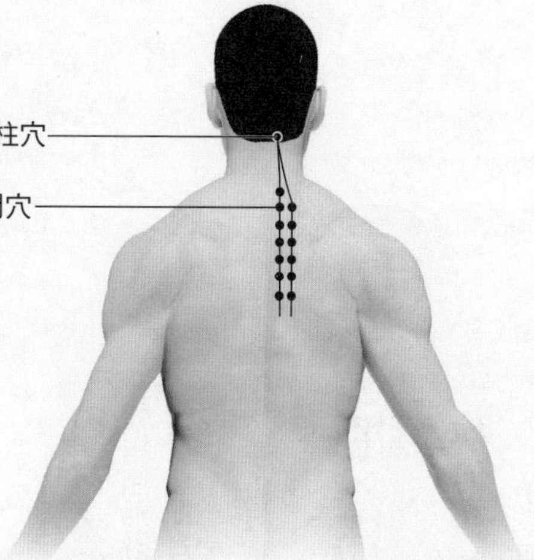

生活處處有中醫

其實，治療頸椎病關鍵之處，是把肩部僵緊的部位鬆弛開。每天在肩部按摩，再配合風府、風池、風門、天柱這幾個穴位（如上圖），用手捏、拿、抓、揉、按摩，只要把局部僵緊的軟組織鬆解掉，使氣血運行的通道加寬，這樣由「鐵板肩」導致的頭暈、眼花、心慌、氣短等諸多不適症狀，就可迎刃而解。

如果自己做起來不方便，可以讓家人每天用指尖互相地捏、相互提拿肩頸。最開始捏的時候，會有些疼痛。此時用力不要太大，輕輕地提、拿，逐漸地加力，使僵硬的肩、頸放鬆下來。

如今有很多人頸椎不舒服，不願意去醫院，喜歡在外面做按摩，其實最好不要輕易讓按摩師去搬動自己的脖子，因為搬動的這一瞬間，實際上是我們跟閻王爺打了個照面。

一般常用的整復手法，有旋轉復位、提伸復位，看起來很簡單，但如果操作不當，會產生一定的危險性，建議大家頸椎出現問題後，可以試試我文中提供的方法，要找有臨床經驗的醫生來治療。

治頸椎病的小訣竅

❶ 用溫熱擀麵杖，在肩上來回擀動。

❷ 肩部配合風府、風池、風門、天柱等穴位，抓、揉、按摩。

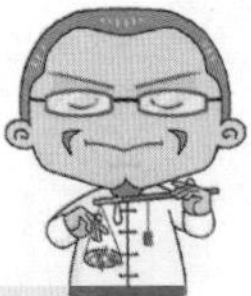

用之有道 武醫師養生帖

如何預防駝背？

以上這種方法，也非常適合長期伏案、坐在電腦前的上班族、學生，能有效預防駝背。

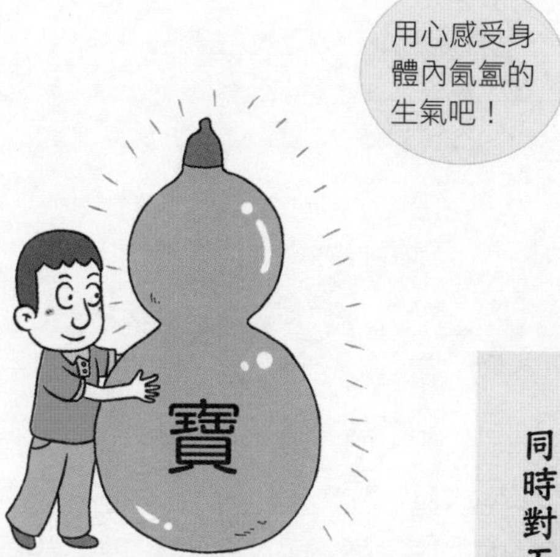

12

脊柱健身操—獻給父母親的長命護身符

看似一個簡單擺腰、前後擊打的動作，可以瞬間使五臟六腑，回歸到最自然舒適的生理狀態，不光是單純地把脊柱運動開，同時對五臟六腑，也進行一次有效的拍打按摩。

病來如山倒，病去如抽絲。生病了，每個人內心最大的心願，就是盡快好起來。

我在隨胡海牙老師一起門診的時候，每當病人看完病，老師都會告訴他們一個鍛鍊的方法，什麼方法呢？很簡單，就是頭向前看，身體不動，兩腳與肩同寬，兩手自然下垂，以腰為軸，進行左右的旋轉，兩手隨之自然拍打身體前後，我把老師的這種鍛鍊方法，叫做「脊柱健身操」。

脊柱健身操的有效關鍵：頭不能動

有人會說，這個方法我在街頭上看見過，都是些老伯伯、老太太們，沒事就在那兒搖頭晃腦地甩。其實，如果你仔細看，就會發現，老師傳授的「脊柱健身操」，與普通大眾練習的健身操，有著本質上的不同，這也就是做這個健身操，有沒有效果的關鍵所在。哪個地方不同呢？就是以腰為軸左右旋轉時，頭是不能動的。

頭為什麼不能動呢？因為人的脊柱，由頸椎、胸椎、腰椎和骶骨組成。當人旋轉時頭不動，才能使胸椎和腰椎，得到更好的鍛鍊。如果頭跟著一起轉動，就只是單純鍛鍊腰部，頸椎和胸椎是得不到鍛鍊的。

當我們像公園裏鍛鍊的那些老人們那樣，以脊柱為中心，隨著頭兩手一左一右旋轉，胸椎跟頸椎是得不到鍛鍊的，只是單純的一個「轉腰涮胯」的動作，如果做不好，還容易閃腰岔氣。

脊柱是人體督脈運行的重要通路，是主人的一身陽氣。做完這個動作，人的陽氣升發，脊背是發熱的。看似一個簡單擺腰、前後擊打的動作，可以瞬間使我們的五臟六腑，回歸到最自然舒適的生理狀態，不光是單純地把脊柱運動開，同時對五臟六腑，也進行一次有效的拍打按摩。

人在什麼情況下，感覺身體最舒服呢？就是整個脊柱都放鬆的時候。「脊柱健身操」就是專門放鬆脊柱。人的背部布滿大穴，活動脊柱，實際上也是調動氣血，對背部的大穴進行按摩。氣血充足了，腦部供氧充足了，還可以有效預防心腦血管疾病。

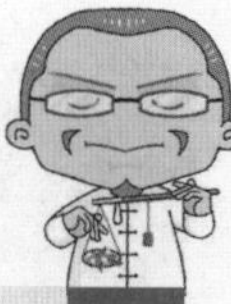

用之有道 武醫師養生帖

脊柱養生操不宜睡前做

「脊柱養生操」最好不要在臨睡前做，以免升發陽氣後，引起大腦興奮，影響入睡時間。

脊柱健身操做法

脊柱健身操的鍛鍊方法很簡單，兩腳與肩同寬，放鬆站立，雙眼目視前方，找一個目標將心神定住；身體以腰為軸、左右旋轉，旋轉的同時，兩手自然放鬆，隨著身體慢慢旋轉，把身體悠（懸空擺盪）起來。動作分解如下：

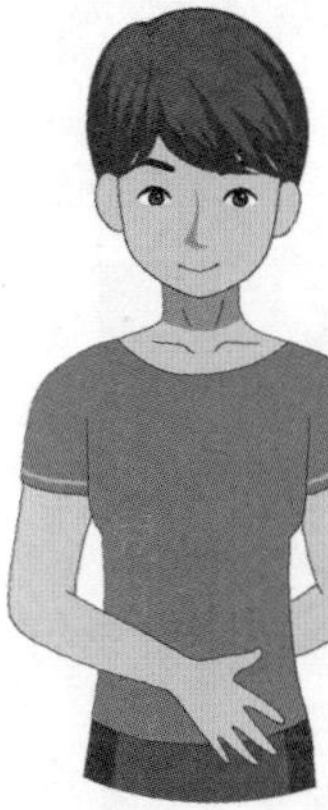

步驟 ❶
右手自然悠到身體左側，拍左小腹

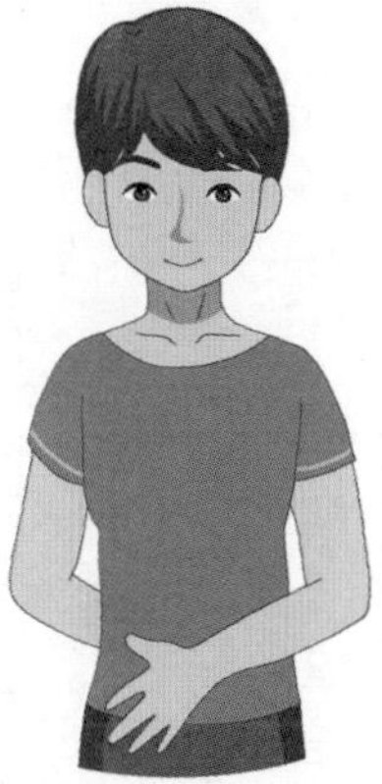

步驟 ❷
左手自然悠到身體右側，拍右小腹

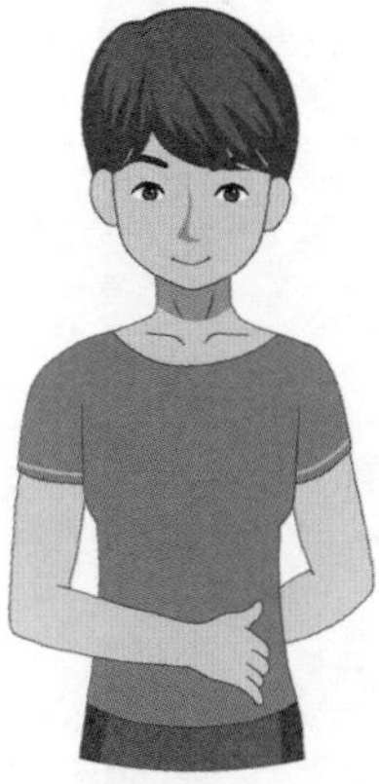

步驟 ❸
右手自然悠到身體左側，拍左下肋

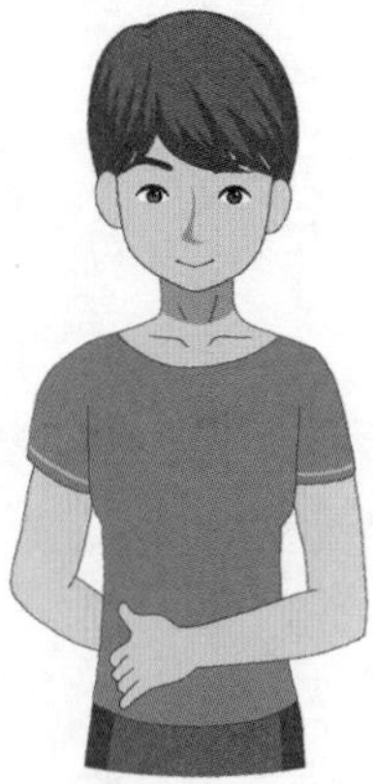

步驟 ❹
左手自然悠到身體右側，拍右下肋

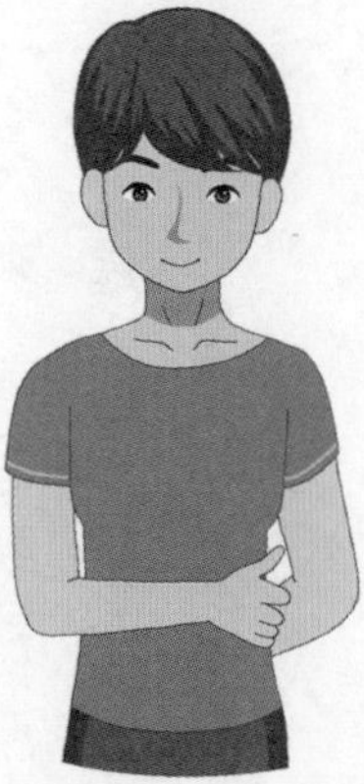

步驟 ❺
右手自然悠到身體
左側，拍左上肋

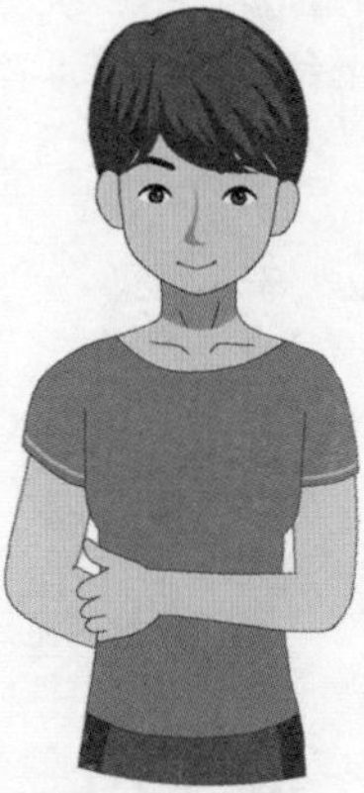

步驟 ❻
左手自然悠到身體
右側，拍右上肋

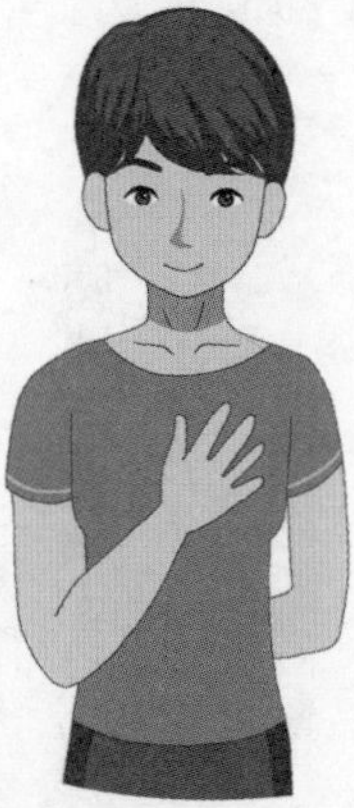

步驟 ❼
右手自然悠到身體
左側，拍左胸

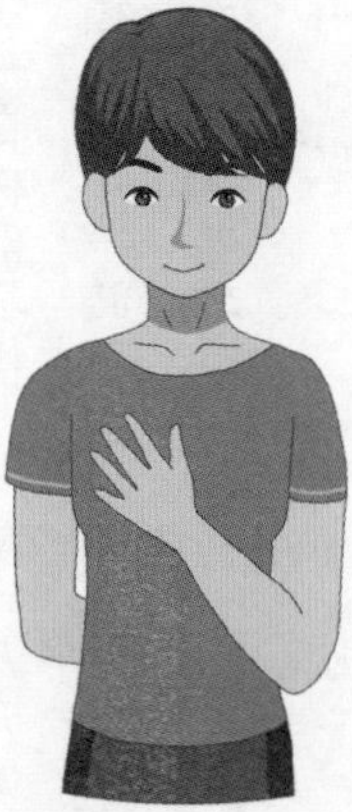

步驟 ❽
左手自然悠到身體
右側，拍右胸

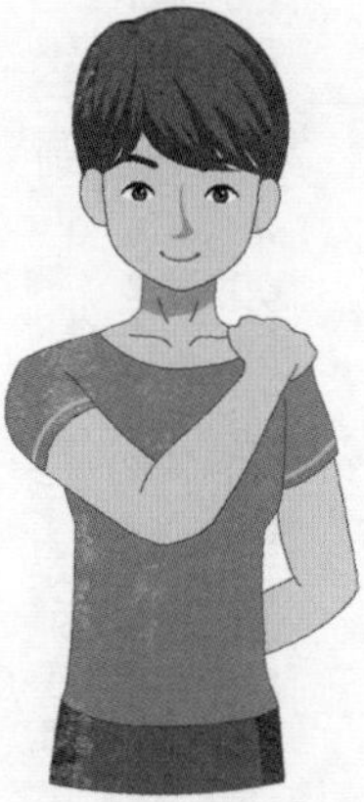

步驟 ❾
右手自然悠到身體
左側，拍左肩

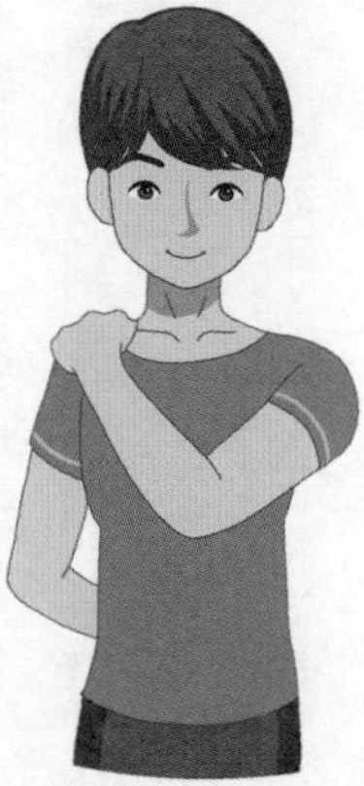

步驟 ❿
左手自然悠到身體
右側，拍右肩

醫學小辭典

下頜

頜讀做「隔」或「汗」，是構成口腔的骨骼和肌肉組織，分成上、下部位，上部叫「上頜」，下部叫「下頜」。

這是一個單向拍打動作，做完這些動作後，再從肩部往下拍，一直到小腹部。注意，當身體悠（懸空擺盪）起來時，悠到身體後側的手臂，始終是拍打在腰部。

開始做的時候，要用肩找自己的下頜，頭不動，要保持向前方注視。雙手隨著身體的轉動，悠起來後，自然就沿小腹、兩肋、胸部，依次向上拍打，直到肩井。然後再慢慢拍下來。

在鍛鍊過程中，不要用手有意去配合身體擺動。雙手是隨著腰的轉動，逐漸向上向下的，要自然、放輕鬆。動起來的時候，左手落在身體的右側，右手落在身體的左側，周而復始，越放鬆越好，猶如兒時玩的撥浪鼓，這樣就到位了。

對於繁忙的現代人來說，不要生病了才想到要休息。每天抽幾分鐘出來，在看電視或與家人聊天時，做一做「脊柱健身操」。當脊背微微發熱的時候，就是已經到火候了。養生也是過猶不及，這時就可以停下來，用心感受一下身體內氤氳的生氣，慢慢享受無病一身輕的福氣。

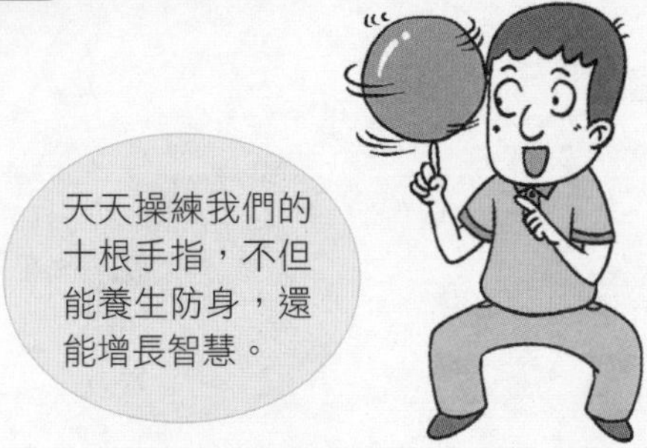
天天操練我們的
十指手指，不但
能養生防身，還
能增長智慧。

13

武當太極的獨特單操手 十指升發陽氣祛病強身

……掌受血而能握，指受血而能攝。

——《黃帝內經・素問・五藏生成》

欲練太極先操手

我的老師胡海牙先生，也是武當太極拳的高手。在傳授我太極拳的訓練方法時，他拿出一本手抄本的《太極拳經》，指著其中一句話「欲練太極先操手，操手須練指掌拳」，對我說：「這句話很重要，是練太極拳的起手心法，為練拳的基礎。」

很多練太極的人，注重在套路的練習上，簡單地比畫一下姿勢。實際上這是缺少內涵的「太極操」，不能領略到真正的太極功夫。

練功最忌有形無質，架式再怎麼虎虎生風，若是缺少正確的心法，也是枉然。

太極單操手是武當太極獨特的訓練方法，由諸多單操手組合而成，不強調套路的訓練。練習單操，就可以收到養生防身的效果。「指掌拳」就是練習太極功夫的入門心法，裏面蘊涵深刻的中醫道理。

名詞小辭典

太極

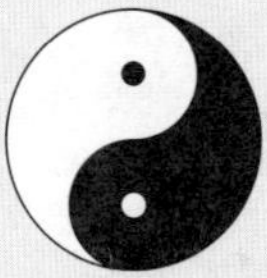

1. 天地渾沌未分以前，稱之為太極。
2. 指仙宮、天界。

太極拳

一種健身拳術，相傳為武當派張三丰所創，後來又衍生出各支派，基本動作有手法、步法、腿法等，依各門派又有所不同。太極拳是極佳的養生運動，可以用於武術技法，也可強身健體，預防疾病。

太極拳以「綿、軟、巧」為功法要旨，習練時用細、勻、長緩的腹式呼吸，身、心、意相合，才會有能量，才是太極拳養生的泉源。「打太極拳」，也比喻處理事情態度敷衍、推卸責任。

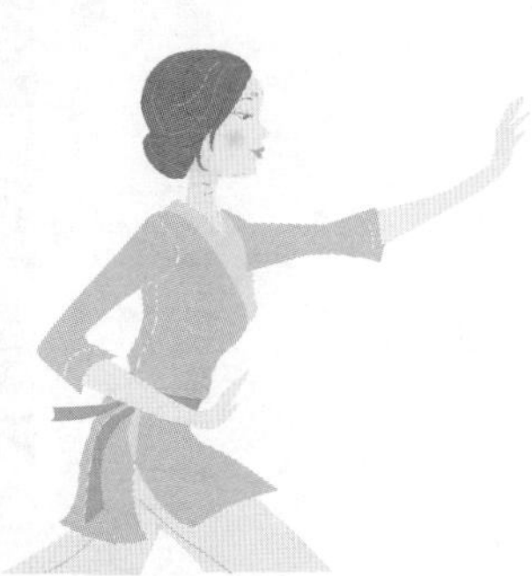

十指放血的功效

高血壓引起的腦出血病人—血放出來，血壓自然就降下去

高熱不退的病人—十指放血，能很快起到退熱止血的作用

鍛鍊手指的三大功效

❶ 固守陽氣　❷ 氣血流通　❸ 周身和暢

鍛鍊十指升發陽氣、提神醒腦

人的十指，其實是針灸學上的10個穴位，叫「井穴」，鍛鍊它有提神、醒腦、開竅的作用。在臨床上一般遇到高血壓引起的腦出血病人，就會先在他的10個手指上放血，血放出來，血壓自然就降下去；遇到高熱不退的病人，也要在10個手指上放血，能很快發揮退熱止血的作用。

陽虛的人手腳都會發涼，這是人體末梢循環降低，陽氣不達四肢末梢的表現。鍛鍊自己的手指，會幫助我們升發陽氣、鞏固脾陽，使陽氣內外得到宣通。因此大家千萬不要小看這個動作，它有固守陽氣、氣血流通、周身和暢三大功效，對身體非常有益。

十指連心、心靈手巧，說的都是手和心的關係。心主神，透過鍛鍊手指，也會作用於心。太極拳的老譜裏有一句話，叫「以心行氣，務令沉著」。什麼叫「以心行氣」呢？練習者做每一個動作，都要用心去做，不要漫無目的。單操，可以說是達到以心行氣、太極修煉要訣的捷徑。

成語小辭典

十指連心

十根手指頭的感覺，都會連到心臟，後比喻為親情，或是人事物的關係緊密相連。

心靈手巧

心思聰慧靈敏、手藝精巧。指技術、手藝很精巧。

五臟對應表

五臟	對應
脾	意
心	神
腎	志
肝	魂
肺	魄

指掌拳的練習法

指掌拳的練習方法很簡單，就是兩隻手的手掌，互相摔打拍擊。手臂好像是一條鞭子，手指就是鞭子的末梢，拍打時模仿鞭子的甩勁。用左手手指摔打右手的掌心（如左圖），手指的正反兩面，各摔打一次（如333頁圖）；反過來，再用右手手指摔打左手掌心，也是手指的正反兩面，各摔一次。

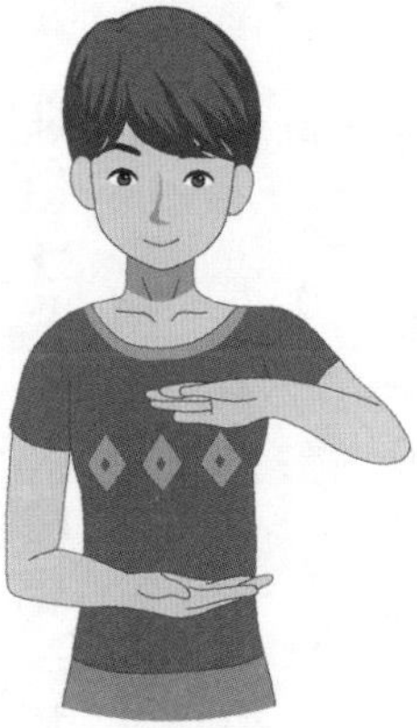

圖❶

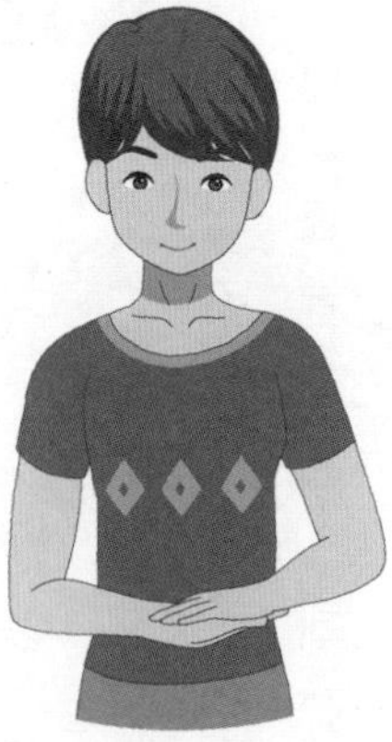

圖❷

指掌拳的效果

少年練習：有助於開發左右腦、增長智力。

成年人練習：激發細胞活力，排除體內毒素垃圾，防止心腦血管疾病的發生。

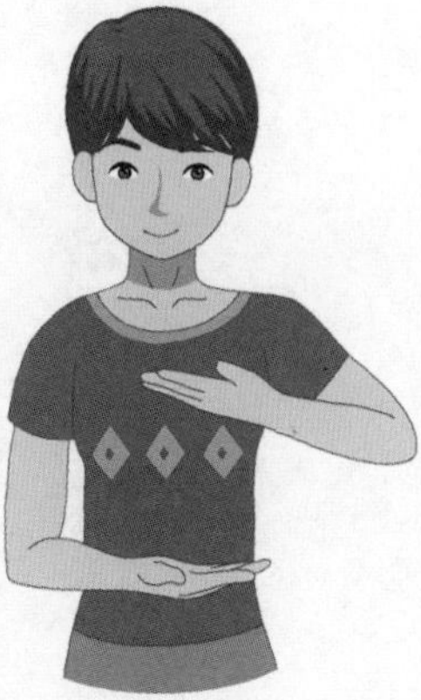

圖❸

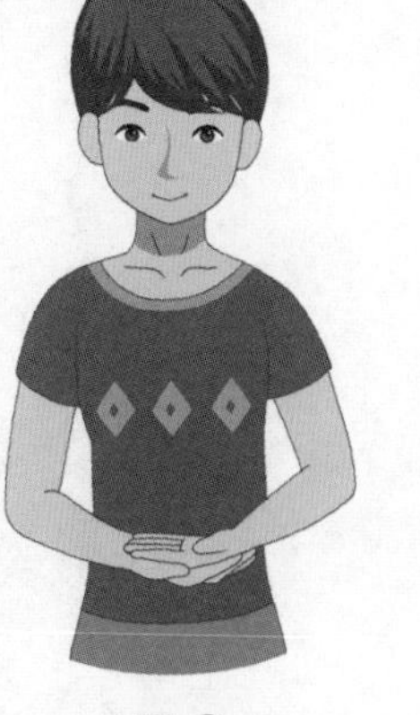

圖❹

拍打的時候，手指正反兩面各拍擊一次掌心，算是一個小節；兩手互拍一個小節，為一組。天天持續鍛鍊，每次打上七七四十九組，重複十遍。

少年練習，有助於開發左右腦、增長智力；小孩子玩的拍巴掌遊戲，也是這個道理。成年人練習，還能激發細胞活力，排除體內毒素垃圾，防止心腦血管疾病的發生。

指掌拳鍛鍊的是梢節功夫，手指練得能像鞭子一樣，一、兩年下來，不但身體可以變得很強壯，遇到壞人襲擊的時候，揮手之間，還能起到克敵制勝的效果。

中國道教協會的前老會長陳攖甯先生曾說過：「太極功夫是養生之要道，防身之至寶」，給予太極拳很高的評價。手巧才能心靈，天天操練我們的10個手指，不但能養生防身，還能增加智慧，這才是人生的太極之道。

太極指掌拳的練習法

項目	太極指掌拳練習說明
方法	左手手指摔打右手的掌心，手指的正反兩面，各摔打一次，反之亦然。
次數	手指正反兩面，各拍擊一次掌心，為一小節；兩手互拍一個小節，為一組。每次打49組，重複10遍。
功效	**少年：**開發左右腦，增長智力。 **成年人：**激發細胞活力，排除體內毒素垃圾，防止心腦血管疾病。

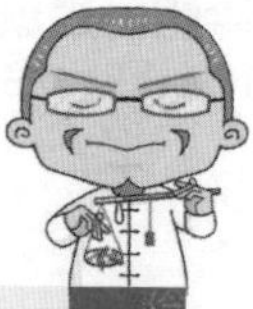

用之有道 武醫師養生帖

「太極指掌拳單操」做完要搓手

太極指掌拳單操，做完後會很舒服，但一定要再搓搓手，老師的經驗是：摔多少次，搓多少次；剛柔並濟，這樣會使雙手更加柔潤靈巧。

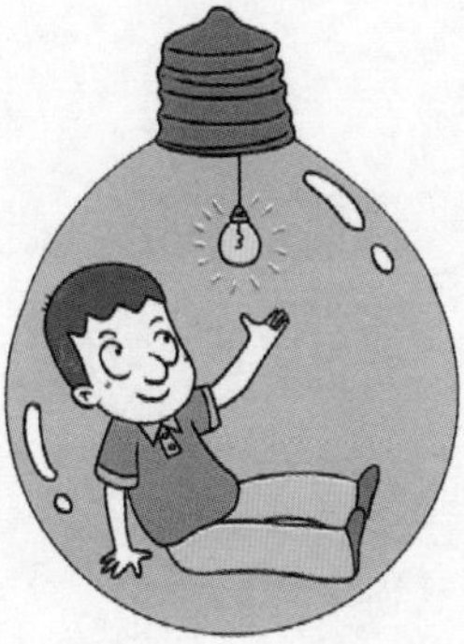
這是滋養心田的游魚之樂，有著不可言喻的空靈和舒適感。

14

按摩的最大功效就是「以人補人」的能量交流

你可以不懂經絡、不懂穴位，只需要在父母腿上、腳上，輕輕捶一捶、捏一捏，老人家會比什麼時候都舒服！他們體內的滄桑和勞損，會慢慢地被我們的活力和能量化解，疾病失去了溫床，只剩下健康的晴空！

最近幾年，推拿、按摩、點穴、導引等保健養生方法，越來越得到大家的重視。可是總有人有這樣的疑惑：「我的手法不到位，還有療效嗎？」我可以很肯定地告訴大家：「有！」

我想起一個掌故，宋美齡女士晚年，非常熱中按摩。她每天要享受四個小時的按摩。她的按摩師曾試著用按摩棒、按摩車為她按摩，她覺得不舒服，非得讓按摩師直接用手，她才感覺舒適。

名詞小辭典

導引

一種道家的養生方法。《莊子》中最早提出「導引」的說法：「吹呴呼吸，吐故納新，熊經鳥伸，為壽而已矣；此導引之士，養形之人，彭祖壽考者之所好也。」因此，「導引」也可以說是：呼吸運動與肢體結合的一種醫療保健操。

她尤其愛按摩背部和腿部，只要按摩師的手往她背上一放，她就會感覺很舒適，不管哪個部位，也不管按摩師有沒有認真運用手法。

❖按摩的真正力量─人與人間的能量交流

實際上，通經絡、活氣血，只是推拿、按摩的作用之一，它們的真正力量，在於人與人之間的能量交流、傳遞。

手和穴位，是人與人之間能量傳輸的接觸點，好比插頭和插座，「經絡」則好比電線，是能量傳導的路徑。透過按摩者的能量，可以迅速傳入被按摩者體內，這是「以人補人」的直接方式。

尤其對於老年人來說，人老腿先衰，氣不能充分下降到雙腿，所以，在腿上按摩，一方面能疏通腿部的經絡氣血，導氣下行；另一方面，也能借助按摩者的能量傳導，啟動雙腿的活力。前者是次要的，後者才是主要的。

即使是同樣的按摩，宋美齡喜歡按摩師直接用手按摩，拒絕用按摩棒或按摩車。人能補人，效果最好；以物補人，效果就要小得多了。

就像有首歌裏唱的：「常回家看看，哪怕給爸爸捶捶後背揉揉肩……」其實，這就是最好的孝敬父母的方法。父母在家裏為什麼會寂寞？一方面是因為牽掛孩子，另一方面，則是因為他們的身體正在老去，渴望感受到自己親人的氣場，接受來自他們的活力能量。

名詞小辭典

點穴

點穴術的理論，是中醫的經絡學說，穴位是氣血交匯之處，刺激穴位能影響氣血運行。由於穴位較小，一般是以手指；偶爾是以肘、拳等，點穴師運用內力，以手指點開因疾病而產生阻塞的穴位。功力越深的點穴師，越能深入穴位、治療效果越好。

用青春能量補養父母身體

作為兒女，只要能經常回家看看，父母的身體就會好三分，如果能經常為父母按摩按摩，用我們身體裏年輕鮮活的能量，去啟動父母衰老的身體，他們肯定能像宋美齡那樣活到一百多歲了。而且，他們會比宋美齡還幸福。因為，繼子蔣經國、蔣緯國不太可能給繼母按摩，她需要雇按摩師。按摩師與宋美齡之間，畢竟還隔著一層，其補養之功哪有親人、兒女那麼大呢？

父母用乳汁和血汗，把我們撫養長大，當他們老了的時候，我們也當用自己年輕的能量和活力，去補養他們，這並不影響我們的健康，卻可以使父母健康、快樂、長壽。這才是報答父母養育之恩的最好禮物！

你可以不懂經絡、不懂穴位，只需在父母背部、腿上、腳上輕輕捶一捶、捏一捏，老人家會比什麼時候都舒服！他們體內的滄桑和勞損，會慢慢被我們的活力和能量化解，疾病失去了溫床，剩下健康的晴空！

給孩子按摩，也能傳導我們的能量。醫生為病人推拿、針灸，其中也有一個能量的傳遞。我認識很多針灸推拿醫師，都有練功、練武術，他們要練好自身的正氣，去驅散病人的病邪。包括我本人，也是如此。

按摩「以人補人」的效果

為父母按摩：用我們身體裏年輕鮮活的能量，去啟動父母衰老的身體，使他們健康到百歲。

為自己按摩：看不見的能量，會從自身出發，並回到自身，身心即處在一種圓融的境界中。

自己按摩也能為自己傳遞能量

當然，也有人會問：「我自己給自己按摩、推拿，是不是就不存在能量的傳導呢？」不是的，答案是依然存在。我們難道就不能自己把能量傳給自己嗎？

平日我們的能量都處在一種向外耗散的狀態，當我們靜下心來，讓外馳的心神回到自身，輕輕地、用心在自己身上，推一推、按一按，一種看不見的能量，從自身出發，回到自身，就這樣來來回回，身心便處在一種圓融的境界了。

這時，我們不會產生任何惱人、煩人、氣人的念頭，甚至那些惱人、煩人、氣人的念頭，此時也不會來打攪，頭腦裏乾乾淨淨，彷佛一片澄澈的天空。這是滋養心田的游魚之樂，有著不可言傳的空靈和舒適感。這就是自己補自己、自己養自己的功夫。

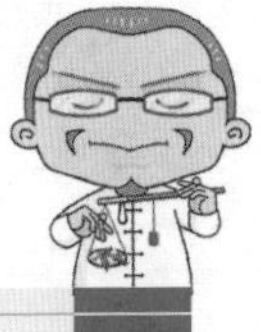

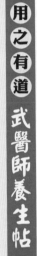

用之有道 武醫師養生帖

孝順—是對父母的關愛之心

其實「以人補人」的方法，是含辛茹苦將自己拉拔長大的父母最需要。這也是孝順的一種表達方式，最簡單的方式，或許就是滿足父母的期望。

孝敬不單單是給錢的問題，要多一份關愛，才能讓老人家感到幸福。多花點時間陪陪他們，給他們捶捶肩、按按背，讓他們不至於感到孤獨，父母就能感受到你的關愛之心。

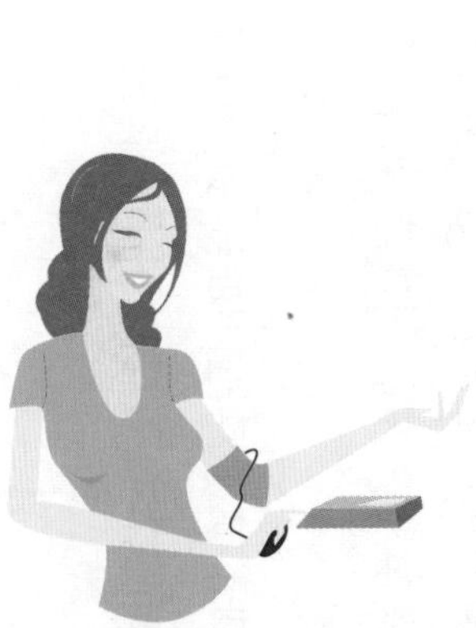

第五篇

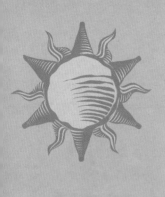

穴位按摩篇

丹道醫家養生祕傳靈龜八法—八大穴位統治眾病

奇經八脈就是我們的生命線，只要你每天去觸摸八脈上的大穴，以穴通經、以經通脈，就會感覺到日光照耀著整個身體，人體彷彿有了一股清陽之氣，這才是我們真正少生病、不生病的萬應靈丹。

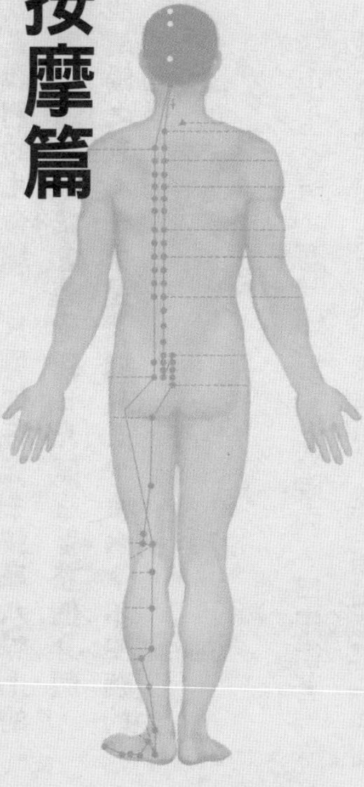

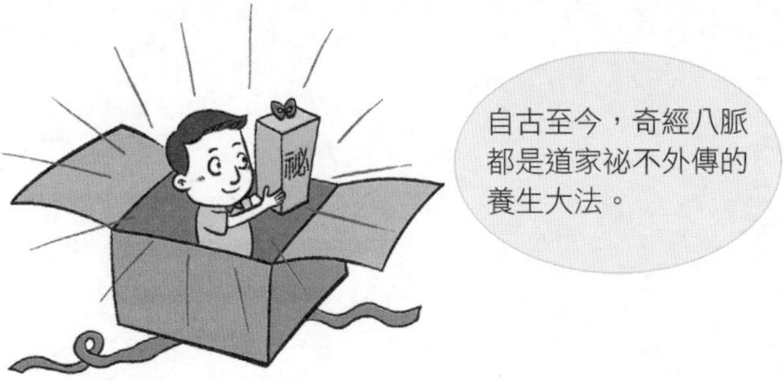
祕
自古至今，奇經八脈都是道家祕不外傳的養生大法。

1

「奇經八脈」道家祕不外傳的養生大法

疾病與「奇經八脈」之間的微妙之處，在我們身體上的對應到處皆是，奇經八脈就是我們的生命線，只要你每天去按摩八脈上的大穴，以穴通經、以經通脈，就會感覺到日光照耀著整個身體，人體彷彿有了一股清陽之氣，這才是我們真正少生病、不生病的萬應靈丹。

傳說符明代大醫李時珍出生之時，有一頭白鹿闖入院內，口中銜著一株紫靈芝。一時傳為美談，長大後他認為自己與仙家有緣，於是開始修習「神仙之學」。

李時珍白日讀書、夜晚靜坐，逐漸悟到：修煉家所觀察到的奇經八脈，與醫生對此的認知是有所不同的，勘破了這個祕密，他才取得日後在醫學上的偉大成就。

人物檔案

李時珍

明代著名醫藥學家（西元1518～1593年），字東壁，晚號瀕湖老人，蘄州（今湖北省蘄春縣）人，官楚王府奉祠正。另著有《奇經八脈考》、《瀕湖醫案》等書。

經絡圖

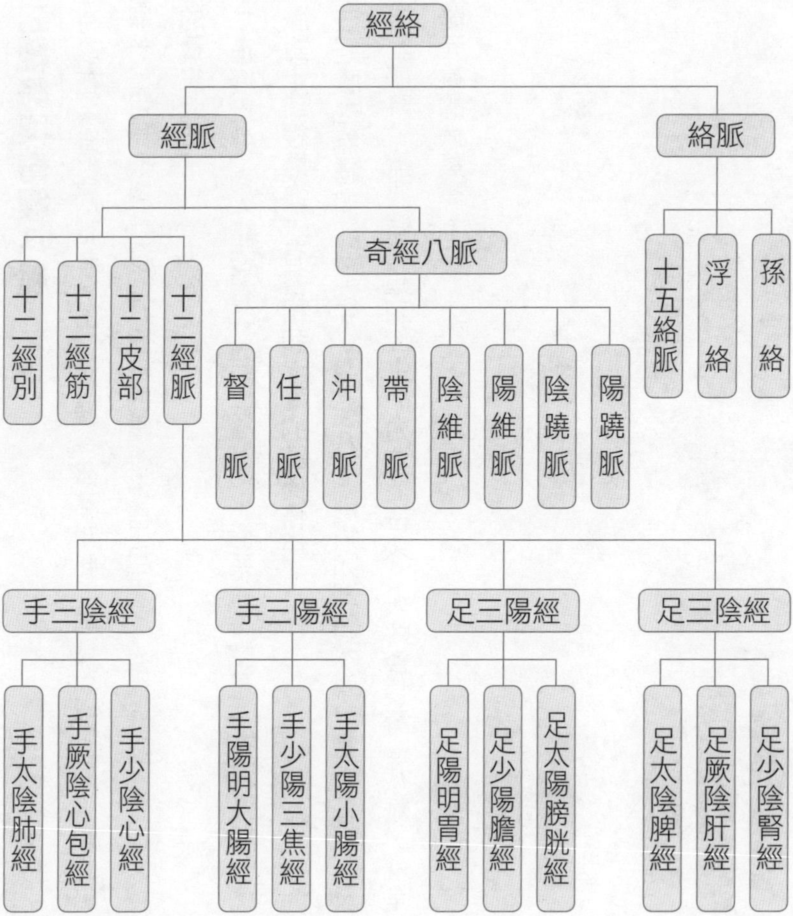

中醫小辭典

奇經八脈

指十二經脈之外八條具有特殊作用的經脈，即任、督、沖、帶、陰維、陽維、陰蹺、陽蹺，因為它們沒有和臟腑直接相連，沒有表裡配合的關係，所以稱為「奇經八脈」。奇經八脈出入於十二經脈之間，它具有調節氣血的功能。

十二經脈與奇經八脈

李時珍在《奇經八脈考》中，強調「醫不知此，罔探病機；仙不知此，難安爐鼎」。可見他對「奇經八脈」的重視。自古至今，奇經八脈都是道家祕不外傳的養生大法。

十二正經以外，人體還有一套更重要的平衡系統，就是「奇經八脈」。奇經八脈對十二經氣血，有蓄積和滲灌的調節作用。

十二經脈之氣猶如江河之水，奇經八脈則猶如湖泊水庫，當十二經脈及臟腑氣血旺盛時，需要儲存起來，生命力才能持久，人才會長壽。八脈，就是儲存人體元氣的大藥庫。

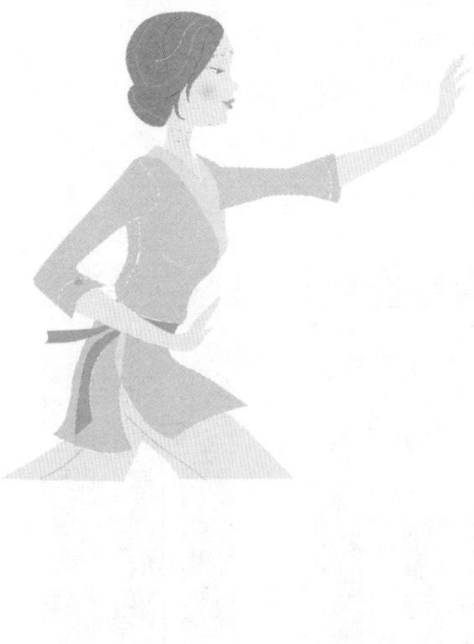

經典檔案

本草綱目

李時珍耗費三十年時間，撰寫《本草綱目》一書，總結中國歷代藥學的成就，被西方譽為「1956年出版的中國百科全書」，共52卷，記載藥物有1892種，是包括植物學、動物學、礦物學的醫學寶典，也是有世界影響力的博物學經典。

對症用穴，按穴索藥

有人會想，這麼多脈絡，我怎麼找到它呢？其實八脈裏有八個代表性的穴位：公孫、內關、臨泣、外關、申脈、後溪、列缺、照海。古人留傳下來一首「八穴歌」：

公孫沖脈胃心胸，內關陰維下總同；
臨泣膽經連帶脈，陽維銳眥外關逢；
後溪督脈內眥頸，申脈陽蹺絡亦通；
列缺任脈行肺系，陰蹺照海膈喉嚨。

這八句話講了八個穴，每個穴的功效，打個比方來說，相當於「核子反應爐」，一治就治一大片。

在用法上，中醫多以「兩穴一組」配用：「公孫」與「內關」治心胸、上腹部疾病；「後溪」與「申脈」治目內眥、頸項、耳、肩胛及上肢疾病；「外關」與「臨泣」能治目外眥、耳後、頰、頸和肩部疾病；「列缺」、「照海」能治咽喉、胸膈疾病。所以，病痛來臨時，我們完全可以按「穴」索「藥」，救身體於危難之間。

中醫用法多以「兩穴一組」：

兩穴一組	對症治療
公孫與內關	治心胸、上腹部疾病
後溪與申脈	治目內眥、頸項、耳、肩胛及上肢疾病
外關與臨泣	治目外眥、耳後、頰、頸和肩部疾病
列缺與照海	治咽喉、胸膈疾病

這八大穴古人是有嚴格的開穴時間，不同的時間，使用不同的穴位；不在開穴時間內的穴位，就不能使用，這樣在臨床上，就造成諸多不便。丹道醫家中有些前輩，則不拘泥於時間限制，在臨床中也取得很好的治療效果。

本書中所講的「靈龜八法」，採用丹道醫家的經驗，隨時隨地可以應用，原則只有一個：對症用穴，按穴索藥。這樣，「靈龜八法」就成了簡便易行的養命八招。

疾病與奇經八脈之間的微妙之處，在我們身體上的映射比比皆是，奇經八脈就是我們的生命線，只要你每天去觸摸八脈上的大穴，以穴通經、以經通脈，就會感覺到日光照耀著整個身體，人體彷彿有了一股清陽之氣，這才是我們真正少生病、不生病的萬應靈丹。

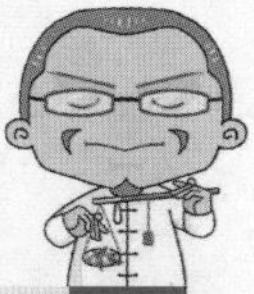

用之有道 武醫師養生帖

八穴——人體自有大藥

公孫、內關：多用於心痛、胃脘痛、痢疾，及其他消化道等病。

後溪、申脈：用於中風半身不遂、肢體活動困難，及精神神志等病患。

臨泣、外關：多用於耳鳴、耳聾、眼疾、腿腫、偏頭痛、高血壓等症。

列缺、照海：多用於言語不利、咽喉炎症和更年期症候群，其指導思想是《黃帝內經》。

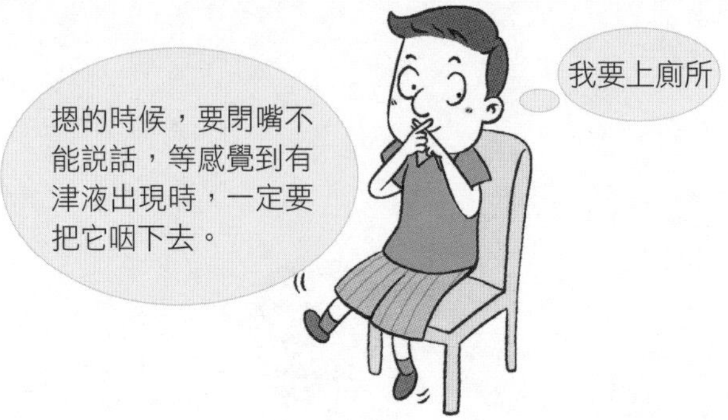
摁的時候，要閉嘴不能説話，等感覺到有津液出現時，一定要把它咽下去。
我要上廁所

2

按摩照海穴—治療咽喉痛、肩周炎、失眠

穴位檔案—照海穴

「照海」最早見於《針灸甲乙經》，《千金要方》稱「漏陰」，屬足少陰腎經，是八脈要穴之一，通陰蹺脈，有滋腎清熱、通調三焦之功。

適用人群：主持人、廣播員、歌星、演員、教師、公司主管、肩周炎及失眠患者。

主要功效：可緩解胸悶、嗓子乾痛、聲音嘶啞、慢性咽炎等症狀，對肩周炎、失眠有輔助作用。

名詞小辭典

京劇

也叫「國劇」，是舊時流行於民間的劇種，有約兩百年歷史，清末以北京最盛，故稱為「京戲」、「京劇」。民國後改北京為北平，也稱為「平劇」。流派因地區和藝術風格，而有所不同，其中以京派、海派為兩大支。主要唱腔是漢調的西皮、徽調的二黃，故稱為「皮黃戲」，也吸收其他唱腔，如崑腔、梆子腔、吹腔、羅漢腔等。戲劇內容以歷史故事為主，表演上唱、做、唸、打並重，並融入武術技巧，多用虛擬性動作。服裝考究、色澤鮮麗，風格獨特，影響各地的劇種發展。

我有一位唱京劇的朋友，一天深夜打來電話，電話那邊傳來乾澀沙啞的聲音，他很不好意思地跟我說：「武醫生，我嗓子疼得實在受不了，要不是明天有演出，不會這麼晚來電打擾您，您有什麼好辦法，來幫我解決一下嗎？」

我在電話裏簡單地詢問了他嗓子疼痛的情況，「嗓子乾不乾？」他告訴我有乾痛的感覺，並且說前兩天感覺有點著涼，忽然間嗓子不舒服，腫起來了，聲音變得沙啞，說話也很費力。

聽完他的描述，我教他坐在床上，把兩隻腳心對齊，告訴他在內踝下有一個小坑，用力往下摁，並且小聲地告訴他：「摁的時候要閉嘴、不能說話，等你感覺到有津液出現的時候，一定要把它咽下去，否則就不靈了，十分鐘以後，你再告訴我有沒有效。」

一會兒，電話就打過來了，他高興地說：「您這一招真靈，我現在嗓子雖然還有點腫，但已經不疼，改天請您喝茶。」

京劇演出結束後，他特地來謝我，我有些不好意思，這只是一個醫生的本分罷了。

想到他要經常用嗓子的特殊工作性質，我建議他在每次趕場演出前或熬夜演出後，如果感覺嗓子不舒服，就用手揉摁「照海穴」，來進行預防和治療嗓子乾痛，並且還給他開了一個小方：每天用金環石斛10克泡水喝。長期持續服用，可保嗓子無憂。

◈為什麼嗓子痛，就點揉照海穴？

為什麼嗓子痛點揉照海穴，就會有這麼好的效果呢？因為照海穴在奇經八脈中屬陰蹺，與足少陰腎經交會，為八脈交會要穴之一，有滋腎清熱、通調三焦之功，既補益又清熱。點揉這一個穴位，既可以調理陰蹺脈，又可以調理腎經，可謂一舉兩得的妙法。

唐代孫思邈在《備急千金要方》裏稱照海穴為「漏陰」，就是說這個穴位出了問題，人的腎水減少了，會造成腎陰虧虛，引起虛火上升。

因此，只要我們感到胸口悶得不舒服、嗓子乾痛、聲音嘶啞，甚至得了

人物檔案

孫思邈

唐代華原人（生年不詳～682年），是著名中醫醫藥學家，能懸絲診脈。著有《備急千金要方》、《千金翼方》，被譽為是史上最早的臨床醫學百科全書。據說他活了120歲，也有一說他活了140歲。隱居於世，知識淵博，通百家之學，兼擅醫學，民間奉為「藥王」。

慢性咽炎，都可以按一按「照海穴」，既有滋腎清熱的功效，還能讓身體的三焦功能順暢起來，可謂是一舉兩得、立竿見影的妙法。

按摩照海穴時不能說話

這裡可以透露一個小竅門給大家，以便於有效地運用照海穴，來保養自己的身體，就是在按摩照海穴的時候，要閉口不能說話，感覺到嘴裏有津液出現，一定要咽到肚子裏去。

一般來說，照海穴點揉3到5分鐘後，就會感覺到喉嚨裏有津液出現，疼痛也會馬上隨之緩解，古代修煉家都講究煉津化精，津液升發多了，人體的腎精自然充盈，客觀上也發揮滋陰固腎的作用，是真正調動人體的大藥。

閉口不說話，並沒有什麼玄機，只是為了使升發的津液，易於滋潤喉嚨，這也就是古人所說的「吞津法」。「陰蹺」主人一身的水液，交會於照海穴，既滋腎清熱，又能通調三焦，所以揉按照海穴，會激發腎中精氣，引水液上行，滋潤喉嚨，虛火得到腎水的滋潤則下行，嗓子疼痛自然就「水到病除」了。

病症小辭典

肩周炎（五十肩）

此病症，是因肩關節周圍的組織發炎所引起。主要症狀：感覺肩膀很痛、手臂無法提高。治療方式有熱敷、服用止痛劑，或局部注射副腎皮質荷爾蒙。因此病的罹患者，多為五十歲以上的人，故又稱為「五十肩」。

按照海穴─治嗓子乾痛、肩周炎、失眠

在以後的臨床中，我逐漸發現，按揉照海穴，不僅能治療嗓子乾痛，還能治肩周炎。一位50多歲的老大姐剛退休，本來想可以好好休息了，結果退休不到兩個月，忽然覺得肩膀疼得很厲害，到門診一檢查是肩周炎。

除了按照常規治療以外，我還告訴她一個治療和預防肩周炎輔助竅門。就是讓她回家後坐在床上，屈膝，腳底平踏在床面，自己用雙手拇指，分別揉摁兩側內踝下的照海穴（如左圖）2～3分鐘，刺激量以自己產生痠脹的感覺為宜，每天持續按揉1～3次。

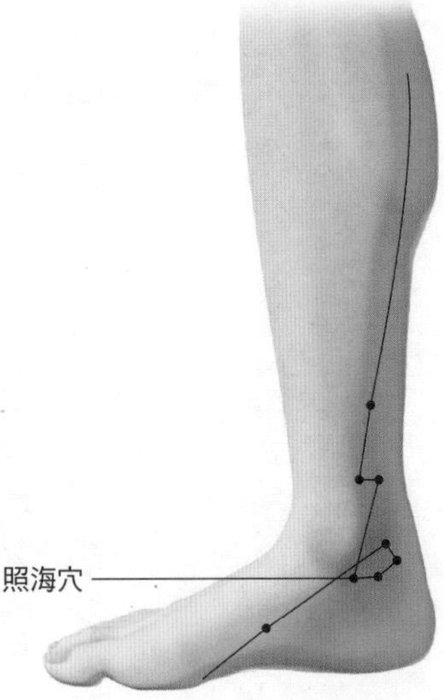

此穴在內踝尖正下方凹陷處

沒想到，這位大姐一周後就來到門診找我，非常激動地說，她不僅肩周炎好了，多年的失眠症也好了，中醫太神奇了。由此，我也得到啟發，在臨床中有意無意地使用這個穴位，治療一些久治不癒的失眠患者，居然得意想不到的效果。

後來我把它作了一個變通，建議有失眠困擾的朋友，睡前揉幾分鐘照海穴，不僅可以滋陰降火，補腎益氣，還可以讓你舒舒服服地睡個好覺，何樂而不為呢？

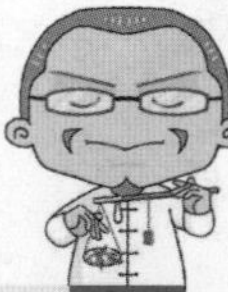

用之有道 武醫師養生帖

照海穴的名詞解釋

「照海穴」釋名：「照」，照耀之意；「海」，大水之意。該穴不但能主治咽喉腫痛，配腎腧、關元、三陰交，還可以主治月經不調。

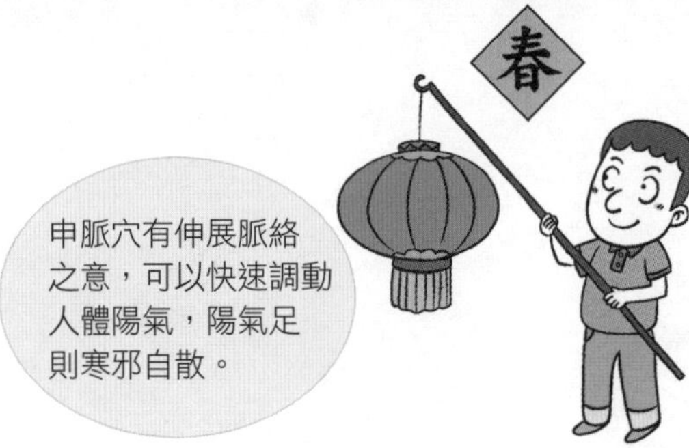
春
申脈穴有伸展脈絡之意，可以快速調動人體陽氣，陽氣足則寒邪自散。

3

灸一灸申脈穴—預防流感、增強免疫力

穴位檔案—申脈穴

「申脈」別名「陽蹺」，屬足太陽膀胱經。八脈交會穴之一，通陽蹺。在足外側部，外踝直下方凹陷中，布有腓腸神經和外踝動脈網，有補陽益氣、疏導水濕之功效。

適用人群：寒性體質；中老年朋友；經常傷風感冒、腹瀉、怕冷的人。

主要功效：可緩解眩暈、雙眼發紅腫痛、腰痠背痛、足踝關節痛等症狀，對腹瀉、消化不良有輔助作用。

典型的「陽虛」症狀

「腰背屈強腿痛，遍身腫滿汗頭淋」：

1. 佝僂著肩背
2. 臉上、兩眼有些浮腫
3. 額頭上汗濕淋淋

一天，門診來了一位病人，佝僂著肩背，歪歪扭扭地坐到我的面前。我仔細看了看他，只見這位患者臉上、兩眼有些浮腫，額頭上也出汗濕淋淋的，一看就是典型的「陽虛」症狀，瞬間我想起了「靈龜八法」中關於申脈的一句歌訣：「腰背屈強腿痛，遍身腫滿汗頭淋」。眼前的病人，不正好是這句話的真實寫照嗎？

經過仔細的問診，病人告訴我，前幾天他去公園運動途中，因為突然變天受涼了，不發燒也不咳嗽，只是覺得胸口很悶，說話提不起氣，開始他也沒在意。結果兩天後，全身一陣陣地出冷汗，尤其是早上起床時，臉部浮腫得很厲害。

診斷後，我給他開了一服發汗解表的「小青龍湯」，然後在他的申脈穴上扎了一針，一針下去，病人佝僂的身軀，漸漸能伸直了，出汗也比剛才少了，感覺身體舒服了許多。

「腰背曲強腿痛」，是明顯的膀胱經感受寒邪之氣後的受涼之象。因為陽蹺通膀胱經，而申脈本身就是膀胱經的一個重要穴位。

中醫小辭典

灸法

灸是燒灼之意。灸法是一種中醫的治病方法。點燃由艾葉等藥物製成的艾炷或艾卷，利用灼熱的方式，置於人體穴位上，利用灼熱的方式，薰熱人體的體穴表面，藉著艾條所產生的氣味和溫度，刺激人體上一定的體表部位，以達到治療功效。

申脈穴是陽中至陽，用這個穴位既能散除體內寒邪，又能使陽氣通達巔頂，對人體不僅發揮平衡的作用，還可以使人步履輕健矯捷。

配上「小青龍湯」服用，表裏互解，發揮事半功倍的作用。使患者體內的寒邪，在短時間內排出體外，又能恢復自身的陽氣。也可以說：申脈穴，是一個祛寒回陽的妙穴。

針刺治病，灸治養命

有的人會說：我又不會扎針，雖然知道這個穴位的妙用，也是紙上談兵。其實，道家醫學所講的八脈交會穴，既能針又能灸，「針刺則治病，灸治則養命」，使用起來一點也不複雜。

「針刺」需要有系統地學習很多專業的知識，不可能人人掌握，「灸法」卻是一種非常簡單實用的自我保健治療方法，可以不拘時間、場地，隨時進行調養，及時補充我們耗損的陽氣，同時祛除體內的寒邪、濕邪。

申脈穴，是陽蹺與太陽膀胱經交會的重要穴位，它的取穴法也很簡單，在外踝內向下凹陷處（如左頁圖）。人體受到寒邪之後，會縮成一團，瑟瑟發抖，這在中醫裏叫做「拘急收引」，而申脈穴有伸展脈絡之意，可以快速調動人體陽氣，陽氣足則寒邪自散。

平時我們可以用艾條薰灸，或用手指點揉刺激申脈穴，點按時會感覺到微微的痠脹。灸的時候，以感覺此部位微微發熱即可；有時能明顯感覺到：有一股暖流自腳下緩緩升起，瞬間人就會舒展許多。

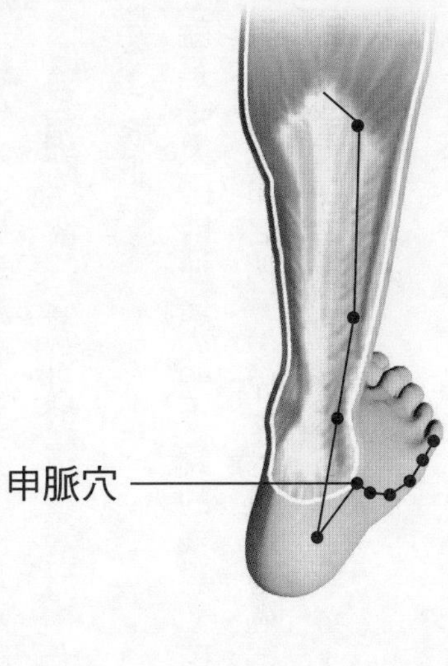

成語小辭典

跬步千里

跬步，跬讀傀，指半步。荀子說：「不積跬步，無以至千里」，是說不半步、 一步這樣慢慢累積，就走不到千里之外。跬步千里，指雖然前進緩慢，但只要不懈怠，最終能夠遠行千里，獲得成功。

如何預防流感、增強免疫力？

秋冬交替的季節，溫差變化大，也是流感爆發的季節，建議大家買一些艾條回去，灸一灸申脈穴，既可預防流感，還可以增強免疫力，尤其是老人或體質偏寒的人，更應該經常灸一灸此穴。

人老腿先衰，實際上就是陽氣不能通達人體末端的表現。申脈穴通暢，可以有效延緩這一過程，有回陽保命之功。做兒女的可以透過很多方法，來孝敬父母，這個方法既安全又簡單，回家後靜心給父母灸上一灸，一家其樂融融，比吃什麼靈丹妙藥都實惠。

荀子說：「不積跬步，無以至千里。」（跬步，跬讀傀，指半步）這看似平常的一個穴位，如果我們能時常用心來呵護它，日積月累，一定會得到意想不到的效果。

常年的臨床治療，我深深感受到：很多時候，人並不是不關愛自己的身體，而是缺少關愛自己身體的方法。如果你身邊的親人體質虛弱、畏懼寒冷、腰痠背痛……，就用你手中的艾條，來幫助他們開啟這溫暖身體的源泉！

人物列傳

荀子

戰國時趙人（西元前313～前238年），也叫荀況，是著名思想家、教育家，韓非、李斯都是他的學生。荀子曾游學於齊，任稷下學官的祭酒，後到楚國為蘭陵令。其學說本於儒家孔子，主張禮治，倡性惡之說，和孟子的性善之說相對。著有《荀子》一書，是先秦重要的哲學思想作品，也是重要的散文著作。共20卷，今只存32篇，有唐楊倞為其作注、清王先謙作集解。此書學說是本於儒家崇禮、正名等，而主張性惡之說。荀子作賦十篇，也開漢代辭賦文學的先河。後世尊稱為「荀卿」、「荀子」，後漢人為避漢宣帝名諱，改稱其為「孫卿」。

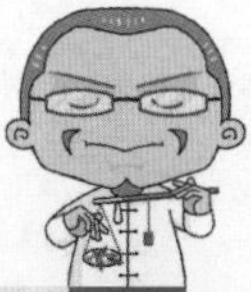

用之有道 武醫師養生帖

點按申脈穴—升發陽氣、祛除風寒

當身體受了風寒，點按申脈穴的時候，會感覺有點痠脹，薰灸時身上有些微微出汗，是身體陽氣升發、祛除風寒的表現。

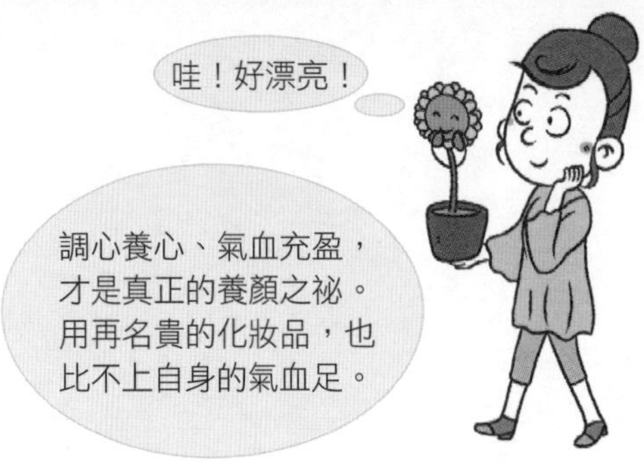
哇！好漂亮！
調心養心、氣血充盈，才是真正的養顏之祕。用再名貴的化妝品，也比不上自身的氣血足。

4

按摩內關穴—治療心臟病、暈車、腹瀉、心情鬱悶

穴位檔案—內關穴

「內關」最早見於《黃帝內經・靈樞・經脈篇》，為手厥陰心包經之絡穴。有益心安神、和胃降逆、寬胸理氣、鎮定止痛之功。

適用人群：渴望抗老防衰的女性、中老年朋友；心情抑鬱、煩躁、緊張的朋友；冠心病等急性心臟病患者。

主要功效：可緩解打嗝、手心發熱、肘臂疼痛、腋下紅腫等症狀；主治孕吐、暈車、腹瀉。對治療心臟病、肺臟疾病、乳腺疾病，有輔助作用。

我很少和我的病人或朋友，談及衰老的問題，有兩個原因：其一，人人都怕老；其二，老之將至，人人都不願坦然面對。

病症小辭典

更年期

醫學上指男女身體機能進入衰退的時期。一般女性多指約在四十至六十歲之間，依據醫學統計，約有八成婦女會出現更年期症狀。此時停止排卵、生育期結束、內分泌產生較大變化。因性激素（荷爾蒙）和卵巢機能衰退，月經週期出現不規則，其特徵有失眠、熱潮紅、頭暈、夜間盜汗、情緒憂鬱、記憶力減退、心慌、氣短、出虛汗等，使女性在生理及心理上有不適症狀，需要更多調適。男性的更年期，通常發生約在五十歲，其症狀表現是出現容易疲倦、肌肉僵硬、腰骨痠痛等。

名詞小辭典

亞健康

80年代蘇聯學者布赫曼提出「亞健康」理論，所謂「亞健康」就是處於健康和疾病之間，可以往好的方向恢復健康，也可能轉變成各種疾病，提醒大家重視身體發出的警訊。西醫認為，全世界真正的健康者只有5%，找醫生看病的有20%，其餘的75%都屬於亞健康。所謂的亞健康，就是不健康，只是在西醫的生理指數上尚無明確指證。

當然，那些渴望成熟的青少年，不在此範疇內。也許這就是大家彼此心照不宣的一個結，尤其是女性朋友，更是明顯。

很多女性朋友在40歲至50歲之間，經常容易產生心慌、氣短、出虛汗等不適症狀。

在醫院檢查時，各項指數基本上都正常，醫院也查不出是什麼病，只能籠統說是「更年期症候群」或「亞健康」，沒有什麼特效藥和好的治療方法。實際上按照古人的說法，女人一到這個年齡層，基本上身體就到了衰退的階段。

《黃帝內經》裏記載說：「女子五七陽明脈衰，面始焦黃，髮枯萎，六七三陽脈衰於上，面皆焦，髮始白。七七任脈虛，太沖脈衰少，天癸竭，地道不通，形壞而無子耳。」

女子的衰老，首先從陽明經開始，慢慢導致三條陽經氣血逐漸衰退。頭為諸陽之會，氣血不能上達於面部，皺紋和斑點就產生了。從養生和美容的角度講，中國古人講究心靈美，是很有深意的。

人的美，實際上和氣血息息相關。心主神，其華在面。心之神主要靠氣血來充盈，氣血充足，自然反映到臉上，為什麼女孩子在十八、九歲的時候最漂亮呢？就是這個道理。所以女人養顏，首先要養心。

五臟對應關係表

對應	五臟	五華
意	脾	唇
神	心	面（色）
志	腎	髮
魂	肝	手（爪）
魄	肺	毛

女人易老部位10大排行榜

第1名：腸道　第2名：胸部　第3名：大腦
第4名：卵巢　第5名：臀部　第6名：心臟
第7名：脊椎腰椎　第8名：膝蓋
第9名：鼻子　第10名：手部

《黃帝內經》記載女子的生長週期

女子的生長週期（是跟七相關）

女子年齡	女性生理特徵	女性生理說明
7歲（七）	開始換牙	腎氣盛，齒更髮長
14歲（二七）	月經來潮	天癸至，任脈通，太衝脈盛，月事以時下，故有子
21歲（三七）	腎氣足	腎氣平均，故真牙生而長極
28歲（四七）	筋骨強壯	筋骨堅，髮長極，身體盛壯
35歲（五七）	面部始枯	陽明脈衰，面始焦，髮始墮
42歲（六七）	始生白髮	三陽脈衰於上，面皆焦，髮始白
49歲（七七）	更年期絕經	任脈虛，太衝脈衰少，天癸竭，地道不通，故形壞而無子也

《黃帝內經》記載男子的生長週期：

男子的生長週期是跟八相關

男子年齡	男性生理特徵	男性生理說明
8歲（八）	開始換牙	腎氣實，髮長齒更
16歲（二八）	精氣足	腎氣盛，天癸至，精氣溢瀉，陰陽和，故能有子
24歲（三八）	腎氣足	腎氣平均，筋骨勁強，故真牙生而長極
32歲（四八）	筋強骨健	筋骨隆盛，肌肉滿壯
40歲（五八）	開始掉髮	腎氣衰，髮墮齒槁
48歲（六八）	面枯髮白	陽氣衰竭於上，面焦，髮鬢斑白
56歲（七八）	精氣衰退	肝氣衰，筋不能動，天癸竭，精少，腎藏衰，形體皆極
64歲（八八）	齒落髮禿	則齒髮去

成語小辭典

飲鴆止渴

鴆讀振，是一種毒鳥，用鴆炮製的酒能毒死人。為解渴而喝毒酒。比喻只顧一時，不管以後；只求解除眼前困難，而不顧將來會有的禍患。

道家祕傳的養顏方

我有一位比我年長幾歲的演藝圈朋友，整天為美容的事絞盡腦汁，有一陣子甚至動了打肉毒桿菌的念頭。我聽了之後，趕緊勸阻她，這種方法無異於飲鴆止渴。

於是我給她開了一個道家祕傳的養顏方，並告訴她一個養顏美容的祕訣：平時多按揉內關穴，持續下去，自然會有奇效。她得到之後如獲至寶，每天持續服藥，並認真按摩這個穴位。過了一段時間，皺紋明顯減少，氣色也好了很多，每天心情都很舒暢。

內關穴最早見於《黃帝內經・靈樞・經脈篇》，它所屬的這條經絡叫心包經，通於任脈，會於陰維，是八脈交會穴之一。內關穴的真正妙用，在於能打開人體內在機關，有補益氣血、安神養顏之功。

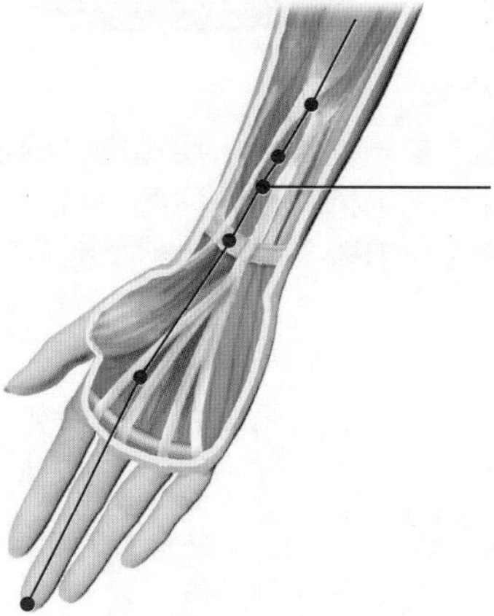

心情不好嗎？—揉內關穴心情變好

實際上，我給她開的養顏方，就是從補益氣血上入手，但補氣血只是個「藥引子」，妙就妙在讓她按揉內關穴，幫她打開內心的結。大家可以觀察一下周圍的人，越是心情抑鬱、煩躁、愛發脾氣的人，衰老的跡象越明顯。女人在生活中，最容易受情緒左右，有些女性朋友過早出現衰老跡象，主要跟心情有關。所以心情不好的時候，不妨點揉內關穴幾分鐘。

愛美的人，或處於更年期的朋友，更要多按摩內關穴。調心養心、氣血充盈，才是真正的養顏之祕，用再名貴的化妝品，也比不上自身氣血足來得重要。

內關穴也很好找，在手臂內側，腕橫紋上兩寸，取穴時手握虛拳向上平放，另一手食指、中指、無名指三指，以腕橫紋為準並齊，食指點按的地方，就是內關穴（如上圖）。內關穴在養生上的好處是：隨時隨地都可以點揉，以略感痠脹為宜。

按摩內關穴治療心臟病

一些朋友問我：「武醫生，聽說按摩內關穴，還可治療心臟病，您說對不對？」

沒錯，內關穴，自古就是中醫用來治療心臟疾病的必用穴，臨床上也經常使用。對某些心臟病有立竿見影之效，比如說冠心病、心絞痛、心律失常發作時，用力不停點按內關穴，每次3分鐘、間歇1分鐘，就能迅速止痛或調整心律。

但重症急性發作的心臟病患者，病情發作時，應立即服藥或去醫院，以免耽誤病情。

我不禁想起週末在公園裏站養生樁，看到很多人在唱歌、跳舞，那些老人身上洋溢出的生命活力，深深打動了我。

許多人都在尋找青春不老的祕方，卻很少有人知道，幫助我們解開這個不老心結的，不是昂貴的化妝品，更不是滋補大藥、保健品，而是一個普通得不能再普通的「內關穴」，這就是生活，看似尋常自有不尋常處！

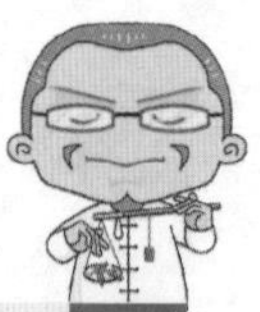

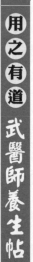

中醫預防打嗝的方法

前段時間，央視某著名播音員，在播音時忽然打嗝，引起不少觀眾的非議，成為不大不小的一場央視「話題」事件。其實在日常生活中，打個嗝本無可厚非，但是在重要場合打嗝，難免有失禮儀。我想如果他要是事先知道，中醫有預防打嗝的方法，就可以避免這種尷尬發生。

學生半開玩笑地問我：「您有什麼妙招，能控制打嗝呢？」我說：「當然有啊！」

打嗝，是因為氣逆，造成膈肌痙攣引發的。打嗝算不上病，但是打嗝起來還是挺難受，想必大家都受過打嗝之苦。

這就關係到內關穴的另外一個妙用，我們知道內關穴有益氣安神、治療心臟病的功效，卻往往忽略和胃降逆、寬胸理氣之功。這也是內關穴治打嗝靈驗的奧祕所在。

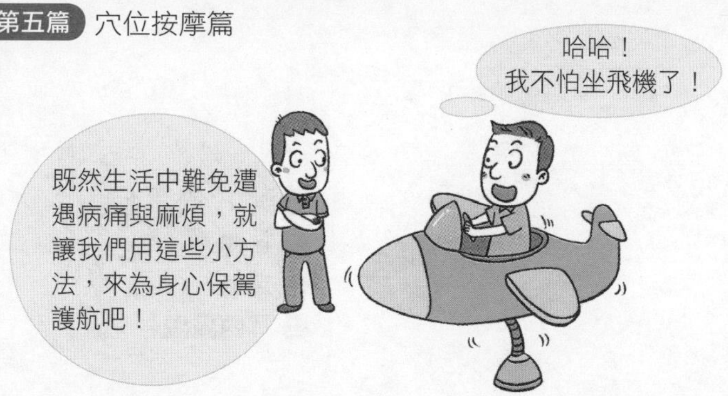
哈哈！
我不怕坐飛機了！
既然生活中難免遭遇病痛與麻煩，就讓我們用這些小方法，來為身心保駕護航吧！

5

按摩外關穴——治療耳鳴、耳內痛、腰扭傷

穴位檔案—外關穴

「外關」最早見於《黃帝內經．靈樞．經脈篇》，為手少陽之絡，八脈交會穴之一。通陽維脈三焦經。有清熱解毒、解痙止痛、通經活絡之功。

適用人群：經常坐飛機出差、旅行的人；急性腰扭傷、關節炎、肩周炎患者。

主要功效：可以預防老年人聽力下降、耳鳴、耳聾、腰背痠痛等症狀。

因為工作關係經常坐飛機出差的朋友，常常會遇到這種情況，就是在飛機起飛和降落時，會感到兩耳發悶、疼痛，有鼓膜要被穿破的感覺，聽到的聲音也會變小。

外關穴治耳疾
❶ 耳聾
❷ 耳鳴
❸ 耳內痛癢

這是因為飛機升到一定高度，大氣壓力會對人體產生一種壓力，導致聽力陡然下降造成的。

我自己也曾遇過如此的困擾，由於每次旅途都很匆忙，從沒有細想這個問題。後來一次溫習《針灸大全》，有句話引起我的注意：「外關治耳聾、耳鳴或耳內痛癢」，於是我在坐飛機感覺耳塞的時候，就試驗性地點揉了幾分鐘外關穴，感覺耳朵的不適感緩解了很多。

後來我又請教了老師，他肯定了我的方法。傳統的道家醫學認為：出現暫時性聽力問題，是人體陽氣不足的表現。（本文所講的「聽力下降」是指「暫時性功能失調所導致的耳聾」，屬於非器質性病變）

「外關」，在此刻會發揮什麼樣的作用呢？「外關」顧名思義，「外」指外部；「關」指關卡。外關通陽維，而外關是手少陽三焦經之絡穴，是手少陽與手厥陰脈氣相通的部位。

按摩外關穴，具有充實三焦的元陽之氣，並引導元氣出納運化於一身的效果。外關穴瘀阻的時候，會引起耳膜弛緩不收，塌陷的耳膜，便無力恢復到常態。

點揉外關穴治耳疾

❶ 坐飛機、火車、汽車旅遊耳朵不舒服
❷ 因感冒出現暫時性的聽力下降
❸ 預防老年人聽力下降

坐飛機空中失聰怎麼辦？

老師順便還告訴我一個中醫耳科教授的方法：就是先深吸一口氣，捏住鼻子，閉住嘴，然後用力向兩個耳朵的方向鼓氣。此時耳朵裏會「轟隆」一聲，這是塌陷的耳膜回復到正常位置時產生的聲音，瞬間聽力就恢復常態了。後來，再遇到類似的情況，我總是輕輕撥動這個「開關」，引導陽氣貫穿全身，再結合鼓氣的動作，基本上就可以解除空中「失聰」之憂了。

平時坐火車、汽車旅遊，也可能會感覺耳朵堵得慌，揉一揉外關穴也會緩解。有人身體虛弱，反覆感冒，有時感冒好了以後，也容易造成耳膜塌陷，耳朵出現暫時性的聽力下降，也可以用這種方法調理，免去吃藥之苦；另外點揉外關穴，還可以預防老年人的聽力下降。

外關穴—治療急性腰扭傷

外關穴在臨床上還有妙用，我經常將它用於治療急性腰扭傷。有一位40歲左右的病人，有一次彎腰撿東西，起得比較急，一下子腰就不能動了，稍微一動就疼痛難忍。去附近醫院經過藥物治療三天後，不但沒有減輕，病情反而加重。後來家人把他抬到我的診所就診，診斷為「急性腰扭傷」。

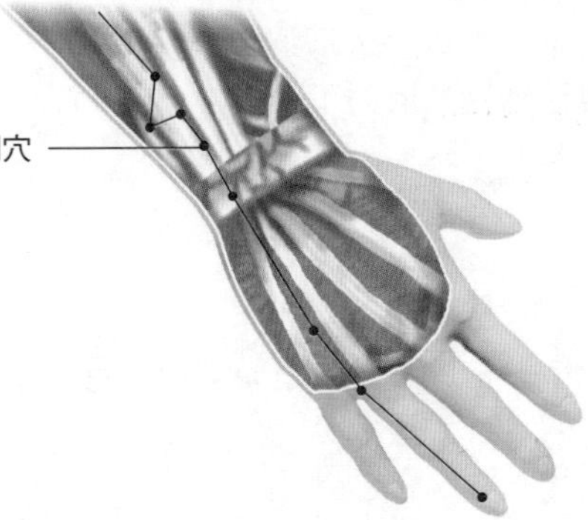

我考慮到一般的藥物治療效果不大，便採用針刺和推拿來治療。我先用手法來幫他放鬆局部僵緊的肌肉，然後在雙外關穴針刺，同時讓他做腰部前後左右扭轉活動，十幾分鐘後他腰痛完全消失，活動如常，隨後這位病人步行回家。臨走時，我告訴他回家後在扎針的地方，也就是在外關穴進行點揉，以鞏固療效。

有人或許覺得很奇怪，腰痛卻從手上來治？其實這正是我們祖先高明的地方。外關為三焦經之絡穴，它在腕背橫紋上2寸，尺橈骨中間（如上圖）。與內關相對的地方。外關通於陽維脈，具有解表祛風、活絡止痛的作用，不僅對急性腰扭傷有奇效，還對關節炎、頸椎病等有很好的療效。

最好的方法，往往是偶然之中得來的。既然生活中，難免會遭遇到不經意的病痛與麻煩，就讓我們用簡單易行的小方法，來為身心保駕護航，這樣，收穫的永遠會比你想像的要多很多。

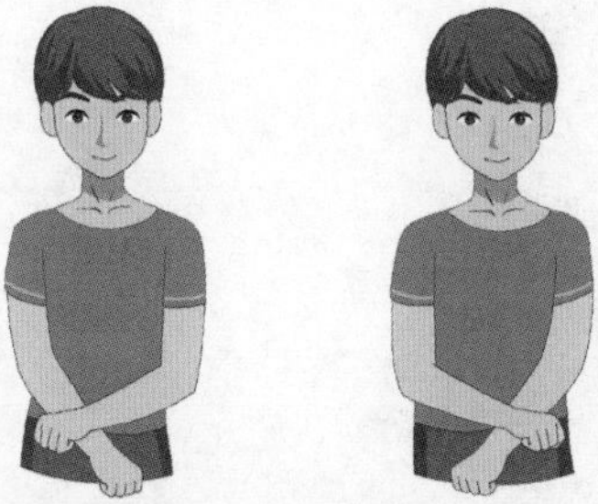

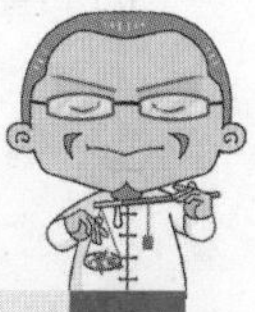

用之有道 武醫師養生帖

雙「關」並打—外關、內關的病一起治

看完這篇文章，你也許會思考這樣一個問題：一個內關穴，一個外關穴，它們之間有什麼微妙的聯繫嗎？傳統武術裏有一個很好的單操訓練方法，叫做「雙關並打」（如上圖），就是兩隻手腕交替擊打內、外關部位，外關打內關，內關打外關。這樣既能治外關的病，也能治內關的病，還具有防身的作用。

不過，取這兩個穴位治療疾病時，要先看看體質。如果體質比較虛弱，我不建議用單純按摩穴位的方法來治療，而要先補脾胃，再行穴位療法。使用外關穴時，最好採用正坐或仰臥的姿勢，手自然地垂下來，這樣按揉下去，就能讓氣血運行順暢，使三焦經的陽氣分佈於人的體表，功效更佳。

另外，要提醒大家的是，本文所講的「聽力下降」是指「暫時性功能失調所導致的耳聾」，屬於非器質性病變。如果耳科方面發生器質性病變，還是請盡早去醫院檢查治療。

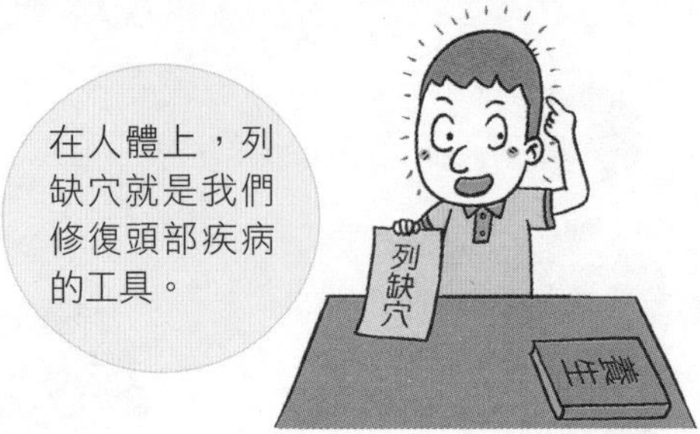
在人體上，列缺穴就是我們修復頭部疾病的工具。
列缺穴
養生

6

按摩列缺穴—專治落枕、偏頭痛、頭痛

穴位檔案—列缺穴

「列缺」最早見於《黃帝內經・靈樞・經脈篇》，為手太陰肺經的絡穴，八脈交會穴之一，通任脈。有宣肺散邪、通調經脈之功。

適用人群：頭部、頸部經常出現病痛的人。

主要功效：可迅速緩解頸椎突發性疼痛；主治落枕、偏頭痛、口歪眼斜，對感冒、哮喘、咳嗽、牙痛等有輔助療效。

落枕，幾乎每個人都經歷過，苦不堪言。落枕，還是頸椎發生病變的一個前期警訊，經常落枕的人，如果不及時調理預防，多半會導致頸椎病。列缺穴，對於預防頸椎病有獨到的效果。

現在頸椎有病變的人，已經有年輕化的趨勢，這也和現代人用腦過度有

病症小辭典

落枕

睡覺時姿勢不良或因受寒，導致醒來時脖子疼痛、難以轉動的毛病。

關。上班族多半頸腰椎有問題，只是仗著年輕不太在意，到40歲之後，頸椎病發作了，就悔之晚矣。

我身邊有不少年輕的朋友，時常抱怨上一天班後脖子僵硬，去醫院也查不出什麼病來，往往也就不當回事。這樣最容易積勞成疾。

人體有自癒力

人的身體可以說是一部最精密的儀器，自身就具備極強的自我修復能力。一般的小病藉由休息，自己就能調整過來。但是在發生病變之後，自身的修復系統會受到一定程度的破壞，這時就需要借助一個外在因素來啟動它。

老子說：「摶氣至柔，能嬰兒乎？」出生不久的嬰兒是沒有病的，人先天本來是健康的，病都是後天得的。成人之後，後天生長中的各種不良因素，導致自身修復機能，發揮不出本能作用，疾病就會趁虛而入。

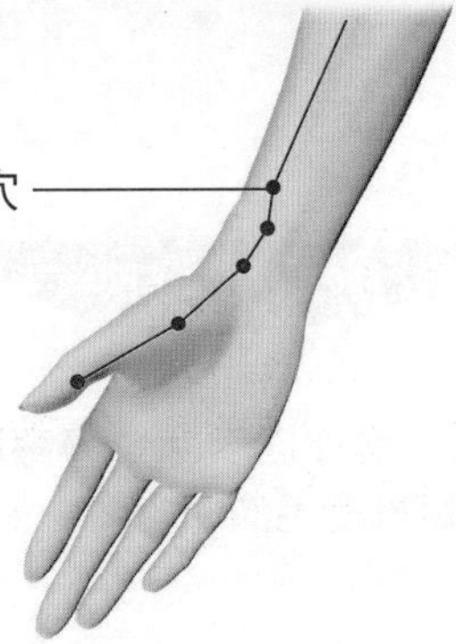

經絡穴位—人體自有大藥

經絡穴位按摩，是幫助人體啟動自身大藥的方法之一。人體這部機器的奇妙之處就在於，某一零件出了問題，一定有一個相對應的修復零件。這也是中醫治療的奧妙之處。

在人體上，列缺穴就是我們修復頭部疾病的工具。《黃帝內經》裏記載，列缺穴主要治療：偏頭疼、頭疼、落枕等疾病。

頭項尋列缺

《針灸大成》中有一首膾灸人口的四總穴歌，其中一句為：「頭項尋列缺」。就是説脖子往上的病，都可以用「列缺穴」來治療和調節。列，指陳列、裂開；缺，指缺口、空隙。八脈交會穴之一，通任脈，有宣肺散邪、通調經脈之功，它是手太陰肺經的絡穴。

列缺穴在哪裏？

列缺穴很好找，在橈骨上方，腕橫紋上1.5寸。取穴時兩手虎口交叉，當食指尖所到凹陷處，便是該穴（如上圖）。

如何用列缺穴？

用列缺穴的手法，主要是彈撥。彈撥的手法，是在穴位或部位，做橫向推搓揉動，使肌肉、筋腱來回移動，以有痠脹等感覺為佳。平時感到脖子不適，發現脖子僵硬疼痛，就可以撥動列缺穴，不適感就會迅速減輕。

列缺穴的功效，只有我們平時親身體會過，才能發現它不同尋常之處，信手拈來，您也會愛上這種「隨手是藥」的感覺。

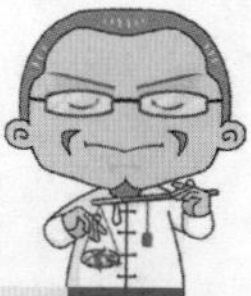

用之有道 武醫師養生帖

按摩列缺穴，有痠脹感為佳

按摩列缺穴時，雙手宜輕握拳，拳心向上，輕放桌上，然後如法或按或掐或揉。按摩時，該穴會有痠脹或疼痛感，以痠脹感為佳。

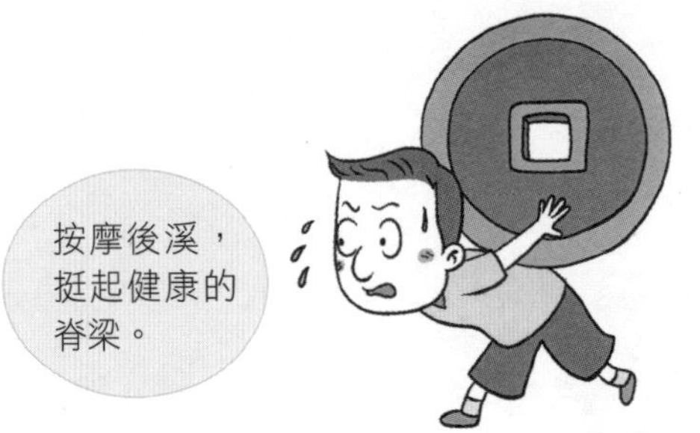

7

按摩後溪穴—治療肩頸腰椎病、利眼目

穴位檔案—後溪穴

「後溪」最早見於《黃帝內經・靈樞・本輸篇》，為手太陽小腸經的腧穴，又為八脈交會之一，通於督脈小腸經。有舒經利竅、寧神之功。

適用人群：經常使用電腦的人、小孩、上班族和家庭主婦。

主要功效：可預防駝背、頸椎、腰部、腿部疼痛，有保護視力、緩解疲勞、補精益氣的功效。

有一位外地的學生告訴我，當地有位治療「腰間盤突出」的中醫名家，每次給病人治療時，都會在病人腰部疼痛的部位，扎上幾針，然後貼上一種特製的膏藥，最後在「後溪穴」上扎上一針。

有些經年不癒的重症患者，經過這番治療，短時間內就恢復健康。他覺得老先生的膏藥很神奇，準備拜老先生為師，學這個治療腰間盤突出的絕招。

聽了他的描述，我跟他說，「這種絕活我也會，而且比他還簡單。其實在腰部局部扎針、貼膏藥，都是老先生使用的輔助療法，真正管用的是扎在後溪穴上的那一針。扎針有個小竅門，進針之後邊撚轉、邊提插，同時讓病人活動腰部。」學生聽後恍然大悟說：「我怎麼就沒想到呢？」

按揉後溪穴振奮陽氣

道家醫學裏，非常注重後溪穴。它可以直接通到督脈上去，屬於八脈交匯穴裏很重要的一個穴位。督脈主一身陽氣，陽氣旺，則全身旺。

「針灸」是比較專業的治病手段，如果大家只作養生保健時，則只需用按揉後溪穴的方法就可以。一般按揉後溪穴幾分鐘後，就可振奮全身陽氣，身體就會像熊熊燃燒的火爐一樣，暖徹心扉。點揉後溪穴，對小腸經有熱、腿疼，有很好的治療功效。

滾揉後溪穴的功效

❶ 治頸肩椎、腰椎病

❷ 保護視力

後溪穴怎麼找？

要找後溪穴，把手握成拳，在第5指關節後的遠側掌橫紋頭赤白肉際處，即是（即把手握拳，掌指關節後橫紋的盡頭，就是後溪穴）。如果你坐在電腦面前，可以把雙手後溪穴的這個部位放在桌沿上，用腕關節帶動雙手，輕鬆來回滾動，即可達到刺激效果。

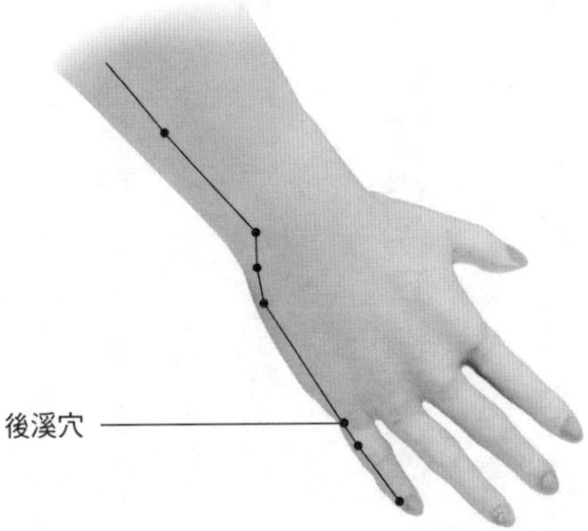

在滾動當中，它會有一種輕微的痠痛。這個動作不需要有意識地去做，每天只要抽出三、五分鐘的時間來，隨手動一下，這個簡單的治頸肩腰椎病的方法，我把它叫作「滾揉後溪穴」。

持續下來，對頸椎、腰椎，確實有非常好的療效，對保護視力也很好。以前工作繁忙時，我每天在電腦前的工作時間，也有十一、二個小時，但多年來我的視力、頸椎都沒有問題，靠的也正是這個方法。

❖為什麼會得頸椎病？

其實二十多年前，我初行醫的時候，那時頸椎病是四十歲以後人的專利，但現在不是了，二、三十歲的頸椎病患者到處都是，我甚至見過的頸椎病患是小學生！原因很簡單：伏案久了，壓力大了，自己又不懂得怎麼調理，所以頸椎病提前報到。

不僅僅得頸椎病，長期伏案的白領、職員或文字工作者，老早就腰也彎了，背也駝了，眼睛也花了，脾氣也變壞了，未老先衰，沒有足夠的陽剛之氣。這是當今多數人面臨的一個嚴重的問題。

❖為什麼會近視？

看到這些問題，很多人都認為，這是腦力勞動的結果，腦力勞動也是很消耗能量的；有些人以為：近視只是因眼睛離書本或電腦螢幕太近所致，其實不盡然。

當長期保持同一姿勢伏案工作或學習的時候，上體前傾，頸椎緊張了，首先壓抑了督脈。

後溪穴的神奇功效

❶ 瀉心火　❷ 壯陽氣
❸ 調頸椎　❹ 利眼目
❺ 正脊柱

督脈總督一身的陽氣，壓抑了督脈，也就是壓抑全身的陽氣，於是，久而久之，整個脊椎就彎了，人的精神也沒了。人體的精神，不是被腦力勞動所消耗掉的，而是被錯誤的姿勢消耗掉的。

眼睛也需要靠陽氣來溫煦，僅僅是眼睛疲勞，可能不會導致近視；真正導致近視的，是眼睛在缺少陽氣溫煦的情況下過度疲勞。

後溪－調頸椎，利眼目，正脊柱

這一系列問題，出於同一原因，透過一個穴，也就可以全部解決，這個穴就是我們說的「後溪」。這是小腸經上的一個穴，奇經八脈的交會穴，通督脈，能瀉心火、壯陽氣，調頸椎，利眼目，正脊柱。

臨床上，頸椎、腰椎、眼睛出問題了，都要用到後溪穴，效果非常明顯。它可以調整長期伏案或在電腦前學習和工作，對身體帶來的一切不利影響，只要持之以恆，可說是屢試不爽。

揉後溪不駝背

凡是到我這裡來看頸椎病、腰椎病的人，我都建議他們這樣去用後溪穴，效果都非常好，很多病人反映：這樣做比去按摩院按摩頸椎腰椎，要管用得多。有位三十歲的白領上班族對我說：「本以為骨骼已經定型，慢慢要變駝背的，但最近明顯感覺，背比以前直了。」

我說：「當然，年輕人駝背不是因為骨骼定型，脊柱是一節一節的，是活動的，怎麼可能隨便定型呢？關鍵是你背上氣機不暢，經脈阻滯，才出現駝背跡象，一旦這個氣機通暢了，你的背自然就直起來了！」

我還要特別把這個方法，介紹給正在讀書的小孩子。這些孩子很可憐，從小學到高中，小小年紀就承受這麼沉重的壓力，我們可不希望他們一輩子戴上近視眼鏡，更不能讓他們在沉重的壓力下失去朝氣，成為小駝背。作為一個被人稱作養生治病的大夫，我想這是我能做到的。

塞車養生揉後溪

其實我也是受益於後溪穴的。很久以前，我就養成了「揉後溪」的習慣，隨時隨地，有空就揉一揉。

比如，我開車的時候，如果碰見路上塞車，或紅燈亮了停車，也會把「後溪」放在方向盤上來回滾揉幾次，很舒服，甚至感覺很瀟灑。這時候，別人在著急上火，而我在通督脈、瀉心火、壯陽氣、調頸椎、正脊柱、利眼目，受用無窮。一不著急，二不發火，精神也振奮起來。這麼一來，有時候居然覺得：塞車也塞得很值得！

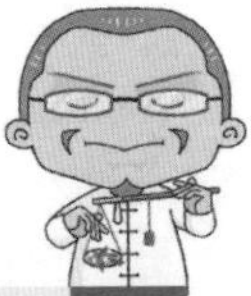

用之有道 武醫師養生帖

生活中預防頸椎病的方法

從頸椎病的致病過程來看，最主要的預防方法，還是避風寒。有人喜歡把辦公室裏的冷氣調到最低溫，結果出門以後，便渾身僵硬、脖頸發緊，慢慢地也會形成頸椎病。所以天冷時，出門要戴個圍巾，保護好我們的風池、風府跟風門，不讓風寒侵襲人體，這是預防頸椎病的方法。

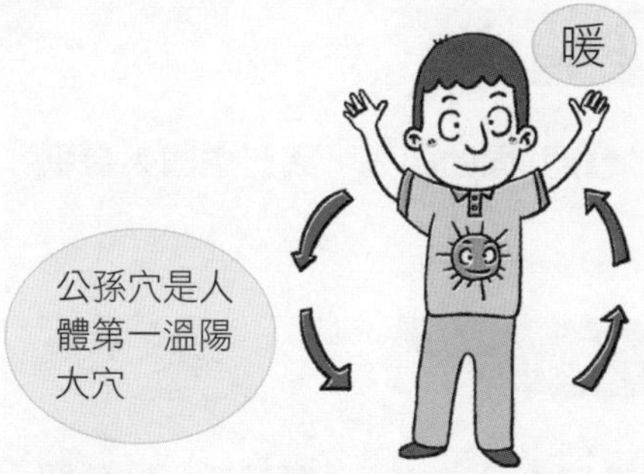

8

按摩公孫穴—治療痛經及脾胃腸病

穴位檔案—公孫穴

「公孫」最早見於《黃帝內經・靈樞・經脈篇》，為足太陰脾經的絡穴，別走陽明。八脈交會穴之一，通於沖脈。有健脾益胃、通調沖脈、消除痞疾之功。

適用人群：有痛經的女性，經常有不明腹痛、心痛、胃痛、胸痛的人。

主要功效：可緩解痛經症狀，對胃痛、嘔吐、腹痛、腹瀉、痢疾等胃腸病症，有輔助功效。

我們都是炎黃子孫，但很少有人知道黃帝叫什麼名字？《史記》記載，黃帝複姓公孫，名軒轅。此穴以「黃帝的姓」為名，正是取帝王居中央而統治四方之意。

成語小辭典

炎黃子孫

相傳上古帝王炎帝和黃帝，是漢族共同的祖先，因此中國人自稱是「炎黃子孫」。

人物列傳

黃帝

古代帝王，姓公孫氏，因生於軒轅之丘，故稱「軒轅氏」。建國於有熊，也稱為「有熊氏」。當時蚩尤殘暴無道，侵略兼併諸侯，涿鹿之戰黃帝擒殺蚩尤後，諸侯尊其為天子，以取代神農氏，成為天下共主。「因有土德之瑞」，土色黃，故稱為「黃帝」。其在位時間很長，國力強盛，社會、政治安定，文化有長足進步，創作許多發明，如文字、音樂、曆數、舟車、宮室、衣裳和指南車等。

公孫穴是脾經的絡穴，與沖脈相通。脾主土，在人體的正中央，主運化水穀精微，輸布全身，是人的後天之本，諳合統御之道。

五行對應五臟

五行	土	火	水	木	金
五臟	脾	心	腎	肝	肺

公孫穴的妙用①：治療胸腹疾病

公孫是脾經的絡穴，入屬脾臟，聯絡胃腑，又和位於胸腹部的沖脈直接相通，它有兼治脾胃和胸腹部各種疾病的作用。沖脈有「五臟六腑之海」之稱，《靈樞經》說：沖脈乃「十二經之海」，是人體的「血海」。

我以往進行養生講座時，多次談到過公孫穴的妙用，重點是治療胸腹的眾多疾病。慢慢地我發現這個穴還有其他重要作用有待發揮，比如治療女性痛經。

公孫穴2大妙用
❶ 治療胸腹疾病
❷ 治療痛經

痛經的病因
❶ 後天不良的飲食習慣
❷ 後天不良的服裝穿著

公孫穴的妙用❷：治療痛經

我們平常形容女孩子漂亮好看，常會用一個形容詞，就是「美麗動人」，但近幾年根據我的臨床經驗發現，尤其是時髦的女孩痛經好發，究其原因，大多是「凍」出來的，漂亮女孩美是美麗了，只是這種美麗並不「動人」，而成了「凍人」。

痛經是婦科發病率很高的一種病，這種病大多是後天不良的飲食習慣和服裝穿著造成的。現在很多時尚女孩，穿衣服只講究漂亮，衣服多緊身短小，更有露臍露背，很不注意保暖。

很多有過痛經的女孩都知道：目前沒有什麼好的辦法去治療痛經；只能靠吃一些止痛藥來緩解。不僅不能根治病痛，還會對人體的生殖系統造成損害。如果在年輕的時候，痛經得不到好的調養，很有可能為將來懷孕生子，埋下一個很大的隱憂。

道家醫學認為，治療一切婦科疾病，首先從脾胃入手，尤其是月經不調，更應該首先調胃。脾統血，主運化。痛經時血色發暗並伴隨有血塊，兩、三天血塊排出後，疼痛的症狀就會緩解，但每月都會復發。

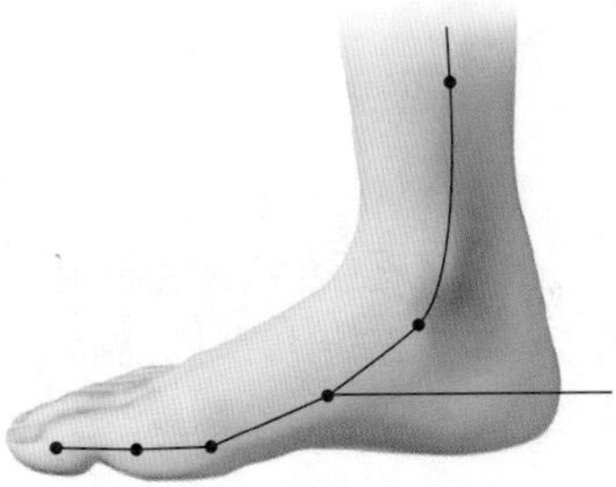

小腹受涼或貪吃冷飲，導致脾胃虛寒，不能運化水濕，脾胃的運化不良，就會產生痛經，有時還會伴隨嘔吐、噁心、頭痛等症狀。

為什麼公孫穴有神奇功效？

公孫穴通沖脈，督、任、沖三脈皆起於子宮，其中，沖任二脈和女子月經、生育，有至關重要的聯繫，因沖脈具有含蓄十二經氣血的作用。調理公孫穴，等於是對人身上十二經的氣血，進行一次全面疏導，具有行淤止痛之功。

我建議痛經的女性朋友，可以多點揉公孫穴，再喝一點「女兒紅」（這不是酒，本文最後「用之有道」小單元中有介紹），治療痛經效果更好。

公孫穴怎麼找？

公孫穴在人的足內側緣，第一蹠骨基底的前下方。或於第一蹠骨基底前下緣，赤白肉際處取穴，距太白穴後1寸。或在第一蹠骨基底之前內側下緣凹陷中，赤白肉際處取穴（如上圖）。

中醫小辭典

雀啄灸

使用灸法，用艾條薰灸穴位，灸的時候有個竅門，叫「雀啄灸」。皮膚感覺有點發燙，馬上拿開，然後再接著薰灸。反覆進行，猶如小鳥啄食，可以很好地保護皮膚。

平時為調節身體而找公孫穴，沒有必要按照治療用的位置去找，以自己的壓痛為準。我一般把公孫穴看做一個區域，在腳趾趾跟後，有一塊很大的腳掌骨，在腳內側沿著這個骨頭按壓，壓到最有痠脹或痠痛感覺的那一點，就是屬於你自己的公孫穴。

使用公孫穴時，可以使用灸法，用艾條薰灸此穴，每次15分鐘左右，也能溫補脾陽。灸的時候有個竅門，叫「雀啄灸」。皮膚感覺有點發燙，馬上拿開，然後再接著薰灸。反覆進行，猶如小鳥啄食，可以充分地保護皮膚。

公孫穴，堪稱我們腳下的第一溫陽大穴，只此一個小小的穴位，就免去了以往我們需要去醫院吃藥打針之苦。平時只要我們對「公孫穴」多關注，必定能養足自己的後天之本。

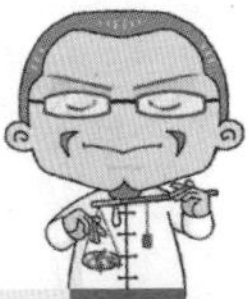

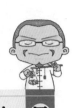

用之有道 武醫師養生帖

治療痛經──「女兒紅」飲品配方

女兒紅配方：紅糖50克、薑粉5克、胡椒粉2克。

女兒紅用法：泡溫開水喝就可以。

女兒紅主治：小腹發涼、全身怕冷、手腳冰涼型的痛經。因為痛經基本上都是寒症，紅糖色紅養血，味甘甜；薑辛溫發散，入脾胃；胡椒粉辛辣祛寒。陽虛偏寒的，都可以用它來治療。

女兒紅加減法：這個方子還可以做加減法，有腰痠的，加枸杞；脾虛、大便稀的，加紅棗；行經量多時，加烏梅；而加黃酒，則可以溫經、活血、暖胃。

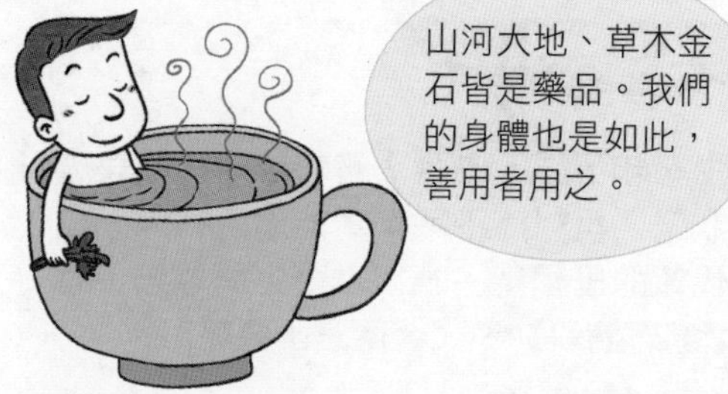
山河大地、草木金石皆是藥品。我們的身體也是如此，善用者用之。

9

按摩臨泣穴—治療頭痛、腰痛、肌肉痙攣、中風

穴位檔案—臨泣穴

「臨泣」穴位，是人體足少陽膽經上的主要穴道之一。位於足背外側，當足4趾本節（第四趾關節）的後方，小趾伸肌腱的外側凹陷處。

適用人群：濕熱體質者；中老年人；喜歡足療法的朋友。

主要功效：可治療膽經頭痛、腰痛、肌肉痙攣、眼疾、膽囊炎、中風、精神官能等症。

在漢代醫聖張仲景（張機）的《傷寒論》一書中，有一味非常神奇的方劑，叫「小柴胡湯」。這個方子可以解表散熱、疏肝和胃，有治療胸脅苦滿、食慾不振、心煩喜嘔、口苦咽乾、目眩之功。其實我們的身體中也有一味類似於小柴胡湯功效的大藥，就是「足臨泣穴」。

名醫列傳

張機

張機，字仲景，東漢人。生卒年不詳。主張「辨證論治」的診療方法，先辨別病人的具體狀況，再對症下藥，才能治癒病人，在中醫臨床醫學上樹立劃時代新的里程碑。為後世醫生所尊崇，有「醫聖」的美稱。著有《傷寒雜病論》、《金匱玉函要略》。

為什麼穴名叫「臨泣」？

足臨泣穴，往往被歷朝歷代的醫家所忽略，而道家非常重視這個穴位。足，指穴在足部。臨，居高臨下的意思。泣，就是淚。該穴名意指膽經的水濕風氣，從上向下在此化雨冷降。氣血的運行變化，如淚滴從上滴落一般，故而得名「臨泣」。

道家認為少陽膽經之氣，是人的原始祖氣，主升發。陽氣升發不足，人體的氣血就不能正常供應全身，引發很多疾病。臨泣穴是膽經上的主穴之一，連通帶脈，也是一個調一穴而梳理兩經脈的妙穴。

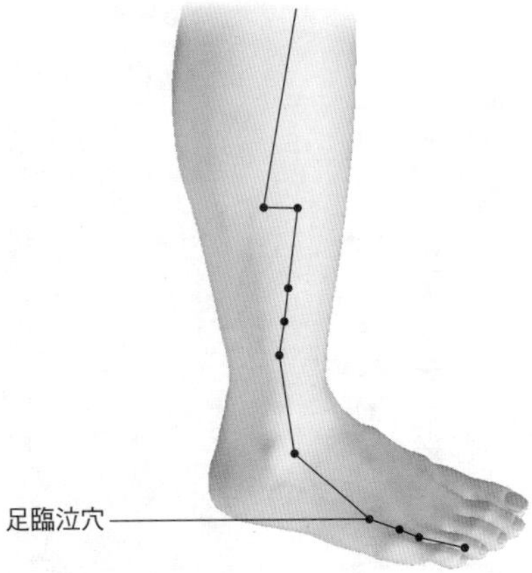

帶脈是沿人體肚臍一圈，像是人體正中繫了一條玉帶，能約束縱行之脈，增強經脈之間氣血運行的聯繫，是關係人體健康非常重要的一條保健經脈。在使用這個穴時，可採用蜷腿坐的姿勢，它在足背外側，第四趾、小趾蹠骨夾縫中（如上圖）。

點按臨泣穴—啟動人體大藥

我有一個70多歲的老患者，早晨起床後感覺口苦咽乾，我給他開了「小柴胡湯」，並告訴他每天睡覺前，點揉足臨泣穴三、五分鐘。經過一段時間的治療，複診時，他告訴我口苦症狀基本沒有了，而且走路時也感覺輕盈有勁，彷彿一下子年輕了幾歲。

他好奇地問：「您這方子裏也沒有補藥啊？怎麼就好了呢？」我說：「方子裏是沒有補藥，但是讓您點按足臨泣穴那個穴位，是啟動您身體裏的大藥。」說罷兩人開心地笑了。有上述症狀的老年朋友不妨一試。

點揉足臨泣穴自我足療

近幾年流行足療，說明足底按摩，確實對人體保健效果不錯。經過一天的工作，大多會感覺渾身痠痛，做做足底按摩，能夠有效緩解疲勞。但是足療需要去專業機構，費時費錢，不是人人都可以作為日常保健之用的。

對於沒時間做足療的朋友，我建議睡前不妨點揉一會兒足臨泣穴，很快就通體舒泰，一身的疲勞就緩解了。

身體有濕的朋友，還能透過點揉此穴，發揮祛風除濕的效果。因為「足臨泣」主升發人體少陽之氣，解散肝膽鬱結之氣，經常點按足臨泣穴，會比專業的足療效果還好。

在學中醫的人裏流傳著一個故事：一天，老師對弟子說：「去採一種不是藥的草回來，你就可以畢業啦。」弟子以為不難，沾沾自喜地銜命而去。誰知幾天後卻空手而歸，哭喪著臉對老師說：「看來弟子是不能畢業了。」老師問他：「為什麼？」弟子回答說：「我看遍了山上所有的草，但是我沒有找到一種不是藥的草，全部都可入藥，所以難覆師命。」老師笑了：「你已經學成，可以走了。」

因為這個學生明白了中醫的至理，所以眼中遍山河大地，草木金石皆是藥品。我們的身體也是如此，生來就蘊藏著各種大藥，善用者能用之。

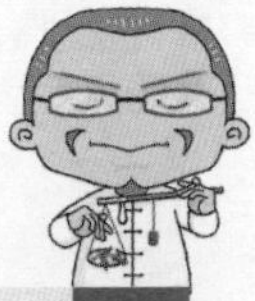

用之有道 武醫師養生帖

臨泣穴2大功能—治病、診斷

臨泣穴不只有治病的效果，還有診斷的功能。平時點按足臨泣穴，如果感覺疼痛，就要注意一下膽囊是否有息肉或炎症。

最常見的是清晨起床後口苦咽乾，這是典型的少陽病，體內有熱，可以在臨睡前點按此穴，瀉肝膽之氣以降逆。

如果有氣喘的人，這個穴位還有定喘的功效。在臨床上使用小柴胡顆粒，配合點按足臨泣穴，往往能發揮事半功倍的醫療效果。

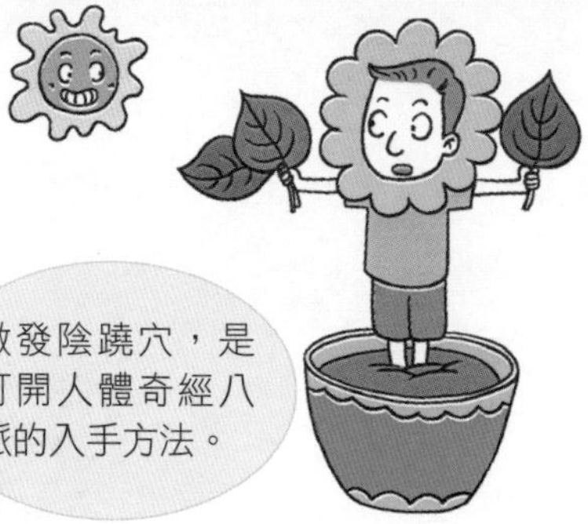

10

道家種陽祕法－打開人體最隱祕的陰蹺穴

上古之人，其知道者，法於陰陽，和於術數……

——《黃帝內經・素問・上古天真論》

前文所講的八個養生穴，只是拋磚引玉。大家明白其中的道理後，再面對密密麻麻的經絡孔穴圖時，自然會觸類旁通，找到最適合自己體質的防病治病的竅門。只要好好去使用它們，自然就會感到陽氣升騰、精力充沛。

但授之以「魚」，不如授之以「漁」。與其給你魚吃，不如教你怎麼釣魚？如何將養生保命的陽氣，固藏在體內使之不失？這才是我在這裡給大家「漁」的真經，就是道家的「種陽之法」。

道家的種陽祕法

關於這一方法，道家的歷代祖師奉為絕密。無論是各部丹經，還是無數道書，其中都沒有洩露，甚至還有「輕泄者必受天殃」之類的威嚇言語。而我的老師仙學大師胡海牙先生，卻沒有絲毫顧慮，毫無保留地把打開奇經八脈的入手方法，奉獻給了大家。

真人呼吸以踵

八脈裏有一個道家特殊的修煉穴位—陰蹺穴，這個穴位歷代修煉家都視為珍寶，自古就有「陰蹺一穴祕不宣」的說法。為什麼這個穴位如此重要？這還要從莊子的一句「真人呼吸以踵」說起。

俗話說：「真傳一句話」，但有些話卻被無數人越解釋越含糊。「踵」是腳跟的意思，所以有人說要用腳跟來呼吸，當然這在生理上講不通；還有的人說「踵」是「接踵而來」的意思，比喻呼吸的連綿不斷，如此將養生真言文學化，更是小看了莊子。

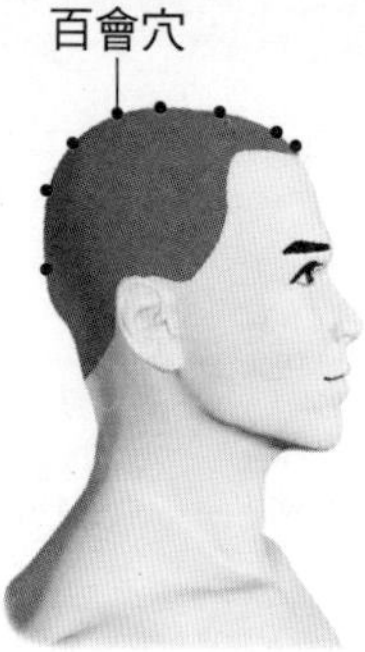

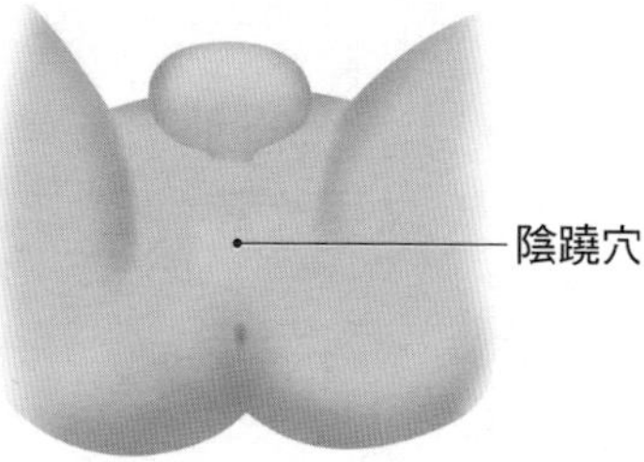

「踵」就是陰蹺穴

為了不再讓眾人猜來猜去，延誤養生時機，胡海牙老師在前人基礎上，結合自己的實踐，非常明確地告訴我們：「踵」其實就是「陰蹺穴」。（莊子：「真人呼吸以踵」）我們的腳跟處，正是陰蹺脈的起始端，再結合上古丹訣「當呼吸之機，則從陰蹺迎歸爐」的說法，更有力地證明了這一點。

陰蹺穴，在人體的前陰與後陰之間的凹陷處（這個部位也叫「會陰穴」，如右上圖）。這個穴位與我們頭頂上的百會穴（如左上圖），是一條直線上的，是人體精氣神的通道。陰蹺穴統攝著真氣在全身正常運行，維持體內陰陽氣血的平衡，是人體生命活動的重要部位。

所以說，陰蹺穴發生作用，連帶陰蹺脈，在腳跟一定會有感應。其實何止腳跟，全身都有感應，「真人呼吸以踵」，這句話其實是借腳跟，來暗講「陰蹺穴」。

有的朋友會想，既然陰蹺脈的開端，就在腳跟那兒，為什麼意守腳跟又不行呢？我們說養生要抓核心，陰蹺脈的核心就在陰蹺穴，捨本逐末肯定不對，如果僅意守腳跟上的陰蹺脈，將意念放在腳後跟、腿肚子上，日夜守住，時間長了，身體會出毛病。

靜坐

靜坐的姿勢，是所有的門派都共同的，道家、佛家，都是一樣。靜坐的方法是先找一個安靜的房間，坐在地上或普通椅子上都可以，然後下面墊一個坐墊，可以讓身體不後仰；百會（頭頂）、頸椎、尾椎成一條直線，可以調整頭的角度。

如何保養陰蹻穴？

陰蹻穴如何保養呢？實際上，激發陰蹻穴最大潛能的方法，就在靜坐的時候。

靜坐的姿勢，是所有的門派都共同的，道家、佛家，都是一樣。靜坐的方法，是先找一個安靜的房間，坐在地上或普通椅子上都可以，然後下面墊一個坐墊，可以讓身體不後仰；百會（頭頂）、頸椎、尾椎成一條直線，可以調整頭的角度，體會一下全身放鬆的感覺。

打個比方，好比橡皮筋，不是紮得很長，也不是鬆鬆垮垮，而是略微紮一下，這樣的鬆緊度，就是整個身體略微往上抬一下，再往回收一點的那個狀態，這樣我們就坐好了。

就這樣每天靜坐15～20分鐘，不要追求身體的反應，一切順其自然。待用功日久，真氣充裕以後，就會感覺腰間像有個暖水袋捂著一樣，熱呼呼的，異常舒適。這時只要把這似有還無的一物，以意送入陰蹻穴即可。

不要拘泥什麼腰間到陰蹺的路線，更不要在乎路線的寬窄。人身原本就是處處貫通，並不存在什麼特定路線。只要一閃念，腰間熱力便已到陰蹺，如同在山中一叫，四處都有回聲。

當真氣已經灌注到你的陰蹺穴時，會感覺像小草發芽般，有微微的動感，說動卻不對，又像是下小雨時陰陰靜靜的光景，那種感觸非動非靜，在動靜之間。只要陰蹺中感覺一到，你就不要去管它了，只要安安穩穩地坐下去，陰蹺中的感覺，自然會反射到全身。

這時全身如泡澡般舒泰，腹內的感覺好像剛飲了酒，這是精氣神在蒸騰互化，此時只管靜心享受，自然就有源源不斷的陽氣升起，這便是古人不傳六耳的「種陽法」。

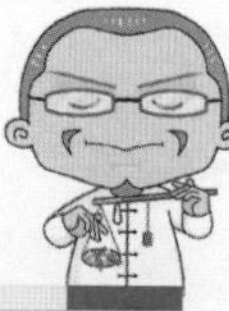

用之有道 武醫師養生帖

陰蹺種陽祕法

當我把這套種陽祕法教給朋友後，經過一段時間的修煉，都收到明顯的效果。其中，一位朋友是中年人，他告訴我自己晚上靜坐練功時，夫人過來了，他突然覺得夫人比平時要美上許多，於是便順理成章「只羨鴛鴦不羨仙」了。

陰蹺種陽之法，是非常獨特的。由於陰蹺穴與身體腎經的部位非常接近，如果我們僅按摩揉推這個穴道，腎陽強盛後，性慾也跟著旺盛，普通人十之八九都按捺不住，於是陰蹺功能就成為發洩的資本，在情慾的催促下，一損再損，反而傷害身體。

比起那些意守腳跟的荒唐做法，傷害更大，當我們將陽氣引入陰蹺穴後，貴在能平心靜氣，不生邪念意淫，方能免陽旺施淫、方補即泄的危險。這也是古人對於陰蹺一穴祕而不宣的緣由。

第六篇

站樁養生篇

一抱通經穴—來自武林大成拳的養生絕學

「養生樁」融合武術健身、中醫養生、道家修煉為一體，是目前所有調整身心方法中，最簡捷、最便利、最安全，且見效最快的一種方法。「養生樁」能從根本上，消除陽虛給人帶來的一切身心問題。

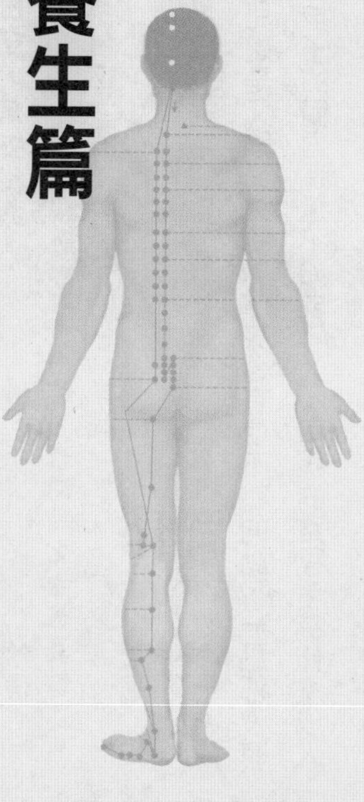

1

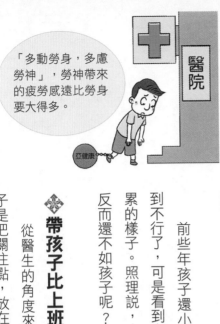

融合中醫養生道家修練的養生椿

夫上古聖人之教下也，皆謂之虛邪賊風，避之有時，恬淡虛無，真氣從之，精神內守，病安從來。

——《黃帝內經・素問・上古天真論》

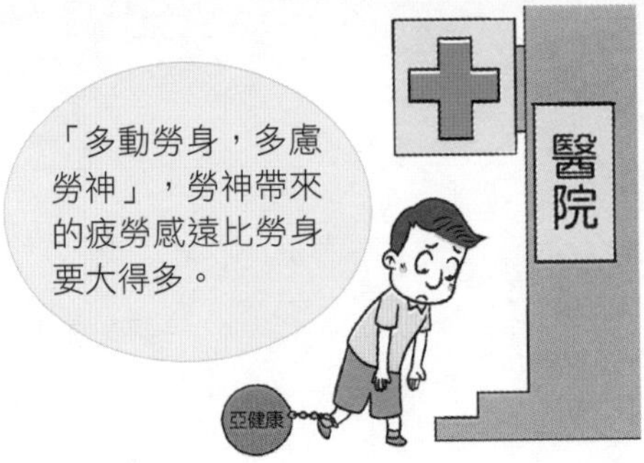

「多動勞身，多慮勞神」，勞神帶來的疲勞感遠比勞身要大得多。
醫院
亞健康

前些年孩子還小時，一次週末我帶著她去爬山，回來的時候，我已經累到不行了，可是看到女兒還是又蹦又跳的，渾身還有使不完的勁，一點都沒有累的樣子。照理說，小孩子的體力遠遠不如成年人，同樣的路程，為什麼成人反而還不如孩子呢？

帶孩子比上班累

從醫生的角度來看，這裡面有很多的醫學道理：在爬山的過程中，小孩子是把關注點，放在山水景色之中，盡情盡興地遊玩，身心是放鬆愉悅的。而成年人第一任務是看護好孩子，關注點在孩子的安全上，爬山過程中陡峭的山路、荊棘的樹叢，處處都充滿危險，對孩子的監護，絲毫不能放鬆，得時時提醒孩子：「這個地方不能爬、那個地方不能去」。

家長在這種狀態下，心神的消耗，遠比單純爬山消耗的體能要多得多。「多動勞身，多慮勞神」，勞神帶來的疲勞感，遠遠比勞身要大得多。帶過小孩的朋友，應該都有這種體會：帶孩子比上班、做家務都要累，因為總懸著一顆心。

有句俗語叫「初生之犢不畏虎」，剛出生的小牛，為什麼不怕老虎呢？這是一種生命的自然本能，牛犢對周圍環境沒有任何危險的概念，完全沒有防護意識。

病是在後天形成

人也是這樣，在嬰幼兒時期，人的意識未開，處於混沌狀態，身心都是放鬆的，遇到外界的刺激，會有本能的緊張，外界的刺激消除後，身體馬上恢復到自然鬆弛狀態。

成語小辭典

七情六慾

七情指七種情感：喜、怒、哀、懼、愛、惡、欲。六慾，是指從眼、耳、鼻、舌、身、意（意念）產生的六種慾望。七情六慾，指人的情感和慾望。

老子所講的「摶氣至柔，能嬰兒乎」，就是要我們學習嬰兒的先天狀態。在這種狀態下，人是沒有病的，病可以說都是在後天形成的。

人在成年以後，理性成熟，七情六慾也逐日增多，外在的環境有很多安全隱憂，潛意識會形成人的自我保護系統，防止潛在危險對人體造成傷害。久而久之，就陷入一種習慣性緊張中，也就是無意識緊張狀態，而無法自然地放輕鬆。

在這種狀態下，人消耗的不單純是體力，還有心神，也就是陽氣。陽氣耗損過多，則導致陽虛。大家可以體會一下，行走在車輛川流不息的十字路口，和行走在花草芬芳的公園裏，兩種心境是截然不同。

臨床上，很多患者在就診過程中，肩部一直聳著，坐著也放鬆不下來，形成了慣性，這是典型的「無意識緊張」狀態。

長期處在無意識緊張中的人，雙肩會不自覺地上聳，氣機上浮，鬱結在胸膈部分沉不下去，造成虛火上升，產生胸悶、心煩、易怒、頭暈等不適症狀，嚴重的還會造成心腦血管疾病、頸椎病、高血壓等病變。

治療時，如果不從根本上消除這種無意識緊張，無論吃多少藥，都只能緩解一時之痛。

無意識緊張狀態

❶ 雙肩會不自覺地上聳
❷ 氣機上浮，鬱結在胸膈部分沉不下去，造成虛火上升
❸ 胸悶、心煩、易怒、頭暈等不適
❹ 嚴重者會造成心腦血管疾病、頸椎病、高血壓等病

三陰交—調節心情的妙穴

寫作這篇文章時，剛好有一位病人來複診，經過幾次調理後，病人雙脈平緩，舌苔淨潔，飲食正常，大小便通暢，已經是一副無病之軀。但是這位病人總感覺身上這兒也不舒服、那兒也不舒服，好像有東西堵在裏面，甚至懷疑自己患了癌症，非常緊張焦慮。

提心吊膽是致病根源

仔細詢問後才知道，她在家帶著一個一歲多大的外孫，小孩子正是活潑好動的年紀，一會兒用手指去捅插座、一會兒把碗摔了，沒有安靜的時候。老太太生怕外孫有個閃失，整天提心吊膽，感覺到很累，起急上火了，又不好意思跟女兒說，煩惱悶在心裏邊，渾身就不舒服了。

我跟她說：身體正常沒有病，是由於長時間的心情緊張勞累所致，她認為我是在安慰她。

為了讓她相信身體沒有大病，我用了道家醫學中一個叫做「遍山尋賊」的手法，按壓她的三陰交穴，病人有強烈的痠痛感。

名詞小辭典

站樁

站樁是打拳功夫武術的組成部分，是重要一種「立禪」。姿勢隨意地站立，雙手在胸前環抱，全身都放鬆下來。姿勢不宜太低，鼻尖、膝尖及大腳趾尖，成一直線，站樁時盡量把全身肌肉放鬆，放鬆的肌肉像掛在骨骼上，而全身重量灌注在腳底的湧泉穴，感覺愈來愈明顯，直到湧泉穴像湧出清泉似的，經脊椎直達頭頂的百會穴，這就是中國武術入門的開始。

有壓痛，就說明體內有氣機淤阻，「三陰交」是肝脾腎三條陰經交會的聚合點，這個穴有疏肝解鬱、培補元氣的功能，是調節心情的妙穴。

抱住健康養生樁

我告訴她一套運動治療法，每天練習抱住健康養生樁，把氣沉下來，用腳趾抓撓的方法刺激三陰交，一周後，這位患者明顯感覺身輕氣爽。我告訴她，以後不用吃藥，每天持續站養生樁，就能健康如意了。

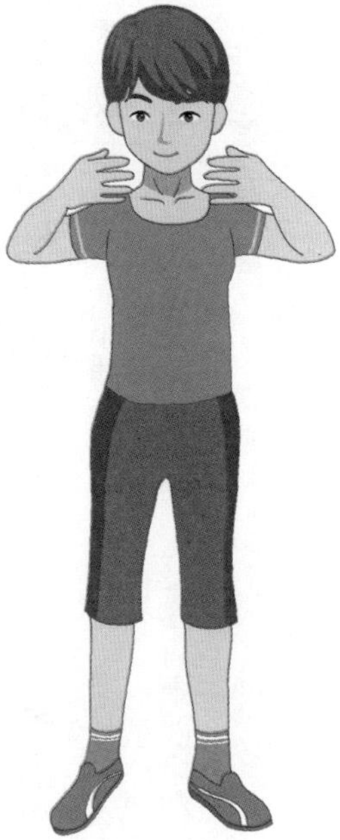

雙手抬起作環抱狀，
就是抱住健康了。

人物列傳

柳宗元

字子厚，河東（今山西省永濟縣）人，也稱為「柳河東」（西元773～819年）。唐代詩人及文學家。唐德宗時進士，官至監察御史，後被貶為永州司馬，又貶柳州刺史，故也稱為「柳柳州」。為唐代古文運動健將，其詩文擅長刻劃山水，反映現實，風格清新。作品有《柳河東集》、《龍城錄》等。

名詞小辭典

天人合一

這是中國哲學中對於天人關係的一種觀念。宋代理學家認為「仁」是所有德行的總名，仁者以天地萬物為一體。人應積極求仁、修養心性，存天理、去人慾，由格致、誠正、修齊、治平，與天地合德，就可以達到所謂「天人合一」的境界。

從事20年的中醫診療工作，無數患者的體驗證明，這個融合武術健身、中醫養生、道家修煉為一體的養生樁，是目前所有調整身心方法中，最簡捷、最便利、最安全且見效最快的一種方法。它能夠從根本上，消除陽虛給人帶來的一切身心問題。

明白無意識緊張致病的道理，再去旅遊時，也要學會使自己放鬆，把肩鬆下去、使氣沉下來，用心去欣賞天地間的秀麗風景，猶如唐代柳宗元在《使得西山宴遊記》一文中的描述，一瞬間「心凝形釋與萬化溟和」。達到古人說的「天人合一」的養生至高境界。

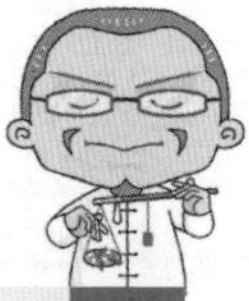

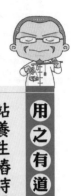

站養生樁時要想好事

站養生樁時，強調要多想些開心、高興的事，如果一邊站養生樁，一邊想心煩的事，站養生樁就不會發揮好的作用。

站養生樁時精神要集中，但千萬不要集中在緊張煩惱的事情上，而要集中在輕鬆愉快的事上，要集中在某一動作上，逐漸過度到思想朦朧空洞；大腦細胞興奮性進入抑制狀態，代替了緊張煩惱。

同時休息後的中樞神經調節機能，也恢復正常，可以正常調節支配平滑的植物神經。

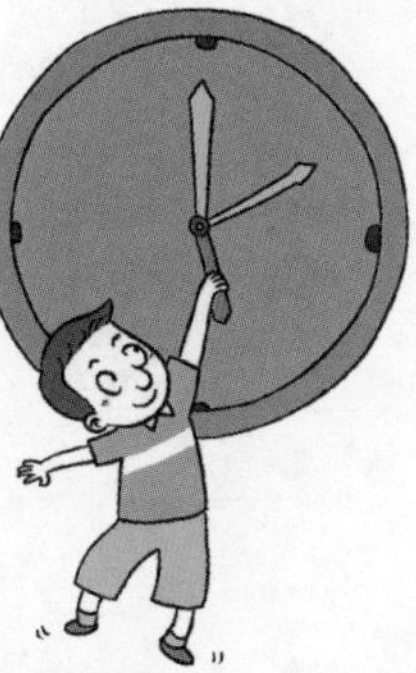

鬆肩是抱住健康養生樁的入手之法，也是獲得健康的捷徑。

2

抱住健康養生法的祕訣就是學會肩部放鬆

……上古有真人者，提挈天地，把握陰陽，呼吸精氣，獨立守神，骨肉若一，故能壽蔽天地……

——《黃帝內經・素問・上古天真論》

洞悉了無意識緊張，是疾病的一大誘因後，我就刻意地透過「抱住健康養生法」，去誘導病人在生活中學會放鬆，但是我發現「放鬆」成了現代人最缺乏的本能，根本不知道怎麼去放鬆，很多人自我感覺是放鬆的，但在我看來，依然是緊張的，因為他們無意中聳起的雙肩告訴了我。

放鬆的最大祕密—肩部放鬆

從姿勢反射學的角度來講，肩部可以説是人體緊張情緒的反應器，人之所以不能真正放鬆，恰好是「不會放鬆肩部」。也可以說放鬆的最大祕密，是肩部放鬆。

無意識緊張，猶如繩鋸木斷、水滴石穿，無形之中對人體造成很大的傷害。臨床上經常見到的鐵板肩（頸椎病），就是生活中無意識緊張日積月累的結果。

要想明白「放鬆」是什麼樣的狀態，就要先搞清楚什麼是「緊張」的狀態。人緊張的時候本能地會聳肩，肩部繃緊又帶來頸椎的緊張，肩頸部是調和人體平衡的樞紐，肩頸緊張則導致全身緊張。所以，放鬆的關鍵是鬆肩。肩部放鬆了，全身才能放鬆。這也是我藉由20多年的站養生樁體認出來的結論。

養生樁鬆肩五部曲

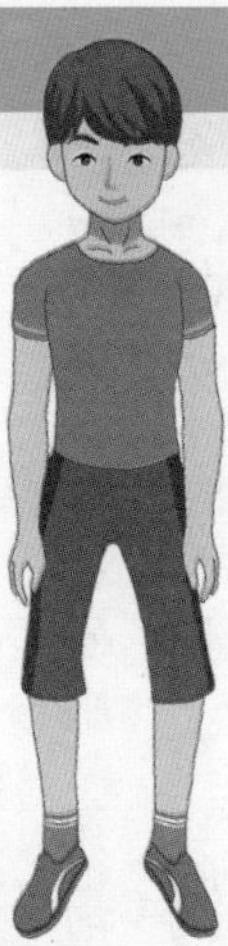

預備式
兩腳與肩寬，膝蓋部稍彎曲，感覺「咯噔」一下即可，目視前方。

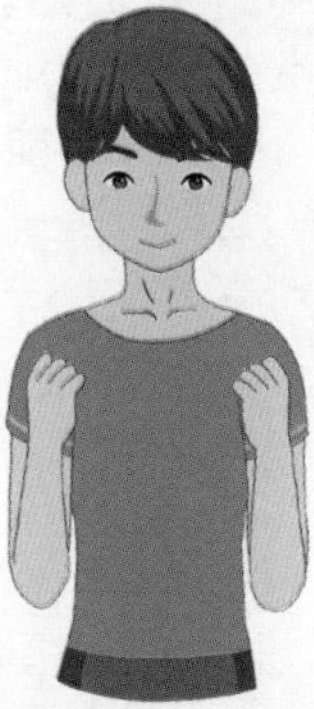

STEP 1
雙手抬起，兩臂平行與肚臍高。

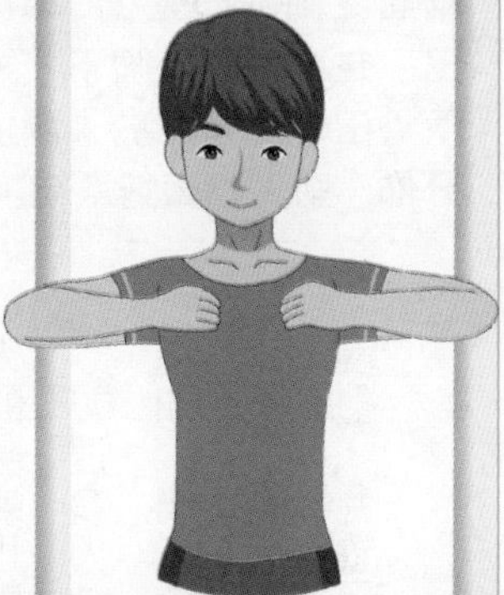

STEP 2
雙手保持原位不動，雙肘稍微向外展開，雙手在臍上的位置。

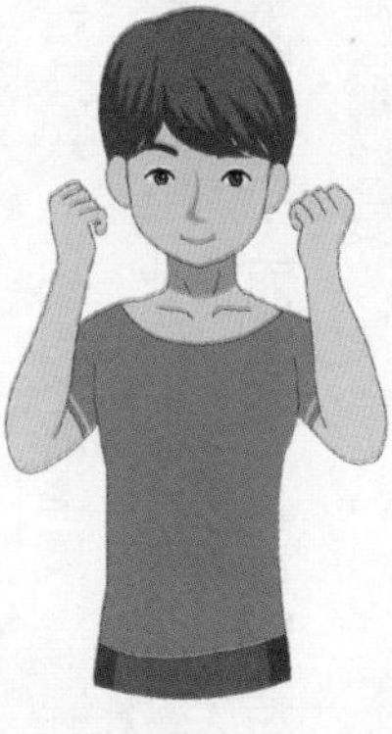

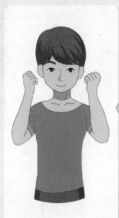

STEP 3
雙手抬到比雙肘稍高的位置，雙手略高於肩。

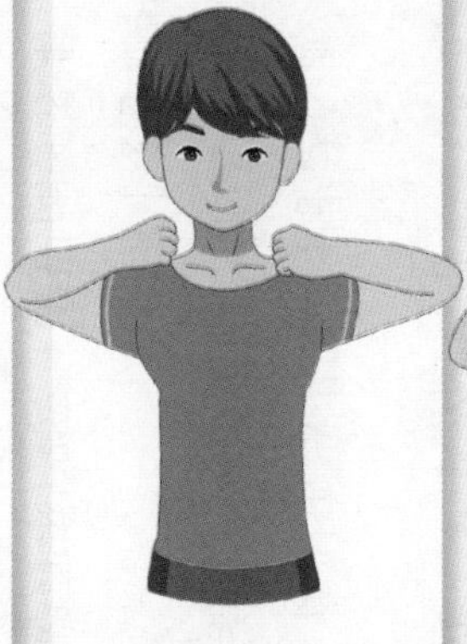

STEP 4
雙肘再稍抬高，但是仍要略低於雙手。

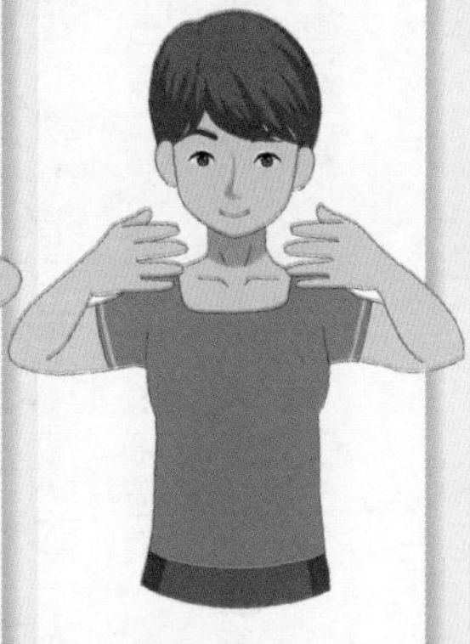

STEP 5
雙手十指自然張開，雙臂在胸前做抱球狀。

名詞小辭典

丹田

丹田是看不到的部位，但為人體能量匯集之處。「上丹田」位於兩眉之間的印堂，「中丹田」位於兩乳之間的膻中穴，「下丹田」在人體的肚臍下一寸半或三寸的地方（關元穴）。上、中、下丹田，三者位於人體上、中、下部能量最強的地方，主宰氣機分佈，對人體臟腑系統，有直接作用。

養生樁—消除無意識緊張的最佳捷徑

肩部有一個重要的穴位，叫肩井穴。在道家醫學裏，肩井有很好的降氣作用。養生樁也是透過肩井穴，來使氣機沉入小腹，人才會從內至外感到放鬆。真正的放鬆狀態，不單純是肌肉放鬆，而是內在氣機的運行暢通，鬆肩是抱住健康養生樁的入手之法，也是獲得健康的捷徑。

經過多年的體悟，我總結一套鬆肩五部曲，也是整個養生樁姿勢的基礎，掌握這五部曲，也就做到養生樁「形」的正確。此時就可以稱為「抱住健康」了，因為肩部放鬆了，氣沉於小腹，人才處於放鬆狀態中。小腹也是修煉家稱之的「下丹田」所在之處，小腹沉實了，人的陽氣也就旺盛。

很多人認為站養生樁就是站著不動，這是非常錯誤的，人在站養生樁時猶如大樹，不是不動，而是生生不已之動。站時需用意體察一下全身，保持渾身上下關節似曲非曲。想像自己站在齊胸深的溫泉當中，前後左右有水波輕輕晃動，身體不做中流砥柱，但隨之晃動。

站養生樁過程中，多想一些美好的事情、幸福的經歷，彷彿整個身子融入到溫暖的泉水之中，從裏到外都暖洋洋的。一切煩惱之事隨波而去，疾病也會隨著水波的蕩漾，遠離我們的身體。

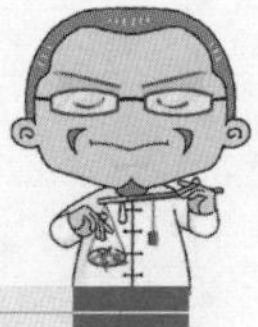

用之有道 武醫師養生帖

站養生樁注意事項

站養生樁時，還應注意以下事項：

1. 站養生樁前，應先上廁所（排除大小便），並把衣扣、腰帶鬆開。
2. 站養生樁結束後，可拍打一下雙肩，做一些柔和的伸展動作。
3. 飯前、飯後一小時，不宜練功。

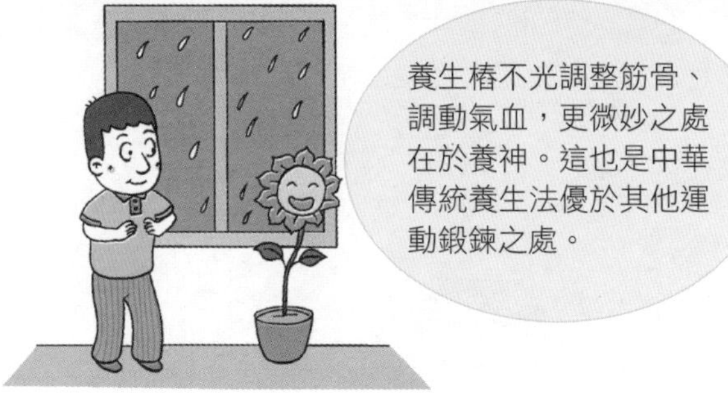
養生樁不光調整筋骨、調動氣血，更微妙之處在於養神。這也是中華傳統養生法優於其他運動鍛鍊之處。

3

站養生樁的奧祕在養神 善養神的人才長壽

道貴常存，補神固根，精氣不散，神守不分，然即神守而雖不去，亦能全真，人神不守，非達至真，至真之要，在乎天玄，神守天息，復人本元，命曰歸宗。

—《黃帝內經・素問・本病論》

商湯之《盤銘》曰：「苟日新、日日新、又日新」。我鑽研養生之道多年，在樁法的修持上，感覺站得越多體會越多。

雖然只是一個姿勢站著，沒有其他動作，但永遠不覺得枯燥，永遠感覺自己是在進步，每天都有新的變化。為什麼會如此呢？

成語小辭典

日新又新

每天不斷追求進步，再力求進步。

名詞小辭典

太極圖

圓形中，畫陰陽文各半、交互之形。

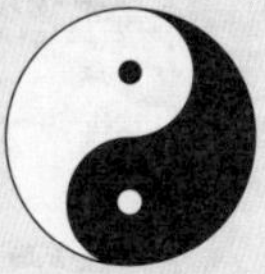

名詞小辭典

太極拳

是一種健身拳術，也是極佳養生運動，老少咸宜、隨處可練，相傳為宋朝武當派道士張三丰所創。既可用於技擊，又能強健體質、預防疾病。按陰陽生剋之理，合八卦、五行為十三式。太極拳的特點是：外動內靜、氣和神寧、輕巧靈活，動作如棚、捋、擠、按等，對平衡人體陰陽、強壯臟腑、調節三焦，都有保健作用。習練時要用細、勻、長緩的腹式呼吸，養氣蓄勁，柔中帶剛，精神內斂，意守丹田，以「綿、軟、巧」為功法要旨；應敵時能屈就伸，黏連不脫，可因人之勢、借人之力，以克敵於敗。

站養生樁—養神

是因為站養生樁，不光調整筋骨、調動氣血，更微妙之處在於「養神」。這也是中華傳統養生法，優於其他運動鍛鍊之處。

《黃帝內經》曰：「粗守形，上守神。」掌握「抱住健康」的基本姿勢之後，就要進一步安養人的心神。到了這個階段，意拳（大成拳）創始人王薌齋先生，曾有過一個精闢論述：「不求形骸似，但求神意足。」注重在「精神」層面的調整。

我們知道，唱「京劇」要有神韻，否則就是「京劇歌」，而不是「京劇」；打「太極拳」同樣要有神韻，否則就是「太極操」，而不是「太極拳」。站養生樁，也要站出樁的神韻來，不然就是枯木一棵了。

名詞小辭典

浩然之氣

語出《孟子・公孫丑》：「吾知言，吾善養吾浩然之氣。」浩然之氣指正氣、正大剛直的精神。

法門

佛教指修行者跟從進入的門路；道教是指眾生入道的門徑。引申指一切的方法和途徑。

不二法門

也作「不二門」，指到達真理的方法，且唯一的方法。

我剛開始練站養生樁的時候，把姿勢調整好之後，老師總是不斷強調要精神集中、身體放鬆，但試想，年輕小伙子哪有那麼深厚的定力？

後來練習得久了，我發現越想排除雜念，雜念越來，更加思緒紛繁，反而造成精神緊張。我索性聽其自然，採取來者不拒、去者不留的態度，反而容易進入狀態。

站養生樁－養浩然之氣的不二法門

王老有一個形象的比喻：在站養生樁時，設想自己身如大冶洪爐，無物不可陶熔。精神上要將自己放大，頂天立地，有吞吐宇宙的氣概。

孟子講「吾善養吾浩然之氣」，後人不明白怎麼個養法，還以為是聖人的一個比喻。其實站養生樁，才是養浩然之氣的不二法門。

人物列傳

孟子

❶人名：戰國時鄒人（西元前372～前289年），名軻，字子輿，受教於子思弟子。創性善之說，提倡王道、重仁義、輕功利，後世尊為「亞聖」。著有《孟子》一書。

❷書名：孟軻所撰，由其弟子輯成，共七篇、十四卷。後世註解有漢趙岐注、宋孫奭疏、朱熹集注，《大學》、《中庸》、《論語》、《孟子》合稱為「四書」。

站養生樁—想像自己是在公園裏散步

站養生樁時，我們可以想像自己是在公園裏散步，觀賞著美麗景色，呼吸著新鮮空氣，甚至嗅到松柏樹散發出的陣陣香氣，這時的思想和肌肉，將自然地進入一種狀態，正是養生樁所要求的放鬆狀態。

站養生樁—想像自己是站立在齊胸深的溫水中

接下來，可以設想站立在齊胸深的溫水中，身體隨波晃動，在煦暖的陽光下，舒舒服服地站著。眼裏看著外界秀麗的風景，心裏想著舒暢美好的事情，然後把注意力放在身體上，感受一下身體各部分是否放鬆了，有緊張感的部位，稍稍地調整一下。

放鬆、陽氣足—自然不生病

等身體放鬆下來時，用心感受身體和水波之間的阻力，感受阻力的時候，實際上是在調動全身的皮膚毛孔，使它們也進行互動。如此持之以恆站下去，日久功深，會覺得全身毛孔似乎都在呼吸，這是身體充分放鬆、人體陽氣充沛的表現。

陽氣敷布全身，渾身上下猶如武俠小說中描述的護體神功，有一個堅強的防護層。達到這種境界，還有什麼病痛能侵害到你呢？

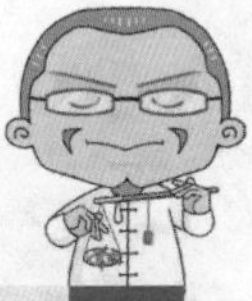

用之有道 武醫師養生帖

站養生樁—調動人體心陽之氣

練習養生樁一段時間後，多數人會發現自己說話變得渾厚有力，底氣也足了。

我有一位朋友，站養生樁幾個月後，走夜路不害怕了，膽子明顯大了。平時在老闆面前不敢大聲說話，現在也變得落落大方了。這是站養生樁，調動人體心陽之氣的結果。

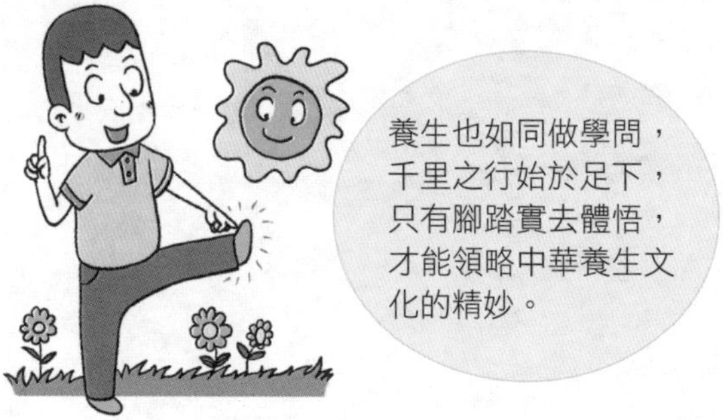
養生也如同做學問，
千里之行始於足下，
只有腳踏實去體悟，
才能領略中華養生文
化的精妙。

4

站樁是整體性精氣神養生法

陽氣起於足五趾之表，陰脈者集於足下，而聚於足心，故陽氣盛則足下熱也。

——《黃帝內經・素問・厥論》

近來敲打經絡穴位的養生方法很流行，有人敲打之後確實有效果，但也有人敲打之後引起不適。從臨床角度來看，敲打經穴的養生法，也是需要具體辨證的，敲打經穴之所以會引起不適，是因為沒有辨證施治，遂引起氣血紊亂造成的。

適合所有人的養生方法？

有個朋友對敲打經穴有所顧慮，向我諮詢：「有沒有一種不用敲打，也能通經活絡、沒有副作用、適合所有人的養生方法？」

問我這個問題的朋友很聰明，他善於從整體去把握事物，敲打經絡穴位著眼於局部細節，忽略了人是一個有機的整體，長期在一個點或一個區域敲打刺激，會使局部的機能亢進，反而破壞整體平衡，失去養生治病的應有意義。

◈養生樁－整體性的養生方法

朋友的這一問，讓我想起每天都持續練習的養生樁。站養生樁，就是這樣一種整體性的養生方法，不用花費心神辨證施治，去尋經找穴，靜靜地這麼一站，健康就隨之而來。

養生樁不需要敲經打穴，不講周天運行，也不講意守丹田，而是以形控意，來調整全身，不但筋骨、氣血、臟腑功能得到增強，連人的神意，都能得到很好的調養。不少練過養生樁的人，性格和氣質都發生很大的改變，遇事更加豁達從容，意志堅強而富有魄力，這是敲經打穴之法無法比擬的。

卡通動畫片《一休和尚》中，一休的師父經常跟他說：「悟性就在你的腳下」。其實站養生樁養生的最大玄機，也是如此，這也是經過多年的摸索體悟出來的。

◈掌握養生樁足下的要領—足跟踩螞蟻

點透這個玄機之前，我先講一下養生樁足下的關鍵要領：站養生樁時，要把重量放在前腳掌的三分之二處，想像足跟下各踩著一隻螞蟻，既不能把螞蟻踩死，也不能讓螞蟻跑掉，體會那種細微的勁兒，腳後跟始終要有點虛懸的意思，不要真正離開地面。

腳後虛懸的目的，是為了把足陽明胃經、足太陽膀胱經、足少陽膽經三條陽經的經氣，調動起來。

一個簡單的「足跟踩螞蟻」，啟動三條陽經上的養生大穴：足少陽膽經的「陽陵泉」，主一身之筋，該穴有強筋壯骨之功；足太陽膀胱經的「承山穴」，可以祛濕升陽，對排除體內濕邪有奇效；足陽明胃經的「足三里」，自古就有「長壽穴」的稱謂，是全身性的強壯要穴，增強氣血功不可沒。

三條經、三個大穴同時啟動，這比單一的敲經打穴位效果，要強上不知多少倍。

練養生樁—啟動三條陽經上的養生大穴

陽經	養生大穴	站樁保健功效
足少陽膽經	陽陵泉	主一身之筋，該穴有強筋壯骨之功。
足太陽膀胱經	承山穴	祛濕升陽，對排除體內濕邪有奇效。
足陽明胃經	足三里	自古就有「長壽穴」的稱謂，是全身性的強壯要穴，增強氣血功不可沒。

◈站養生樁陰陽平衡—調動三條陽經＋三條陰經

站養生樁，不僅能調動三條陽經，還能調動足太陰脾經、足少陰腎經、足厥陰肝經三條陰經，使人體達到「陰陽平衡」的狀態，發揮祛病、養生長壽的效果。

足太陰脾經的「三陰交穴」，是肝脾腎三條陰經的交會穴，也是臨床上婦科調經養血的大穴；足少陰腎經的「湧泉穴」，也是人體的長壽大穴，「腎者，精神之舍，性命之根」，此穴有培固腎精、引火歸元的作用，可使人耳聰目明、精力充沛。

足厥陰肝經上的「太沖穴」，是肝經的原穴，有疏肝理氣的作用，對焦慮抑鬱等情志病，及高血脂、脂肪肝等疾病，都有很好的治療效果。肝開竅於目，故眼部的疾病，也能透過此穴來調理。

調動三條陰經，相當於道家的「以陰引陽」之法，能迅速使人體產生蟻行、麻脹熱等得藥之感。

五臟對應五官

五臟	脾	心	腎	肝	肺
五官	口	舌	耳	目	鼻

練養生樁－調動三條陰經上的養生大穴

陰經	養生大穴	保健功效
足太陰脾經	三陰交穴	●是肝脾腎三條陰經的交會穴。 ●臨床上婦科調經養血的大穴。
足少陰腎經	湧泉穴	●人體的長壽大穴。 ●「腎者，精神之舍，性命之根」。 ●有培固腎精、引火歸元的作用。 ●使人耳聰目明、精力充沛。
足厥陰肝經	太沖穴	●肝經的原穴，有疏肝理氣的作用。 ●對焦慮抑鬱等情志病及高血脂、脂肪肝等疾病，都有很好的治療效果。 ●肝開竅於目，故眼部的疾病，也能透過此穴調理。

站養生樁時，如何才能「以陰引陽」，產生治病養命的大藥呢？這就是我前面所說的最大玄機，也是我藉由多年的站養生樁，結合中醫原理悟到的，一直作為我的養生心法。明白這個玄機，養生治病會收到事半功倍的效果。

成語小辭典

千里之行，始於足下

也作「千里始足下」。要走千里遠的路程，是從邁開腳下的第一步開始。比喻任何事情的成功，都是由小而大、逐漸累積而成。語出《老子》第六十四章：「合抱之木，生於毫末；九層之臺，起於累土；千里之行，始於足下。」

站養生樁腳趾抓撓—養心養腎健脾胃

其實這個方法，說起來非常簡單，就是在站養生樁過程中，腳趾要有節奏地「抓地」，也叫「抓撓」。「抓撓」時，足心的「湧泉穴」也會隨之一鬆一緊，有人能明顯感到氣血在體內微微鼓蕩，傳導到掌心，連「勞宮穴」也調動了，既養心又養腎。

無獨有偶，近日在雜誌上看到一篇文章，稱日本有醫學專家研究發現：經常活動腳趾，可以幫助脾胃減輕負擔，也是要求自然站立時，讓腳趾有節奏地抓地放鬆，重複數分鐘，可以對經絡產生鬆緊有致的刺激，隨時隨地有效健脾。持續一段時間，脾胃功能會得到顯著增強。

養生也如同做學問，千里之行，始於足下，只有腳踏實地去體悟，才能慢慢領略中華養生文化的精妙。

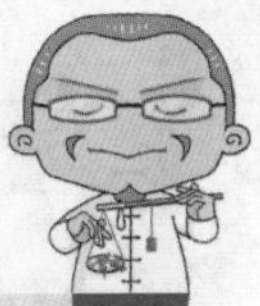

用之有道 武醫師養生帖

練養生樁最忌諱—迎風站立

「風為百病之長」，練站養生樁的時候最忌諱的一點，就是迎風站立。當你渾身冒汗時，別在風口、山頂停留，而要找背風處作短暫休息，流汗後要馬上穿上衣服，以免受風寒得病。

初站養生樁的時候，如果感覺到有點累了，可以舉高一點或舉低一點都沒關係，只要高不過眉、低不過臍就行了；兩手還可以左右調整位置，只要左手不放到鼻子右邊，右手不放到鼻子左邊就可以。

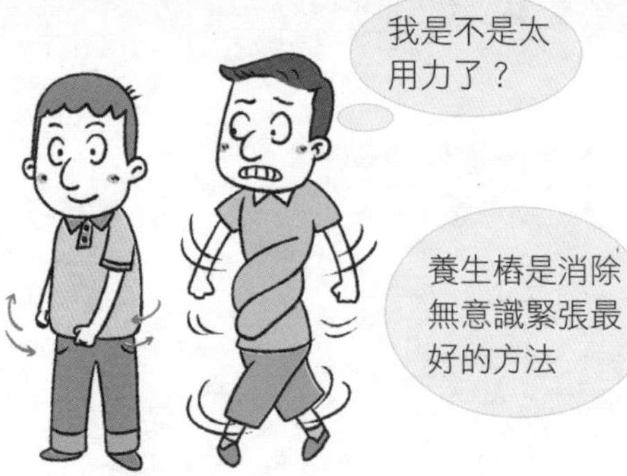
我是不是太
用力了？
養生樁是消除
無意識緊張最
好的方法

5

給學習站養生樁的朋友開竅練養生樁的關鍵祕訣

劇烈運動，一般只適合年輕人，對於那些身體虛弱、津乏氣短的人來說，劇烈的運動會增加內耗，傷津動氣，不增其益，反受其害。因此有養生經驗的老人經常說：「大動不如小動」。

我把養生樁公布於部落格之後，引起很大的迴響，很多人對這個簡單有效的養生法很感興趣，雖然已經講過如何練養生樁，但很多朋友還是要求我再講講站養生樁養生的細節與講究，或訣竅什麼的。

其實養生樁，就是一種人人都可以學會的養生法，沒有什麼太大的講究，但網友的熱情讓我盛情難卻，我再從細節處講講養生樁，希望能對大家有所幫助。

養生樁很平常，但它對治病養生卻非常有效，也是最省時間和不佔地方的養生法。兩腳平鋪於地，與肩同寬，全身很隨意地放鬆下來，雙手在胸前環抱，臀部慢慢地往後靠，如同坐一個高凳，似坐非坐。這樣就站好了。

◈練養生樁關鍵祕訣

接著，還有一些小訣竅：

手要求掌心內凹，十個手指張開後，裏面的關節往裏面夾，外面的關節往外面頂，虎口是圓撐的。腕關節不能僵死，兩個肩膀撐開。

十個手指之間，要如同夾一根香煙，不能讓它掉下來。雙手如同抱一個氣球；用力輕了，這個氣球就飛出去了；用力緊了，這個氣球就爆了。用心體會這種鬆而不懈、緊而不僵的感覺。

頭呢？下頜稍微往回收一下，和脖子之間，好像夾住一個乒乓球；同時，感覺頭上面有根繩子吊著。

姿勢固定好了以後，可以前後晃一下，如同在游泳池裏或在齊胸深的溫水中，體會水和人激盪的感覺，幅度不要太大。眼睛似閉非閉，什麼高興想什麼。尾椎骨畫圓圈，全身放鬆，但鬆而不懈，保持一種似尿非尿的感覺。

就是短短的3到5分鐘時間，我們的身體會微微發暖，是一種由內而外的暖流。手也會發熱發脹，裏面有螞蟻爬的那種感覺，這就是「蟻行感」，說明體內氣血的流動已經加快。

身體在輕微搖擺晃動的時候，如果不能充分控制，可將意念集中在尾椎骨上，慢慢地用尾椎骨畫一個小圓圈，帶動身體的細微晃動，此時，五指的蟻行感，隨著身體的晃動將更為明顯。

站養生樁的特點—蠕動、養身養心

養生樁的特殊之處在於：它看似不動，其實是不動之中有大動。這種大動又不同於跑步、跳繩等體育運動，那是劇烈運動，一般只適合年輕人。

對於那些身體虛弱、津乏氣短的人來說，劇烈的運動會增加內耗，傷津動氣，不增其益，反受其害。尤其是那些罹患嚴重高血壓、冠心病、支氣管炎等疾病，以及隱匿性疾病的人，劇烈型運動更是要不得的。

因此，有養生經驗的老人經常說：「大動不如小動」。其實，「小動不如微動」，站養生樁的動是一種微動，確切地說，是一種「蠕動」。身體這樣輕微晃動著，感覺自己像海藻一樣，隨著迂緩的水流漂漂蕩蕩、蕩蕩悠悠。在晃晃悠悠中，身體四肢得到頤養，全身血液也像安靜的溪流，周流而不息。

多年的站養生樁經驗，使我體會到：養生樁是靜中有大動，看似靜靜站著，只有輕微晃動，實則全身的氣血都在動，這是真正的動，是最具效率和效果的動。

站養生樁又是不靜而真靜，雖則不能全無雜念，但卻能心生歡喜，精神愉悅。簡簡單單的養生樁，養身和養心，就這樣完美結合起來了。

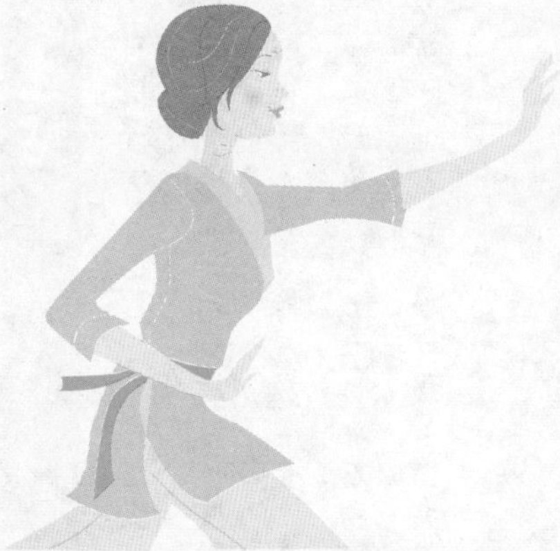

五行對應五方

五行	土	火	水	木	金
五方	中央	南方	北方	東方	西方

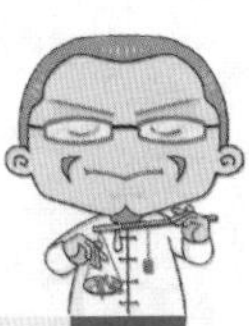

站養生樁，朝哪個方向站最好？

早上起來站養生樁，朝東最好；晚上則朝西最好。按照中國文化取象比類的方式，把東方歸屬於「木」；西方歸屬於「金」；南方歸屬於「火」；北方歸屬於「水」；中央歸屬於「土」。東方意味著升發；南方意味著生長；西方意味著收斂；北方意味著收藏；中央為土，土地可以化育生命。

為什麼東方就是升發呢？熟悉中國文字的人都知道，東字是「木」字中間加上一個「日」字，比喻太陽從東方樹林裏冉冉上升，呈現出逐漸升發的狀態。因為東方為太陽升起的地方，朝東可以升發人的陽氣。

到了晚上，西方意味著收斂，而睡覺正是藏精氣、養陰的好方法。晚上人的精氣神收藏後，睡到自然醒，此時也代表人的陰液充盈了，陰陽相攝。早上起來，透過站養生樁，又能將陽氣升發起來，而一陽復始，則萬象更新。

6 站養生樁後的各種身體反應

站養生樁練到一定時期後，由於大腦內抑制作用的增強，代謝、循環等一系列生理功能的改善、提高，身體就會產生一種特別舒暢的感覺。

我站養生樁20多年了，深知其中的好處，我在門診給病人看病，或與親朋好友相見時，就會推薦他們去站這個養生樁。我在部落格中，也推薦這種養生法，很多朋友也照我的方法去做了，然後就會跟我討論站養生樁後的體會和心得，而提得最多的，就是站養生樁後的身體反應。

人的身體有強弱和病情輕重之分，站養生樁過程中的感覺和表現就不同。一般情況下，養生樁在站一個星期左右，就能體會其中好處，站完之後感到輕鬆愉快，這種感覺是隨著進程逐日增長。

有的朋友站了幾天之後，就發生肌肉震顫、疼、痠、麻、脹等現象，這多半是肌肉運動障礙、氣血不通、疲勞過度，或生理上有其他缺陷造成的。此時只要防止疲勞過度，注意舒適得力，力求放鬆，避免緊僵，漸漸地就會氣血暢通，肌肉靈活，使以上現象逐漸消除。

還有一種是感覺不到疲勞有規律的顫動，這是經絡和氣血閉塞已經消除的好現象，只要順其自然，不可故意地抑制，也不要有意識地擴大就可以。另外還有流眼淚、打哈欠、飽嗝、虛恭、腹鳴、蟻走等現象，都是站養生樁過程中的好現象，身體調節好了或病癒之後，自可消除。

站養生樁5個身體反應

在站養生樁的過程中，由於身體內部的機能變化，出現種種不同的反應。因每個人各有不同的情況，諸如年齡大小、體質強弱、病變程度、生活習慣，以及性格、愛好、經歷不同等，因而站養生樁過程中的感受、反應、現象也不盡相同，但大體上有以下幾種反應，大家可以自己感悟。

醫學小辭典

病灶

指病的發源處，是疾病在身體組織中所據之處。

❶ 痠痛感

站養生樁開始前幾天，肩、臂、腿、膝等處，多少有痠痛疲勞感覺。一些身體局部受過傷或開過刀的人，站養生樁初期，疤痕處有時發生瞬間疼痛。還有病灶部位出現反應，如神經衰弱患者出現頭痛，胃腸病患者出現腹痛，肝炎患者在練功時，肝區痛感甚至超過平時的疼痛程度；甲狀腺腫大者，站一段時間後，頸部有針刺感覺等。

這些都是練功後自然的生理反應，一般在三、五日後，即自然消失。這些反應是好現象，說明站養生樁，引起機體生理活動的巨大變化，代謝功能得到提高。

❷ 麻脹感

站養生樁時，經常出現發麻、發脹的感覺，最容易出現的部位，是手指或整個手掌；有的人手臂、腿、腳，也會出現這種感覺。

站一段時間後，皮膚上好像有螞蟻或小蟲子爬的感覺，出現部位不定，臉上、手臂上，有的甚至身上也會出現這樣感覺。有麻、脹的感覺，是因為站養生樁後，毛細血管擴張，血液循環暢通，血流加快的緣故。

❸ 溫熱感

站養生樁過程中，會產生溫熱的感覺，最明顯的部位是手和腳。隨著站養生樁時間和日期的推延，全身均會產生溫熱的感覺。

站養生樁過程中，由於意念活動強烈，甚至會使身體出汗。一般來說，出汗的多少和運動量的大小成正比。病患練功，凡身上出汗時，說明運動量已經很大了，應該適當控制，不要超過自身能力，以免影響醫療效果。

❹ 震顫感

站養生樁穩定的姿勢，需要四肢肌肉保持著持續性的收縮狀態。因此，隨著站養生樁時間的延長，工作著的肌肉群，就會發生程度不同的震顫現象。站養生樁初期，震顫輕微，不見於形，但用手撫摸時能有所感覺，不過是由膝到大腿。

繼之，震顫明顯，大腿內外側肌肉有規律、有節奏地顫動。再進一步，身體外形上可看出顫抖現象，有的人顫抖的幅度很大。經過一段時間的顫抖以後，由於肌肉耐勞能力和神經系統控制力增強，顫抖又逐漸變為震顫，最後不顯於外形。

5 不同感

在站養生樁過程中，會出現兩手位置高低明顯不同的現象，但站養生樁的人主觀感覺上，卻認為抬得一般高，若將兩手擺成一般高，反而自感差異顯著了。

這種不同感，還表現在機體內部，例如，站養生樁過程中，會感到一側身體發麻、發脹，而另一側無此感覺；一側局部疼痛，另一側則不痛。兩側胳膊抬得一般高，負荷量是一樣的，但兩側從手到肩部沉重感覺，顯著不同。有人一側手很熱，另一側手冰涼。還有人一手五指的溫度，均有差異。

形成以上症狀的原因，是因植物性神經活動失調，肌肉鬆緊未能取得一致，或身體局部病灶的影響。這些異同現象，有人在站養生樁兩、三周後，即獲得改善；有的人經較長時間，才見好轉。

站養生樁練到一定時期後，由於大腦內抑制作用的增強，代謝、循環等一系列生理功能的改善、提高，身體會產生一種特別舒暢的感覺。站養生樁時，如醉如癡，站養生樁後，頭部清醒愉快，胸中空靈舒暢，乃至全身輕鬆爽適。這種舒暢感隨著功夫的加深，會愈加顯著。

站養生樁5個身體反應

身體反應	站樁的反應說明
❶痠痛感	●站養生樁開始前幾天，肩、臂、腿、膝等處，多少有痠痛疲勞的感覺。 ●一些身體局部受過傷或開過刀的人，站養生樁初期，疤痕處有時發生瞬間疼痛。 ●病灶部位出現反應，如神經衰弱患者出現頭痛，胃腸病患者出現腹痛，肝炎患者在練功時，肝區痛感甚至超過平時的疼痛程度；甲狀腺腫大者，站一段時間後，頸部有針刺感覺等。
❷麻脹感	●站養生樁時，經常出現發麻、發脹的感覺，最容易出現的部位，是手指或整個手掌；有的人手臂、腿、腳，也會出現這種感覺。 ●站一段時間後，皮膚上好像有螞蟻或小蟲子爬的感覺，出現部位不定，臉上、手臂上，有的甚至身上也會出現這樣感覺。 ●有麻、脹感覺的出現，是因為站養生樁後，毛細血管擴張，血液循環暢通，血流加快的緣故。
❸溫熱感	●站養生樁過程中，會產生溫熱的感覺，最明顯的部位是手和腳。 ●隨著站養生樁時間和日期的推延，全身均會產生溫熱的感覺。 ●站養生樁過程中，由於意念活動強烈，甚至會使身體出汗。 ●一般來說，出汗的多少和運動量的大小成正比。 ●病患練功，凡身上出汗時，說明運動量已經很大了，應該適當控制，不要超過自身能力，以免影響醫療效果。

④震顫感	⑤不同感
● 站養生樁穩定的姿勢，需要四肢肌肉保持著持續性的收縮狀態。 ● 因此，隨著站養生樁時間的延長，工作著的肌肉群，也就會發生程度不同的震顫現象。 ● 站養生樁初期，震顫輕微，不見於形，但用手撫摸時能有所感覺，不過是由膝到大腿。 ● 繼之，震顫明顯，大腿內外側肌肉有規律、有節奏地顫動。 ● 再進一步，身體外形上可看出顫抖現象，有的人顫抖的幅度很大。 ● 經過一段時間的顫抖以後，由於肌肉耐勞能力和神經系統控制力增強，顫抖又逐漸變為震顫，最後不顯於外形。	● 站養生樁過程中，會出現兩手位置高低明顯不同的現象，但站養生樁的人主觀感覺上，卻認為抬得一般高，若將兩手擺成一般高，反而自感差異顯著了。 ● 這種不同感，還表現在機體內部，例如，站養生樁過程中，會感到一側身體發麻、發脹，而另一側無此感覺；一側局部疼痛，另一側則不痛。 ● 兩側胳膊抬得一般高，負荷量是一樣的，但是兩側從手到肩部沉重感覺，則顯著不同。 ● 有人一側手很熱，另一側手冰涼。還有人一手五指的溫度，均有差異。 ● 形成以上症狀的原因，不外植物性神經活動失調，肌肉鬆緊未能取得一致，或身體局部病灶的影響。 ● 這些異同現象，有人在站養生樁兩、三周後，即獲得改善，有的人經較長時間才見好轉。

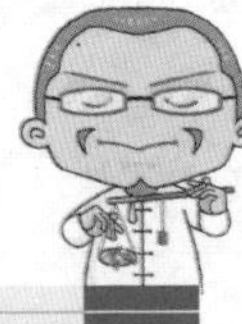

用之有道 武醫師養生帖

少生悶氣不罹癌

我在前文中講到了，站養生樁時，強調要想一些開心的事、高興的事，用體內正氣，驅趕寒邪及鬱悶之氣。我們都知道一個著名的實驗：就是當人生氣時，所產生的毒氣，可以毒死一隻小白鼠。這是多麼可怕的一件事情？

但是更可怕的是，我們很多人經常生悶氣，將這種本該發洩出來的毒素，全部累積在體內，時間長了，癌細胞就活躍了。

而在站養生樁時，我們不僅能固護元氣、正義之氣，祛除邪氣，還能夠及時排解鬱悶之氣，讓癌細胞進攻無門，將其阻擋於人體千萬里之外。

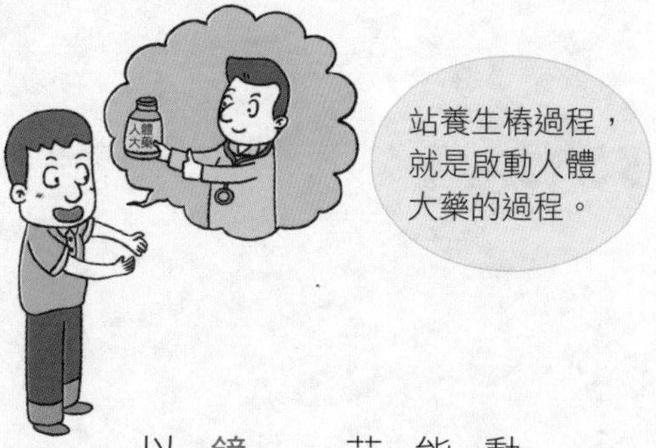

7

養生樁重在養生意念，不在姿勢

在站養生樁時留有餘力，站養生樁之後精力旺盛，是運動量恰到好處的標準。

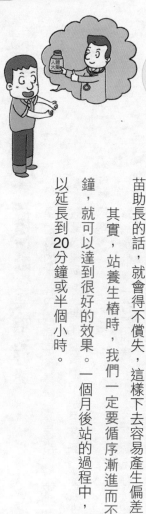

生活中，我聽說不少朋友一站樁，就是三、四個小時，其精神讓我感動，但他們訴說站養生樁的過程枯燥，站完有疲憊的感覺。我覺得有些朋友可能違背順其自然、功到渠成的原則，因為任何技能或方法，如果急功近利、揠苗助長的話，就會得不償失，這樣下去容易產生偏差。

其實，站養生樁時，我們一定要循序漸進而不可急躁，每次能站10分鐘，就可以達到很好的效果。一個月後站的過程中，如果感覺很舒適，此時可以延長到20分鐘或半個小時。

站樁運動量要恰到好處

運動量的掌握與控制是否得當，直接影響鍛鍊的進步和效果，同時也影響著鍛鍊的興趣。既要在鍛鍊中，使潛在的能量發揮出來，又不能讓自己感到枯燥無聊。

與「運動量」有關的諸多因素，應綜合在一起來判斷，這是非常重要的，單純片面地追求某一項指標作為「運動量」大小的判定標準，並認為是找到捷徑，這是錯誤的認識。

例如：有些病患，由於想盡早擺脱病魔，醫好疾病，就以「恨病吃藥」的態度去鍛鍊，片面認為，出汗越多、效果越好，姿勢越準確、療效越高，時間越長、體會越多；意念越激烈、緊張，就能進步得快等，這種脱離具體實際的想法、做法，往往導致欲速不達、事與願違的後果。

站養生樁的運動量，以心臟的搏動及呼吸的次數，不失常態為準。當日除站養生樁外，沒有其他過大的體力勞動的情況下，以次日清晨起床時，不感到疲勞為度。總之，在站養生樁時留有餘力，站養生樁後精力旺盛，是運動量恰到好處的標準。

養生樁內容重於形式

站養生樁不是擺空架子，發揮關鍵作用的是內容，而不是形式。初學者往往把精力放到姿勢上，極力追求「正確」姿勢，唯恐姿勢走了樣，會影響療效，其實這樣的想法和做法，不但影響精神集中、周身放鬆、呼吸自然的原則，束縛精神和肢體的「解放」，還恰好是造成停滯不前，乃至望洋興嘆的直接原因。

其實，一成不變的「標準」姿勢是沒有的。養生樁的姿勢，是為其鍛鍊的內容而定，因此，要以內容的變化而改變。就養生樁的姿勢而論，它是內在力量的外部表露，之所以稱它為運動，之所以能夠祛病健身，是依賴於意念誘導，使機體內在活動逐漸加強。

由於肢體間和腹臟內在聯繫加強，使得整體處於鬆而不懈、緊而不僵的最佳運動狀態，這就是「只求神意足，不求形骸似」的道理。

明白這個養生祕訣，每天抽出十分鐘來站站養生樁，我可以毫不誇張地說：人人都可以獲得一生的健康，免去求醫問藥之苦，這是天下最划算的事。

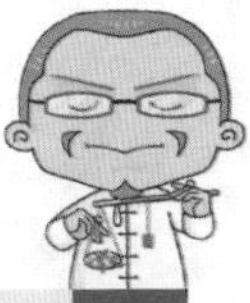

站養生樁治運動傷害

站養生樁對運動性疾病，如外傷和勞損也有效。以腰肌勞損為例，腰肌纖維、腰肌膜肌腱、腰肌群中的血管神經等損傷，沒有即時治癒，並繼續反覆活動，腰肌自然要保護性的強制收縮，必然要壓迫牽拉行走於腰肌群中的神經和血循環，臨床上呈現局部疼痛、過敏、麻木、感覺遲鈍等。

時間久了，肌纖維變形、血液循環障礙、組織液滲出；肌纖維間或肌纖維與肌膜間出現粘連；這些變化會刺激神經末梢，產生疼痛感覺。所以腰肌勞損的病人，腰部肌肉沒有一個是鬆軟的。

站養生樁的放鬆作用、肌肉的張力性運動，和使血液循環旺盛的機制，都是治療腰肌勞損的好方法。

附錄

五行對應關係表

五行	土	火	水	木	金
五臟	脾	心	腎	肝	肺
五方	中央	南方	北方	東方	西方
五色	黃	赤	黑	青	白
五腑	胃	小腸	膀胱	膽	大腸
五聲	歌	笑	呻	呼	哭
五志	思	喜	恐	怒	憂
五官	口	舌	耳	目	鼻
五味	香	焦	腐	臊	腥
五液	涎	汗	唾	淚	涕
五味	甘甜	苦	鹹	酸	辛辣
五體	肌肉	脈	骨	筋	皮毛
官職	諫議之官	君主	大力士	將軍	丞相
五華	唇	面色	髮	手（爪）	毛
五變	噦	憂	慄	握	咳

國家圖書館出版品預行編目資料

活到天年❷黃帝內經使用手冊／武國忠著.－－初版.
－－台北縣新店市：源樺，2009
面；　公分
ISBN 978-986-6612-70-1（平裝）
ISBN 978-986-6612-71-8（精裝）
1.內經　2.中醫典籍　3.養生　4.健康法
413.11　　98017412

本書功能依個人體質、病史、年齡、用量、季節、性別而有所不同，若您有不適，仍應遵照專業醫師個別之建議與診斷為宜。

人類智庫 1979年2月22日 創立

活到天年❷ 黃帝內經使用手冊

作　　者　武國忠
主　　編　鄭如玲
文字編輯　呂丹芸
美術編輯　張承霖　黃蕙珍
特約校對　陳小瑋＆發言平台創意整合有限公司
繪　　圖　夢想國工作室

發 行 人　桂台樺
總 編 輯　鄭如玲
投資控股　人類智庫股份有限公司
人類智庫網　www.humanbooks.com.tw
發行出版　源樺出版事業股份有限公司
公司電話　(02)2218-1000（代表號）
公司傳真　(02)2218-9191（代表號）
公司地址　台北縣新店市民權路115號5樓
劃撥帳號　01649498　戶名：人類文化事業有限公司

書店經銷　聯合發行股份有限公司
經銷電話　(02)2917-8022
經銷地址　台北縣新店市寶橋路235巷6弄6號2樓

本版日期　2010年4月10日
定　　價　380元（平裝）/ 399元（精裝）

新、馬總代理
新 加 坡：諾文文化事業私人有限公司
Tel：65-6462-6141　Fax：65-6469-4043
馬來西亞：諾文文化事業私人有限公司
Tel：603-9179-6333　Fax：603-9179-6060